陪 伴 女 性 终 身 成 长

让你
健康活到
100 岁的
新营养宝典

超越百岁的
营养计划

详解 0~100 岁
全年龄层饮食技巧与营养摄入方案

（日）大久保研之　深津章子

—

著

安忆

—

译

中国纺织出版社有限公司

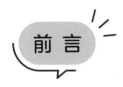

通向可持续世界的一扇"大门"

饮食是支撑人类生存不可或缺的要素之一。当今世界，各种各样新的食品竞相面市，摆满了商场，美食资讯铺天盖地。另外，随着各种便捷家电产品的问世，人们的饮食生活不断发生变革，对于健康的关注度更是有增无减。可反观当今社会与日俱增的诸多问题，如肥胖、营养失调、运动不足、睡眠不足、生存困难等，笔者深刻地意识到，人类可能已经无法跟上自己所创造的社会的进步步伐了。

截至2023年12月26日，全球人口已突破80亿。据预测，到2050年，人口将激增至90亿。在未来，人类能否构建更好的粮食供给系统以养活如此庞大的人口，激增的人口是否会将全球的粮食消耗殆尽，大众对于这些全球性的问题忧心忡忡。为此，"贫困"与"饥饿"成为联合国可持续发展目标（SDGs）的重要课题。今后，人类必须面对并解决包括食物短缺、节约水资源、寻找对环境负担更小的蛋白质来源、部分营养素缺乏的新型营养失调等在内的诸多问题。

而活在当今世界的我们，需要从现在开始改变自己对饮食、对营养的认知。人类在进化过程中演化成为杂食性且摄入食物种类十分丰富的生物。在饮食这个领域，并不存在唯一的、绝对正确的答案。对他人而言健康正确的饮食未必就适合自己。

本书旨在或多或少地为读者们的饮食观、营养观带来一些新思路，改变大家长久以来习以为常的饮食习惯，让大家在与自己身体对话的过程中，找到最适合自己的饮食方式，以尽享丰富多彩的人生。笔者由衷地希望本书能成为大家通向美好未来的"大门"之一。

大久保研之、深津章子

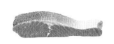

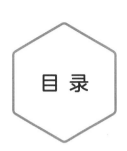 目 录

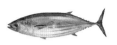

食品、饮食相关的参考标准

功能性成分

饮食的构成

不同营养素的饮食技巧

饮食烦恼 Q&A

控制体重的饮食技巧

不同年龄阶段的饮食技巧

不同疾病的饮食技巧

究竟什么才是
"健康"

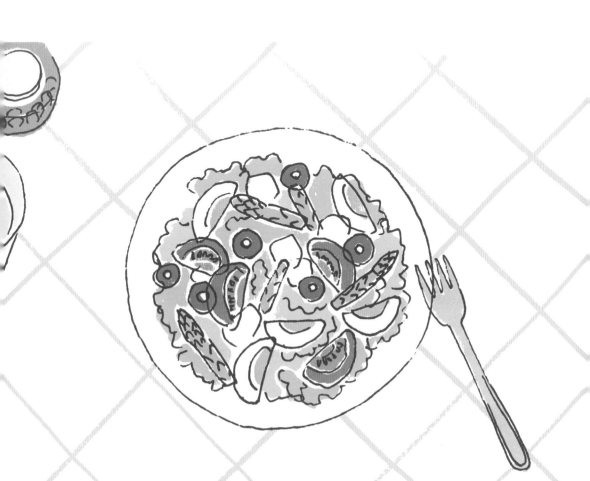

仅凭借某一种食物，无法获得"健康"

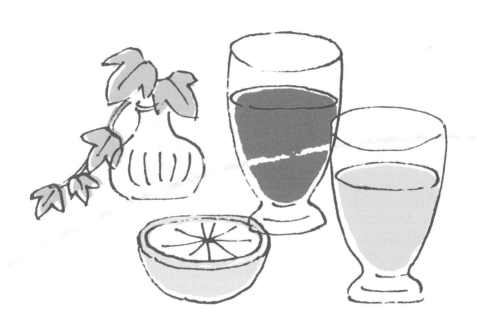

　　我们先来看看"健康"一词最初代表什么。健康是指人体发育良好，机能正常，有健全的心理和社会适应能力，也指事物情况正常，没有缺陷。在日常生活中提到"健康"一词时，我们的第一反应是"对身体有益的东西"。当我们看到贴着"健康沙拉"或者"健康饮品"标签的食品时，总感觉只要吃了或喝了它们，就能让身体充满元气，然后就不由自主地被吸引了过去。

可冷静思考后我们会发现，被冠以"健康"之名的食品中，存在着大量让人心生疑惑的东西。不仅如此，对一种食物或一道菜肴以"健康"相称，这种行为本身就是不合理的。因为人类是通过杂食进化而来的生物，仅凭一种食物根本无法为人体打造出健康的体魄，更无法让人始终保持健康。

我们的身体难道如此简单，只需吃某一种食物就能维持健康吗？答案当然是否定的。人体不仅构造复杂，还无时无刻不在进行着精密的自我调节。正因如此，我们人类才能够思考各种复杂的问题，并且创造出复杂的世界。

人类的身体构造非常复杂

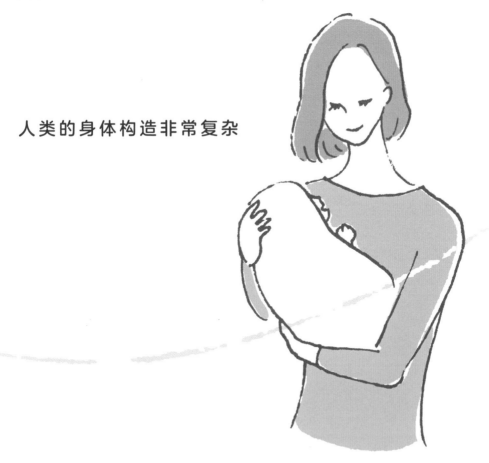

在原始世界里，从未出现过想要多少食物都能轻松获得的环境。怎样才能克服饥饿——这是动物进化的最大课题。然而现如今，人类（除了正饱受饥饿之苦的人）竟可以毫不在意地吃下远超身体所需的大量食物，过着"对渴望的食物想吃多少就吃多少"的生活。遗憾的是，包含人类在内的动物的身体构造决定了这样的饮食方式让我们与健康渐行渐远。

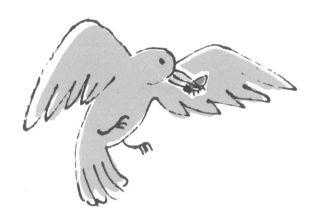

你想要回到不受欲望支配的生活吗？

在现代人的日常饮食中，尤其有必要重新审视应该如何度过夜晚的时间。仅在150年前，只要天色稍晚人们就开始吃晚餐，然后早早入睡。可随着电灯和各种家电产品在普通家庭的普及，人们开始在夜晚工作、娱乐。与此同时，人们摄入的晚餐与夜宵的量也大大增加了。很多人不仅吃完晚餐很快就要睡觉，还会在夜晚的饮食中追求饱餐一顿的快感。

了解人体的知识，
有助于理解"怎么吃更好"

可是，身体会在夜晚进入"休息模式"，人体的代谢也会切换为"节能模式"。在这种前提下，大量进食无疑是现代人的一场悲剧。请重新审视在夜晚"为了满足食欲"或者"为了排解压力"而大吃大喝的饮食习惯吧。

然而，道理大家都懂，可人的欲望却无法简简单单就得到抑制。笔者希望大家能通过阅读本书，了解人体的构造与机能，并以阅读本书为契机，重新思考为了更好地维持生命活动，究竟什么才是人体所需要的理想饮食模式。

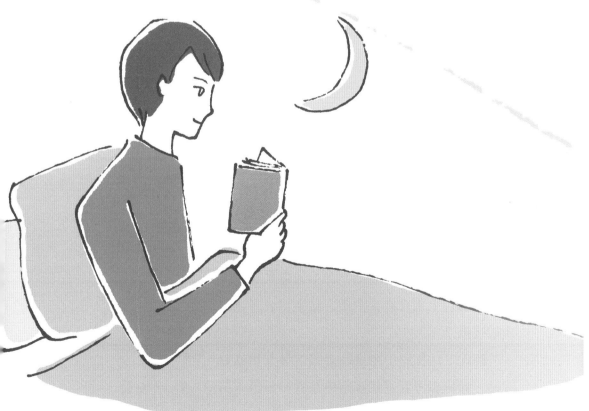

想了解有关"人体"的知识，请阅读第1章（从第13页开始）

营养素没有好坏之分

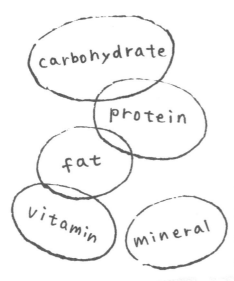

对人体而言，五大营养素（碳水化合物、脂类、蛋白质、维生素和矿物质）缺一不可。为了维持人体的正常功能，我们必须合理摄入这五种营养素，而各个营养素群中又含有大量不同种类的营养素。

人类的身体无法自行合成某些营养素，必须依靠食物维系自己的生命。因此，对人类而言，不论哪一种营养素都是不可或缺的。毫无疑问，营养素本身并没有好坏之分。过量摄入无益健康，摄入不足同样也会有坏处。

当今社会，各种关于食品与营养的资讯充斥于世，我们能非常便捷地获取相关信息。然而，碎片化的信息无益于对知识的整体把握，有时反而让人在健康方面走了许多弯路，更有甚者还会危害健康。比如，有的人为了达成蛋白质的需要摄入量，吃了肉类和鸡蛋后又去服用蛋白质的膳食补充剂，却不知道米饭（大米）与面包中也含有蛋白质，结果造成了蛋白质的过量摄入。

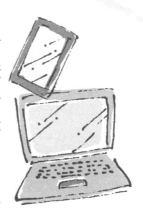

换言之，我们不能只盯着某一种食物或营养素，而应思考营养素在整体饮食中的摄入情况，以及与其他营养素之间的关系。

进食是如此高难度的行为吗？其实不然，因为人体有各种各样的调节机能，正如水分不足时会感到口渴以提示我们要及时喝水一样。有研究认为，动物天生具有调节能力，自然知道应该吃什么、怎么吃。其实我们不需要太过纠结，身体会告诉自己现在需要什么。

比如，蛋白质是构成肌肉与血液等组织的原材料，是维持生命活动必不可少的营养素。研究认为，人体中存在一种特殊的生理机制，它能确保我们体内的蛋白质达到身体所需的量。

另外，摄入蛋白质后，会比吃下碳水化合物或脂类更容易获得饱腹感，从而抑制进食行为。相反的，一旦蛋白质摄入不足，人就很难获得饱腹感，从而促使我们吃下更多的食物。

人体的机制能够在确保补充适量营养素的同时防止摄入过量。

摄入蛋白质会给我们带来满足感

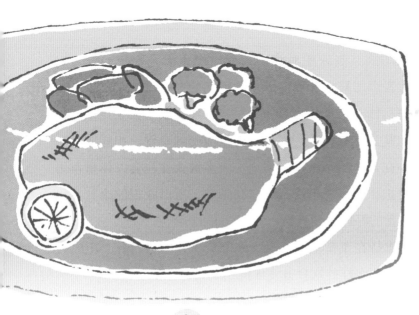

想了解有关"营养素"的知识，请阅读第 2 章（从第 73 页开始）

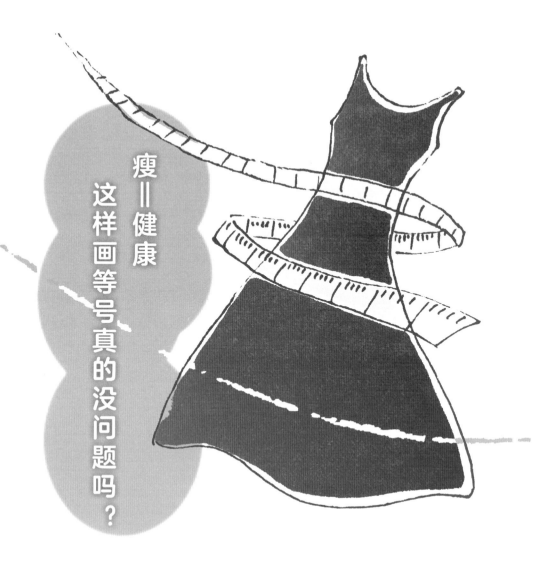

瘦＝健康
这样画等号真的没问题吗？

　　肥胖不仅与糖尿病、高尿酸血症、高血压等生活方式病的发生有关，还会增加胰腺炎、心脏病和癌症等多种疾病的发病风险。为此，笔者强烈推荐大家进行体重管理，将身体质量指数（BMI）控制在正常范围内。在日本，尤其是女性，常会因身材消瘦而受到夸赞。相同体格下瘦人的比例，日本在发达国家中排名第一。大多数人往往会以体重作为依据，抱着"只要把体重降下来就行""我不胖，所以我很健康"等想法，来判断日常饮食的好坏或制订减肥计划。

　　当然，将体重维持在正常范围内是人人都应考虑的大目标。不过，问题的关键在于通过什么样的饮食方式才能达到目标体重。

为了达到这一目标，请大家想一想应该如何"好好吃饭"。"好好吃"不是指"大量吃"，而是"均衡"地摄入各种食物。你是否觉得海藻中的裙带菜、种子类中的芝麻、鱼贝类中的蛤蜊等食材平平无奇、微不足道呢？你是否觉得红薯、牛蒡、芹菜、白萝卜干等食材处理起来不方便，或是想不到有什么好的食谱呢？请大家多多关注这些平常被忽视的食物吧。

常常会听到有人这样说："我在服用膳食补充剂，所以营养肯定没问题。"其实，目前尚不清楚服用膳食补充剂能否获得与天然食物的维生素和矿物质相同的健康功效。不仅如此，良好的饮食习惯是会令人终身受益的宝贵财富。满足于服用膳食补充剂，却忽视了获得这笔财富的机会，难道不是一个重大的损失吗？

从天然食物中获得的营养是最好的

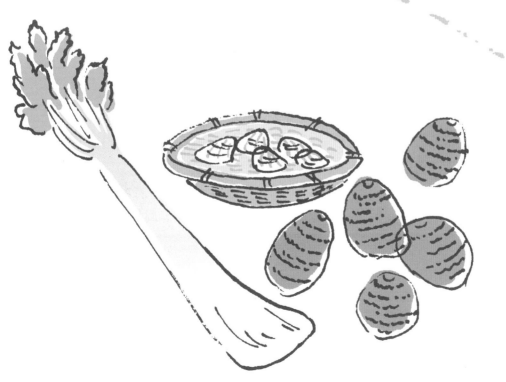

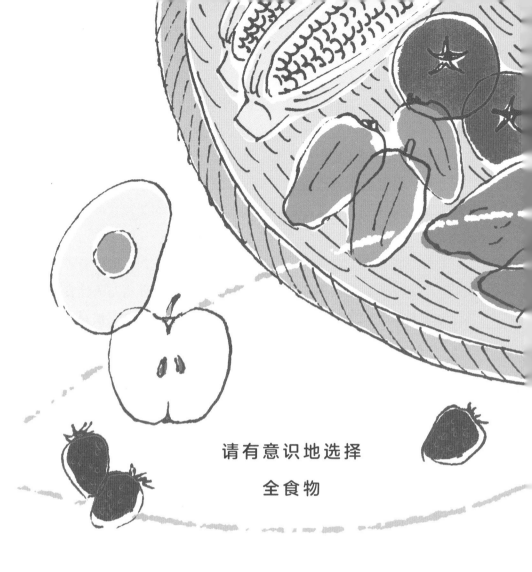

请有意识地选择

全食物

　　为了能更好地控制摄入的营养素，推荐选择更接近天然状态的食物。比如，不喝果汁而吃新鲜的苹果，不吃精白米选择吃糙米，不吃炸薯片改吃蒸土豆等。以上推荐的食物就是"全食物"，即完整的食物，没有经过加工或极少经过加工的食物。

　　摄入全食物不仅能补充天然的维生素、矿物质和膳食纤维等营养素，还能避免吃到食品加工过程中加入的盐、糖、油等调料。另外，全食物更需要咀嚼，吃起来更花时间，这样也有助于防止过量进食。

饮食是通往幸福的第一步，请重视你的饮食

由"健康"一词发散，上文简单介绍了什么是健康，如何获得健康的饮食方式。最后，笔者想请大家畅想一下，吃了"健康的、有益身体的食物"，我们的身心会发生哪些变化。很多人会觉得"有益身体的食物不好吃"。不知大家是否体验过，吃到滋味醇厚的菜肴，会感觉全身暖洋洋的，好像吃下去的食物融入了自己的身体一般。这恰恰说明身体获得了自己想要的食物。这样的饮食会让我们身心愉悦。

笔者由衷地希望大家能掌握正确的知识，一边与自己的身体对话，一边养成吃优质食物的好习惯。不需要每天都做到尽善尽美，零食与快餐只要不是频繁地吃，完全可以偶尔打打牙祭。最重要的是要找到适合自己的饮食方式，达到膳食平衡。

当我们重视饮食时，不仅能获得安心感与自信，还能感受到幸福。让我们一起一步一个脚印，逐渐更新与增加属于自己的饮食好习惯吧。

第 **1** 章

人体与健康的基础知识

只盯着热量来思考进食的时代已经结束了。

"进食"具有重要的意义。

只有了解进食行为背后的诸多要素，

才能掌握"好的饮食方式"。

在本章中，我们将一起学习有关身体与健康的知识，

为理解人类与食物之间的关系打好基础。

营养与身体

食物与身体的关系

"我们的身体是由我们吃下的食物构成的。"话虽如此，那么吃下去的所有糖类会变成身体的糖类，蛋白质会变为身体的蛋白质，脂类会变为身体的脂肪吗？事实并非如此。我们吃下的食物首先会有一大部分被用于产生身体所需要的能量。身体的主要能量来源是碳水化合物与脂类，当我们吃下的能量超过人体消耗的能量时，多余的能量就会转化为体脂肪被人体储存起来。

食物产生的能量除了用于身体的活动（肌肉收缩等），还会用来进行合成反应，以生成新的身体组织。生物的身体每天都在"老化"，需要不断生成新的组织。皮肤、头发、指甲、覆盖消化道与呼吸器官等的黏膜、血液以及骨骼等每天都在悄然更新。摄入的食物所含的一部分营养成分被用于合成人体的细胞，这部分营养成分包含了蛋白质、脂类、矿物质中的钙和铁等。

此外，仅仅生成人体组织并不能维持人体的正常生理机能。我们还需要通过神经、激素以及生物酶等来进行调节，一部分脂类、维生素与矿物质承担了调节身体状态的重任。

信息繁杂，问题却没有得到改善

不管是在书刊上，还是在网络上，有关营养、营养素及健康的信息铺天盖地，想必正在阅读本书的读者朋友们也已具备了相当丰富的相关知识。不仅如此，医学界与政府机构也在普及这类知识，大力推进体检和预防措施。在当今社会，普通人已经具备了自主判断自身健康状况并开展行动的条件。

然而，从一些统计结果来看，肥胖与"减肥"等问题仍未得到有效解决。即便单日摄入的能量（吃下的热量）并无太大改变，但糖尿病、高脂血症等疾病的发病率仍在逐步上升。由此可见，现代人的生活习惯，包括饮食习惯和运动习惯等，依旧有待改善。

日本人的摄入营养素（能量比）

●单日摄入量　　　（）内为能量比

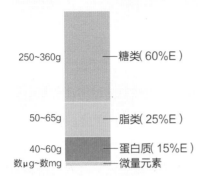

- 250~360g 糖类（60%E）
- 50~65g 脂类（25%E）
- 40~60g 蛋白质（15%E）
- 数μg~数mg 微量元素

成人的身体构成

●体重60kg的人体的各成分大致含有量

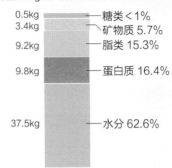

- 0.5kg 糖类＜1%
- 3.4kg 矿物质 5.7%
- 9.2kg 脂类 15.3%
- 9.8kg 蛋白质 16.4%
- 37.5kg 水分 62.6%

能量摄入量（kcal/天）

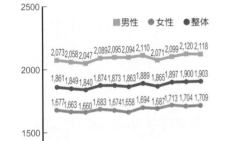

成人中肥胖者（BMI≥25）的比例

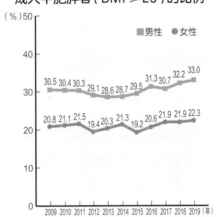

成人中可能已患糖尿病者的比例

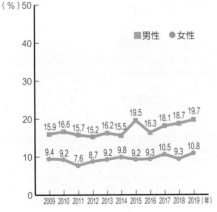

成人中高胆固醇血症（≥13.3mmol/L）的比例

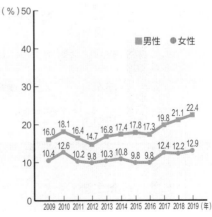

※以上4组数据均引自：《日本国民健康营养调查（2019年）》

营养素与食品

什么是五大营养素

食物是营养素的集合体，通过摄入食物，人体能够适量储存各种营养素。一般认为，充分利用这些营养素，发挥出它们应有功能的状态即为人体的"正常"状态。

蛋白质、脂类、碳水化合物、维生素和矿物质被称为"五大营养素"，其中蛋白质、脂类与碳水化合物（三大营养素）是"供能营养素"。

五大营养素是大分类的总称，其中含有许多不同的营养素。它们的化学性质、在人体中的作用、代谢路径、产生的能量等各方面都不相同。此外，不同的食物中所含的营养素也千差万别。

食品群的分类方法

- **三色食品群**：就是将食物根据其营养素的不同功能分为红、黄、绿三组。红色为"构成身体成分"，黄色为"提供能量"，绿色负责"调节人体机能"（可参考第162页）。
- **四大食品群**：这是日本女子营养大学推荐的分类方法，每个食品群给出了代表适当摄入"量"的分数。

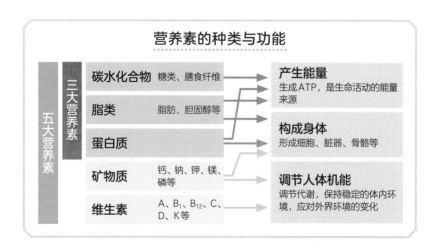

营养素的种类与功能

五大营养素	三大营养素	碳水化合物	糖类、膳食纤维	**产生能量** 生成ATP，是生命活动的能量来源
		脂类	脂肪、胆固醇等	
		蛋白质		**构成身体** 形成细胞、脏器、骨骼等
		矿物质	钙、钠、钾、镁、磷等	**调节人体机能** 调节代谢，保持稳定的体内环境，应对外界环境的变化
		维生素	A、B₁、B₁₂、C、D、K等	

- **六大基础食品群**：日本厚生劳动省在营养教育中使用的分类法。该法将三色食品群进一步各分成两类，能更简明易懂地把握食材、食物的营养特点。

六大基础食品

第1群	鱼、肉、蛋、大豆、豆制品	富含蛋白质，主要构成肌肉与血液	优质的蛋白质来源，是每天饮食中的主菜。还可获得脂肪、钙、维生素A、维生素B_1、维生素B_2等
第2群	牛奶、乳制品、海藻、小鱼	富含钙，构成骨骼与牙齿	钙的主要来源。同时也可获得优质蛋白质、维生素B_2，吃鱼还可摄入铁
第3群	绿色及黄色蔬菜	富含维生素、矿物质	胡萝卜素的主要来源，还可获得维生素C、钙、铁、维生素B_2
第4群	浅色蔬菜、水果、菌菇	富含维生素、矿物质	维生素C的主要来源，还可获得钙、维生素B_1、维生素B_2
第5群	谷物（米饭、面包、面条）、薯类、砂糖类（包括糕点等）	富含糖类	糖类能量来源。薯类中还含有较为丰富的维生素B_1和维生素C等
第6群	油脂类、脂肪含量较多的食物	富含脂类	脂肪类能量来源

引自：1981年日本厚生省《六种基础食物》

食物不是药品
（更多内容参考第58~59页）

以前，曾有过老年人坚信"只要吃纳豆就能身体健康"，于是坚持吃纳豆，结果导致心肌梗死再次发病的案例。

市面上有许多看似有益健康的食物，可"食物不是药品"，盲目听信谣言十分危险。大家千万不能只依据自己的喜好或听信的偏方来选择食物，请正确理解本书介绍的营养素的功能后再做选择。

另外，存在于食物中的状态及一同进食的其他食物所含的营养不同，营养素的吸收率与作用也会发生变化。因此，应注意避免偏食、挑食，不要总吃某一类食物而导致摄入过量。总而言之，均衡摄入各个食品群中的各种食物才是最佳的保健饮食法。

人体的构成与机能的维持

◗ 生物的最小单位是细胞

构成生物的最小单位是细胞，人体由40万亿~60万亿个细胞组成。

人体中有两百多种形态、功能各异的细胞，具有类似功能的细胞集合在一起形成了"组织"。多种组织组合，小则构成"器官"，大则构成"脏器"。

◗ 人体的四种组织

- **上皮组织**：构成直接与外界接触的外表面，如皮肤与黏膜等。在体内，上皮组织覆盖在消化道、支气管、肺泡的表面，隔绝人体与食物、吸入的空气等外来物质的接触，还覆盖在胸腔、腹腔等组织的表面。上皮组织形成了人体与外界的分界，这种屏障功能不仅保护了人体内部，还具有选择和吸收营养素等物质、促进汗液和消化液等体液的分泌与排泄、形成触觉等功能。

- **结缔组织**：这类组织负责填补组织、器官之间的空隙，将人体连接在一起。主要有大量分布于皮下组织和筋腱之中的结缔组织、骨骼、软骨、脂肪组织、血液和淋巴组织等。

- **肌肉组织**：肌肉由肌纤维（肌细胞）组合构成，是一种能够收缩的组织。可分为骨骼肌、心肌和平滑肌三种肌细胞。

- **神经组织**：分为两大类，其一是构成大脑与脊髓的中枢神经，其二是从大脑和脊髓延伸、遍布全身各处形成"联络网"的末梢神经。神经组织由神经细胞（神经元）与神经胶质细胞组成，可分为运动神经、感觉神经、自主神经（交感神经、副交感神经）等多个种类。

◗ 维持机能的"稳态"

细胞内部或循环中的体液的性质发生变化，会导致水分与电解质的平衡失调，从而引发物质移动和代谢速度的变化。为了防止这种情况的出现，生物进化出了恒常性维持（稳态）的生理机能。

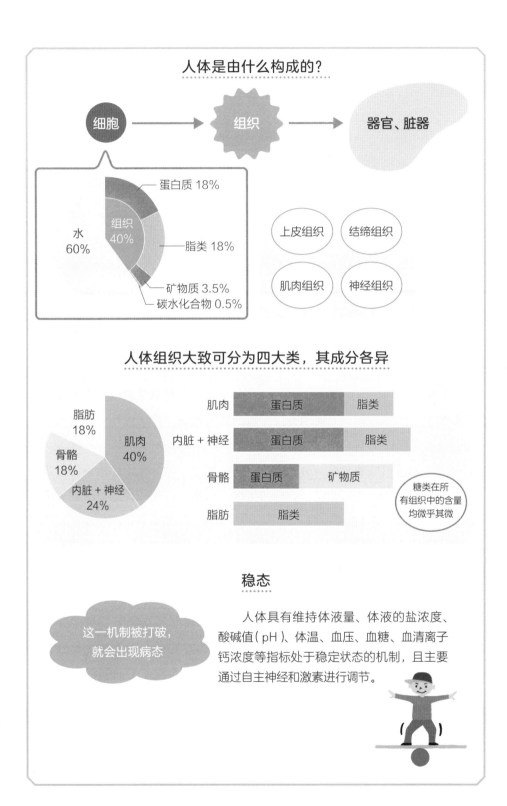

人体是由什么构成的？

细胞 → 组织 → 器官、脏器

蛋白质 18%
组织 40%
水 60%
脂类 18%
矿物质 3.5%
碳水化合物 0.5%

上皮组织　结缔组织
肌肉组织　神经组织

人体组织大致可分为四大类，其成分各异

脂肪 18%
肌肉 40%
骨骼 18%
内脏+神经 24%

肌肉：蛋白质　脂类
内脏+神经：蛋白质　脂类
骨骼：蛋白质　矿物质
脂肪：脂类

糖类在所有组织中的含量均微乎其微

稳态

这一机制被打破，就会出现病态

人体具有维持体液量、体液的盐浓度、酸碱值（pH）、体温、血压、血糖、血清离子钙浓度等指标处于稳定状态的机制，且主要通过自主神经和激素进行调节。

消化系统的构造与功能

- **口腔**：牙齿咬碎食物，舌头确认口感与味道，通过咀嚼将食物与唾液混合。食物被送至咽喉深处，此处有条件反射，防止食物落入气管，会将食物引导向食道，最终完成吞咽。

- **胃**：具有三层肌肉的消化器官，其强大的收缩力能将食物分散并与胃液充分混合。胃液中含有盐酸、胃蛋白酶与黏液等成分，能分解部分蛋白质。

- **小肠**：十二指肠有胆汁与胰腺液的分泌口，胰腺液中含有大量消化酶，能消化主要的营养素。小肠黏膜上皮的表面有双糖酶（蔗糖酶、麦芽糖酶、乳糖酶）与肽分解酶（肽酶），负责消化的最后步骤。这些酶的周围存在着能将单糖与氨基酸输送到细胞内部的转运体，能有效地吸收营养物质。小肠黏膜上的淋巴小结还能与肠道细菌合作，发挥免疫功能。

- **大肠**：吸收小肠送来的内容物中的水分与矿物质，能够将剩余的食物残渣、肠道细菌、脱落的黏膜上皮细胞等形成固体的粪便，排出体外。腹泻与便秘大多是因为大肠出现了异常。

- **肝脏**：负责蛋白质的合成与分解、葡萄糖的新生（糖异生）、糖原的合成与分解、脂肪和胆固醇的合成、胆汁的生成、酒精与药物的代谢、激素灭活等诸多生理功能，是人体最大的器官。

- **胆囊**：可临时储存胆汁，在进食后负责分泌胆汁。胆汁具有促进脂类分解、吸收的作用，其中的胆汁色素（主要是胆红素）决定了粪便的颜色。

- **胰腺**：胰腺液中含有糖类分解酶（淀粉酶）、蛋白质分解酶（胰蛋白酶、胰凝乳蛋白酶、弹性蛋白酶、羧肽酶）、脂肪分解酶（脂酶）、核酸分解酶（核酸酶）等成分，它们会在摄入食物后与胆汁共同发挥作用。此外，胰腺作为内分泌器官，还会向血液中分泌具有调节血糖作用的胰岛素和胰高血糖素。

消化与吸收的场所

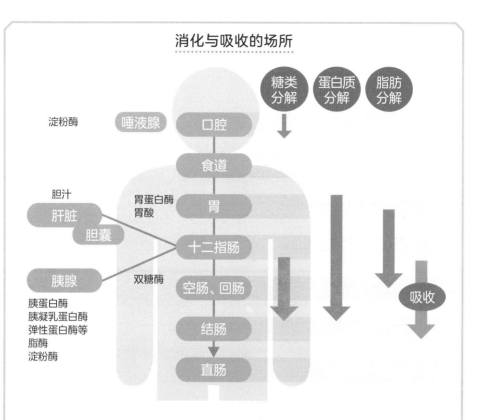

糖类分解　蛋白质分解　脂肪分解

淀粉酶　　唾液腺　　口腔

　　　　　　　　食道

胆汁　　　　胃蛋白酶　胃
肝脏　　　　胃酸
　　胆囊

　　　　　　　　十二指肠

胰腺　　　　双糖酶
胰蛋白酶　　　　空肠、回肠
胰凝乳蛋白酶
弹性蛋白酶等　　结肠
脂酶
淀粉酶　　　　　直肠

吸收

衰老或疾病容易引发的消化器官异常

唾液量的减少

出现口渴、嘴里发黏或口臭加剧等情况，可能是因为唾液量减少了。这种情况被称为口腔干燥，除了衰老、更年期障碍、糖尿病、干燥综合征等原因，精神压力与生活不规律也可能诱发这一情况。此外，口腔干燥还可能引发龋齿、牙周病、进食量减少和吞咽困难，需要多加注意。

口渴
嘴里发黏
口臭

摄入乳制品后肠胃不适

分解乳糖的活性酶（乳糖酶）会与小肠的黏膜表面结合，这种酶的存在量在婴幼儿期达到最高值后会随着年龄的增长逐渐减少。

中年后，因分解能力下降，有时会引发乳制品消化不良（乳糖不耐症）。

咕噜咕噜

循环系统的构造与功能

◗ 血液与淋巴液流经全身各处

血液与淋巴液是体液的一部分，它们负责输送氧气、营养素与激素等物质，需要流经全身各处。身体的循环系统由"泵"——心脏和与其连接的脉管系统（血管、淋巴管）构成。

◗ 心脏的构造与功能

人的心脏分为四腔，将血液从心脏送出的是心室。右心室向肺部输送血液（肺循环），而左心室则向肺以外的身体组织输送血液（体循环）。心室具有一层厚实的心肌，心肌的营养和氧气由专用的血管——冠状动脉负责供给。

构成心脏的肌肉"心肌"是一种特殊的肌肉。只要有氧气和营养素的供给，心肌就能24小时不间断地工作，是非常神奇的不会疲劳的肌肉（每天约搏动10万次）。

如此强大的收缩力让人体能够快速应对流入心脏的血液量，还能根据身体位置的变化调整适当的心率。心脏收缩的强度与速度由自主神经调节，心脏的变化会立刻通过心率反映出来。

◗ 血液循环与血压

成人大约有5L（约为体重的8%）的循环血液。安静时1分钟的心输出量为5L，因此，血液每1分钟就会在人体内循环一周。

血压是对血管壁施加的压力，反映的是心脏泵出的血液量（心输出量）与血管壁和血液之间的摩擦（末梢血管阻力）的乘积。健康的血管具有一定的弹性，高压（收缩压）应小于140mmHg，低压（舒张压）应小于90mmHg。只要心输出量或末梢血管阻力有一个出现上升，就会导致血压升高。比如，盐摄入过量时，体内的含水量增加，使得循环的血液量增加，从而增加了心输出量。

另外，在健康状态下血液也是黏稠度较高的液体。如果脱水或高脂血症等异常情况进一步提高血液的黏稠度，末梢血管阻力就会上升。血管的弹性会随

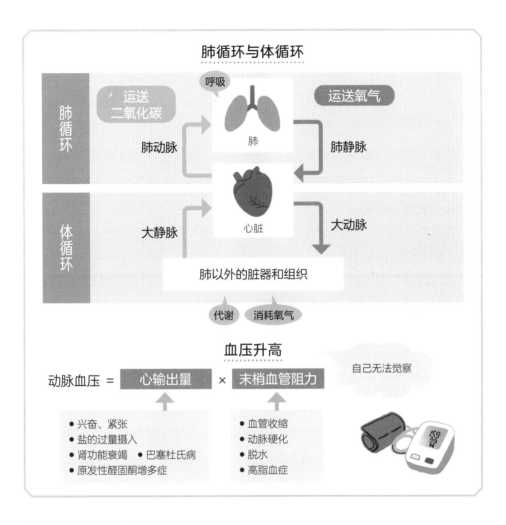

肺循环与体循环

肺循环	运送二氧化碳 ←→ 呼吸 → 运送氧气	
	肺动脉 肺 肺静脉	
体循环	大静脉 心脏 大动脉	
	肺以外的脏器和组织	
	代谢 消耗氧气	

血压升高

动脉血压 ＝ **心输出量** × **末梢血管阻力**

自己无法觉察

- 兴奋、紧张
- 盐的过量摄入
- 肾功能衰竭 · 巴塞杜氏病
- 原发性醛固酮增多症

- 血管收缩
- 动脉硬化
- 脱水
- 高脂血症

着衰老逐渐丧失，血管内壁还会因异常物质的堆积形成瘤状的粥样斑，让血管内径进一步变窄。这种状态叫作"动脉硬化"，它不仅会诱发血流不畅，使得末梢血管阻力上升，还是一种容易形成血栓的状态。因此，会增加心肌梗死与脑梗死的发病风险（详见第94页）。

高血压

	诊室血压	家庭血压
最高血压	高于 140 mmHg	高于 135 mmHg
	且/或	且/或
最低血压	高于 90 mmHg	高于 85 mmHg

※ 在医院等测得的诊室血压，相较于在放松状态下测得的家庭血压会略高一些。

呼吸系统、泌尿系统的
构造与功能

● 呼吸系统的构造与功能

我们为了活动必须产生大量的三磷酸腺苷（ATP，详见第30页），还需要吸入大量的氧气。呼吸系统由空气的通道"呼吸道"与氧气、二氧化碳的气体交换处"肺泡"组成。

呼吸道由鼻腔、咽头、喉头、气管、支气管（细支气管、终末细支气管）组成。呼吸道的内腔表面细胞上长有能够活动的纤毛，纤毛表面有黏液包裹。这种黏液可以为吸入的空气增加湿度，还能粘住与空气一同吸入的异物或微生物，形成痰吐出，实现"清扫"效果。终末细支气管的一端连接着形似葡萄串的肺泡，肺泡聚集在一起形成了肺叶。

● 通过血液输送氧气

红细胞的红色来自血红蛋白。血红蛋白（由珠蛋白和血红素组成）中的血红素所含的二价铁（Fe^{2+}）呈红色。这种铁离子可以与氧原子结合或分离。一个红细胞的寿命为期120天，这期间这种二价铁离子几乎不会发生氧化（即转换为三价铁）。血红蛋白为四聚体，这种结构十分特殊，可根据氧气浓度的变化，变得容易与氧气结合。因此，血红蛋白可以在肺部与氧气结合，到了末梢组织后再将氧气分离出来。

出现呼吸困难时

当空气的通道"呼吸道"中出现障碍物（异物、痰、炎症引发的黏膜肿块、息肉或肿瘤等）时，就会引发呼吸困难。这种情况常见于扁桃体炎、喉炎、支气管哮喘等疾病。

心力衰竭或肾衰竭引发肺泡内积水（肺水肿）、肺泡的炎症导致渗出液积聚（肺炎）、肺泡周围出现水或组织的增殖（间质性肺炎）等情况引发呼吸困难时，在胸部X光片中可观察到肺部的白色阴影，俗称"白肺"。

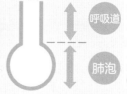

呼吸道 ────── 鼻腔、咽头、喉头、气管、支气管等空气的通路

肺泡 ────── 与血液间进行氧气和二氧化碳的交换（气体交换）

泌尿系统的构造与功能

泌尿系统由肾脏、输尿管、膀胱、尿道等组成。

肾脏位于肚脐位置稍稍偏上的后背两侧，左右各有一个，是形似蚕豆、单个重约150g的脏器。肾脏中含有大量能过滤血液的小装置"肾小球"，单个肾脏中就有超过100万个肾小球。这种血液过滤器在健康的人体中每分钟能产生约100mL的"过滤液"。这些过滤液中不仅含有代谢废物，还含有葡萄糖、氨基酸、钠等人体所需的成分，肾小球另一端的肾小管负责重新吸收这些成分（重吸收）。其中99%的水分也会被重吸收，所以最终形成的尿液只有最初过滤液的1%，1分钟大约能产生1mL尿液，单日约产生1.5L尿液。

负责体液调节等功能

肾脏不仅可以通过尿液将代谢废物排泄出体外，还能调节因出汗或饮食等不断变化的体液量、电解质浓度以及酸碱值（pH）的平衡。此外，血压偏低时，肾脏会分泌能提高血压的物质（肾素），帮助身体保持正常的状态。肾脏还具有分泌用于生成红细胞的激素（红细胞生成素），激活维生素D保持骨骼健康，通过糖异生调节血糖水平等功能。

肾脏虽然具有多种功能，但其本身不会产生痛觉，所以又被称为"沉默的器官"。肾脏功能低下时，会出现手脚水肿、血压升高、容易疲劳、晕眩等症状，所以千万不能忽视身体出现的细微变化。

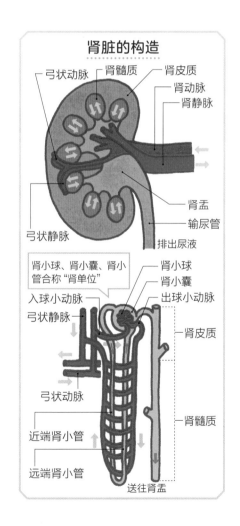

肾脏的构造

弓状动脉　肾髓质　肾皮质
肾动脉
肾静脉
肾盂
输尿管
弓状静脉
排出尿液

肾小球、肾小囊、肾小管合称"肾单位"
肾小球
肾小囊
入球小动脉
出球小动脉
弓状静脉
肾皮质
弓状动脉
肾髓质
近端肾小管
远端肾小管
送往肾盂

25

骨骼与钙质

人体全身的骨骼超过200块

人体由两百多块骨骼组成。骨骼的重量约占体重的16%，骨骼的四分之三主要由矿物质钙和磷构成，剩余的四分之一为以胶原蛋白为主的蛋白质和糖类。骨骼与骨骼的连接部位被称为关节，由丰富的软骨和结缔组织构成。

骨骼的生长

与身高相关的骨骼，其两端的软骨能长成新的骨骼，平整的骨骼由纤维结缔组织——骨膜形成。青春期过后身高不再长高，因为生长激素、甲状腺素以及性激素等激素使软骨发育成熟，全部转化为了骨骼。不过，在成年后，破骨细胞会破坏并吸收陈旧的骨骼，成骨细胞会生成新的骨骼来修复缺损部位。这种骨骼的破坏与创造（骨重建）会在人的一生中不断反复，因此我们必须终生坚持补钙。

血钙浓度的调节

人体中约含1kg钙，其中99%存在于骨骼和牙齿中，剩下的1%分布在肌肉、神经中，血液中也含有微量的钙。离子状态的钙在控制肌肉收缩、传导神经刺激的电信号及控制激素分泌方面具有不可或缺的重要作用。为此，血清总钙须保持在2.25~2.58mmol/L。骨骼是人体内最大的钙仓库，人体通过活性维生素D、甲状旁腺激素及降血钙素调节血钙浓度。

骨量与其变化

骨骼的强度与骨量的多少密切相关。骨量在发育期会不断增加，于20岁左右达到最大值。这一状态会一直保持到50岁前后，此后骨量会随着衰老而逐渐减少。骨量降低至平均最大骨量的70%以下被称为骨质疏松症。尤其是绝经期的女性很容易因骨质疏松出现脊柱骨或大腿骨根部骨折，从而导致生活质量的大幅下降。

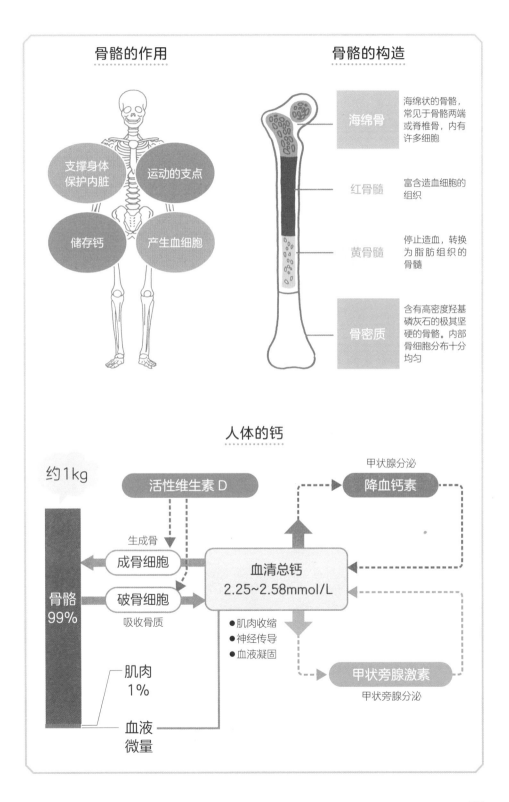

骨骼的作用

支撑身体保护内脏

运动的支点

储存钙

产生血细胞

骨骼的构造

海绵骨 海绵状的骨骼，常见于骨骼两端或脊椎骨，内有许多细胞

红骨髓 富含造血细胞的组织

黄骨髓 停止造血，转换为脂肪组织的骨髓

骨密质 含有高密度羟基磷灰石的极其坚硬的骨骼。内部骨细胞分布十分均匀

人体的钙

约1kg

活性维生素D

甲状腺分泌
降血钙素

生成骨
成骨细胞

骨骼
99%

破骨细胞

吸收骨质

血清总钙
2.25~2.58mmol/L

● 肌肉收缩
● 神经传导
● 血液凝固

甲状旁腺激素
甲状旁腺分泌

肌肉
1%

血液
微量

水与体液

水的作用

成人身体中水的比例高达60%（体重比），水具有以下作用。

①溶解各类物质；②输送营养素、激素和代谢废物；③离子化、促进化学反应，水能促进营养素的消化，帮助酶更好地发挥作用；④维持细胞的形状；⑤调节体温；⑥调节体液的pH值，体内的代谢废物往往呈酸性，二氧化碳与水结合产生的碳酸也是酸性物质。通过溶解和排出这类物质，可以将体液的pH值保持在7.4左右。

渗透压是拉动水的力量

渗透压是拉动水的力量。体液除了含有葡萄糖和钠，还含有大量的蛋白质。这些物质形成渗透压，让血管内和细胞内保有一定的水分。其中，钠（盐）摄入过量时，水分会积聚在体内，这会使得循环血液量增加从而导致高血压。糖尿病则是血液中的葡萄糖浓度太高，引发血液的渗透压增高。这一力量会刺激下丘脑，引发口渴，从而让人喝下更多的水导致尿量增加。另外，肝脏与肾脏的疾病会引发血液中蛋白质含量低下，这时血液的渗透压降低，使得水分渗出血管，引发水肿或腹水。

补充水分的重要性

当体内的水分不足时，会引发血液循环不畅，使营养素和氧气无法充分输送到末梢组织。人在脱水状态下，不仅会因汗液的减少而无法很好地进行体温调节，还容易形成血栓，增加心肌梗死与脑梗死的发病风险。不仅如此，尿量减少后，代谢废物无法彻底排出体外，体液的pH值逐渐偏酸，还会引发全身的功能障碍。因此，请注意补充水分，保证每天至少有1L的排尿量。

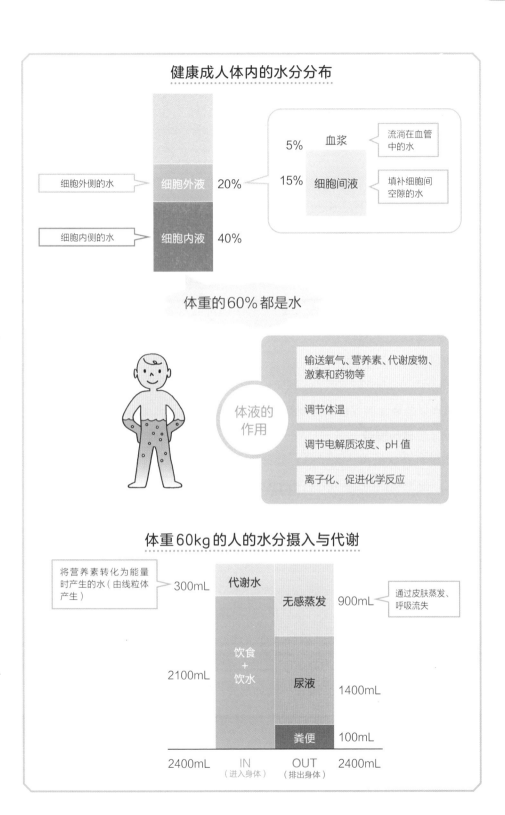

健康成人体内的水分分布

细胞外侧的水 → 细胞外液 20%

5% 血浆 → 流淌在血管中的水

15% 细胞间液 → 填补细胞间空隙的水

细胞内侧的水 → 细胞内液 40%

体重的60%都是水

体液的作用

输送氧气、营养素、代谢废物、激素和药物等

调节体温

调节电解质浓度、pH 值

离子化、促进化学反应

体重60kg的人的水分摄入与代谢

将营养素转化为能量时产生的水（由线粒体产生）→ 300mL 代谢水

无感蒸发 900mL → 通过皮肤蒸发、呼吸流失

2100mL 饮食＋饮水

尿液 1400mL

粪便 100mL

2400mL　IN（进入身体）　OUT（排出身体）　2400mL

人体的
生理机制

能量代谢

🌓 什么是供能系统

为了维持生命活动，生物的体内需要一套供能系统，以利用自身产生的能量。

"三大营养素"糖类、脂类和蛋白质都能产生能量。人体重要的供能系统之一是"糖酵解系统"，即糖（葡萄糖）的代谢途径。在这种供能方式下，1分子葡萄糖可以合成2分子ATP，产生的中间代谢产物乙酰辅酶A经由三羧酸循环（TCA循环），在氧气的参与及电子传递链ATP合成酶的作用下，最终1分子葡萄糖可合成32分子ATP。在这一过程中，产生的能量一部分会转化为热，帮助恒温动物维持体温。

消耗氧气合成ATP并产生热量的，是细胞中的细胞器线粒体。消耗大量能量的肌肉以及婴儿的棕色脂肪细胞中，线粒体非常活跃。

• ATP（三磷酸腺苷）

能量可转化为声、光、热、势能、动能等多种形式。生物将能量转化为ATP这一便于利用的统一形态。ATP又被称为生物体中的"能量货币"，是一种多功能的供能物质。它不仅能开启细胞活动必不可少的离子泵（向细胞内外输送离子），还可以激活肌肉，合成生命活动所需的蛋白质、核酸和多种生物活性物质。

• 阿特沃特系数

每种营养素通过人体代谢系统可产生的能量各不相同。每个单位质量可产生的能量（kcal/g）被称为"阿特沃特系数"，蛋白质每克为4kcal、脂类每克为9kcal，碳水化合物每克为4kcal。食品包装上标注的营养成分标识就是通过这一系数计算得出的。只要知道各种成分的质量（克数），就能得出该食物可产生的能量。

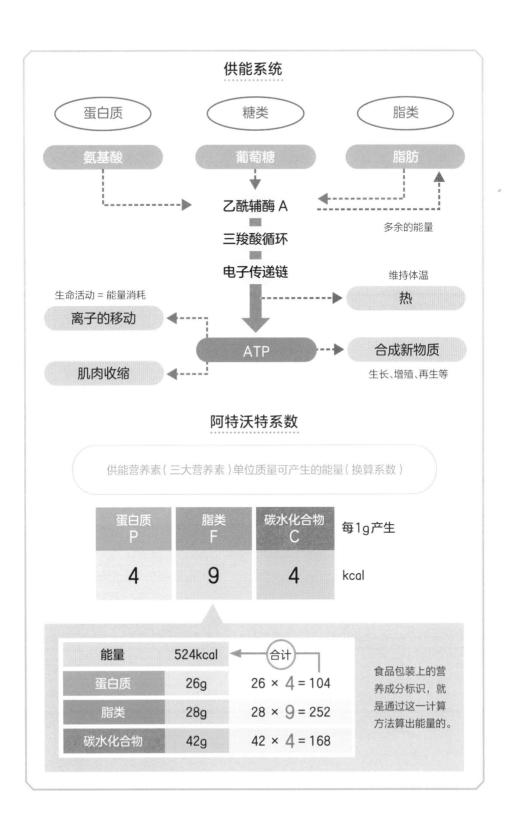

供能系统

蛋白质　　　糖类　　　脂类

氨基酸　　　葡萄糖　　　脂肪

乙酰辅酶 A

多余的能量

三羧酸循环

电子传递链

维持体温

热

生命活动 = 能量消耗

离子的移动

合成新物质

ATP

生长、增殖、再生等

肌肉收缩

阿特沃特系数

供能营养素 (三大营养素) 单位质量可产生的能量 (换算系数)

蛋白质 P	脂类 F	碳水化合物 C	每1g产生
4	9	4	kcal

能量	524kcal	合计
蛋白质	26g	26 × 4 = 104
脂类	28g	28 × 9 = 252
碳水化合物	42g	42 × 4 = 168

食品包装上的营养成分标识，就是通过这一计算方法算出能量的。

人体的生理机制

基础代谢

● 维持生命的代谢

为了维持生命活动，人体必须确保并维持心率、呼吸、体温和中枢神经的活动。"维持生命活动所需的最低限度的能量消耗"就是基础代谢。这一数值是在空腹状态下，平躺在床上，保持清醒且平稳呼吸的状态下测得的。基础代谢在一天的总能量消耗中大约占60%。

下页中间的表格梳理了亚洲人单位体重的每日基础代谢量。请将自己的年龄所对应的数值与体重填入右侧的空格中计算一下吧。两者的乘积就是你的每日基础代谢量。这一数值是确定一个人每日必需能量的基准。

● 基础代谢的变化

基础代谢在发育期达到最高值，之后会随着年龄的增长逐渐下降。分析各脏器、组织的代谢量会发现，安静时主要消耗能量的是骨骼肌、肝脏和大脑，而脂肪组织的能量消耗微乎其微。随着年龄的增长，肌肉、内脏和骨骼等的质量会逐年减少，而脂肪组织则会不断增加。

另外，基础代谢在一天之中也会发生变化。早晨身体开始活动前，代谢就已经开始大幅提升，而在需要休息的傍晚到夜间则逐渐下降。不仅如此，在不同季节，基础代谢的情况也会有所波动。气温下降后，人体为了维持体温，需要消耗更多的能量，基础代谢也会随之上升，所以才说秋冬季节是减肥的黄金时期。

不同脏器与组织安静时的代谢量

脏器与组织	能量代谢量 （kcal/天）	比例（%）
全身	1700	100
骨骼肌	370	22
脂肪组织	70	4
肝脏	360	21
脑	340	20
心脏	145	9
肾脏	137	8
其他	278	16

引自：日本厚生劳动省e-健康网《衰老与能量代谢》

基础代谢

基础代谢	
心脏跳动	呼吸运动
维持体温	物质代谢 + 能量代谢

施加影响的因子
- 甲状腺激素
- 精神紧张刺激交感神经
- 雄性激素
- 生长激素
- 发热
- 季节（环境温度）
- 营养状况恶化等

单位体重的每日基础代谢量

年龄	男性 [kcal/（kg体重·天）]	女性 [kcal/（kg体重·天）]
1~2岁	61.0	59.7
3~5岁	54.8	52.2
6~7岁	44.3	41.9
8~9岁	40.8	38.3
10~11岁	37.4	34.8
12~14岁	31.0	29.6
15~17岁	27.0	25.3
18~29岁	23.7	22.1
30~49岁	22.5	21.9
50~64岁	21.8	20.7
65~74岁	21.6	20.7
75岁以上	21.5	20.7

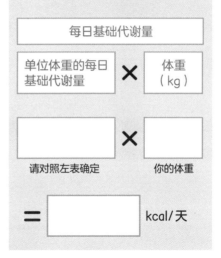

你的基础代谢大概是多少？

每日基础代谢量

单位体重的每日基础代谢量 × 体重（kg）

请对照左表确定 × 你的体重

= ____ kcal/天

总能量消耗量

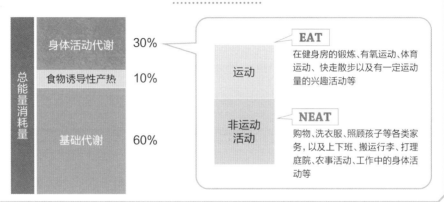

总能量消耗量	身体活动代谢	30%
	食物诱导性产热	10%
	基础代谢	60%

EAT
在健身房的锻炼、有氧运动、体育运动、快走散步以及有一定运动量的兴趣活动等

运动

非运动活动

NEAT
购物、洗衣服、照顾孩子等各类家务，以及上下班、搬运行李、打理庭院、农事活动、工作中的身体活动等

什么是能量推荐摄入量

每天究竟应该摄入多少能量呢？如果摄入的能量与一天消耗的能量相同，那就不多不少刚刚好。这个摄入量叫作"能量推荐摄入量"，是通过上文计算的"每日基础代谢量"乘以"身体活动水平（指数）"求得的。身体活动水平根据日常生活的内容可分为三个等级，系数各不相同。下一页有计算公式，请计算一下自己的能量推荐摄入量吧。

另外，单日消耗的能量中，基础代谢约占60%，食物诱导性产热（DIT）约占10%，身体活动代谢约占30%（详见第33页）。

饮食与食物诱导性产热（DIT）

进食后不久，消化吸收和代谢会产生热能，让身体变暖。不同的营养素产生的热能有多有少，只摄入蛋白质时约有30%，只摄入糖类时约有6%，只摄入脂类时约有4%会转化为热能。因为衰老和运动不足，基础代谢与食物诱导性产热均会不断下降。另外，充分咀嚼可以提高食物诱导性产热，在夜间较晚的时间段进食则会降低食物诱导性产热。

身体活动消耗能量

身体活动量分为体育锻炼即运动（运动活动产热：EAT）和家务等日常活动（非运动活动产热：NEAT）两种。两种类型均可获得充足的身体活动量，就每分钟消耗的能量来说，慢跑、收放棉被与上下楼梯消耗的能量几乎相同。

NEAT（非运动活动产热）

洗碗	2.0
熨烫衣物	2.2
除草	3.5
擦地板	4.0
收放棉被	6.0
上楼梯	6.7
慢跑*	6.0

(kcal/分钟)

*慢跑为EAT（运动活动产热）的例子

身体活动水平

身体活动水平	低（Ⅰ）	普通（Ⅱ）	高（Ⅲ）
身体活动水平	1.50（1.40~1.60）	1.75（1.60~1.90）	2.00（1.90~2.20）
日常生活的内容	生活中大部分时间保持坐姿，以静态活动为主	工作以坐姿为主，但在职场内经常移动或采取站姿进行工作、接待客人等，日常生活包含上下班、购物时的步行、做家务、温和运动中的任意一项内容	工作主要以站立或移动为主，或闲暇时有活动量较大的运动习惯，如体育运动

注：括号内的数值为大致范围。

你的能量推荐摄入量大概是多少

能量推荐摄入量

每日基础代谢量	✕	身体活动水平

	✕	
上一项计算得出的数值		你的身体活动水平系数*

= ☐ kcal/天

*身体活动水平若为"普通（Ⅱ）"，则系数为1.75。

能量推荐摄入量（kcal/天）

性别	男性			女性		
身体活动水平	Ⅰ	Ⅱ	Ⅲ	Ⅰ	Ⅱ	Ⅲ
0~5（月）	—	550	—	—	500	—
6~8（月）	—	650	—	—	600	—
9~11（月）	—	700	—	—	650	—
1~2（岁）	—	950	—	—	900	—
3~5（岁）	—	1,300	—	—	1,250	—
6~7（岁）	1,350	1,550	1,750	1,250	1,450	1,650
8~9（岁）	1,600	1,850	2,100	1,500	1,700	1,900
10~11（岁）	1,950	2,250	2,500	1,850	2,100	2,350
12~14（岁）	2,300	2,600	2,900	2,150	2,400	2,700
15~17（岁）	2,500	2,800	3,150	2,050	2,300	2,550
18~29（岁）	2,300	2,650	3,050	1,700	2,000	2,300
30~49（岁）	2,300	2,700	3,050	1,750	2,050	2,350
50~64（岁）	2,200	2,600	2,950	1,650	1,950	2,250
65~74（岁）	2,050	2,400	2,750	1,550	1,850	2,100
75以上（岁）	1,800	2,100	—	1,400	1,650	—
妊娠期（附加量）早期				+50	+50	+50
中期				+250	+250	+250
晚期				+450	+450	+450
哺乳期（附加量）				+350	+350	+350

运动与疲劳

◗ 运动的必要性与效果

包括人类在内的所有动物都无法自主合成生命活动所需的全部营养，因此，动物都具备一定的运动能力，并可以自由地进行移动。这种能力可用于捕食其他生物，同时移动也是为了避免让自己成为其他动物的盘中餐。

运动所需的肌肉可通过锻炼进行强化，肌肉量增加后，基础代谢会随之提升，于是就能形成不容易长胖的体质。肌肉收缩可以改善末梢组织的循环，促进糖类与脂类的代谢，帮助胰岛素更好地发挥作用。此外，运动还可以刺激末梢神经，有助于精神层面的放松。

统计结果显示，经常活动身体或开展体育运动的人罹患心肌梗死、高血压、糖尿病、肥胖、骨质疏松症和结肠癌等疾病的概率及死亡率均较低。

◗ 运动的目标

即便只在一天中进行几次持续10分钟的步行，也能获得提升健康的效果。另外，不要拘泥于狭义的体育运动，日常生活中的家务、上下班途中的步行等，一切身体活动都有助于保持身体健康。日本厚生劳动省提出"+10计划"，目标是将有运动习惯的人增加10%（详见下一页图表）。有运动习惯是指每天行走步数达8000~9000步，或每周进行2次30分钟以上体育运动并坚持1年以上。日本厚生劳动省认为，通过推行"+10计划"，能延长日本人的健康寿命。健康寿命是世界卫生组织（WHO）提出的新的衡量指标，是从平均寿命中减去因卧床或阿尔茨海默病等原因必须接受看护状态的时间后得出的寿命。

◗ 末梢性疲劳与中枢性疲劳

末梢性疲劳指的是肉体疲劳，主要指骨骼肌内的能量来源减少，难以快速收缩的状态。而中枢性疲劳则是大脑疲劳，是指思维能力低下或精神不振的状态。人体只要出现这两种疲劳中的某一种，就会自然而然地想要休息。疲劳感能帮助我们更好地入睡，而且清醒后更容易感到神清气爽。

压力社会的肾上腺疲劳

　　肾上腺皮质分泌的皮质醇与肾上腺髓质分泌的肾上腺素会在紧张或战逃反应等身体活动时发挥作用。另外，这些激素还能提高心率和血压，促进营养素的代谢。

　　然而，慢性精神压力会使这些激素的分泌量减少，并降低人体的免疫力，从而提高传染病及癌症等疾病的发病率。在日常生活中应该注意保留余力，为消除疲劳留出充足的时间。

运动的效果

身体层面的效果
- 增加能量消耗
- 提高体力与肌肉力量
- 增强心肺功能
- 改善免疫力
- 预防和改善肥胖、高血压、糖尿病等生活方式病及代谢综合征
- 预防运动障碍综合征
- 促进末梢血液循环，改善僵硬、肩膀酸痛、体寒、肢体麻木等症状

精神层面的效果
- 转换心情
- 消除压力
- 减轻抑郁症状

打造健康的身体活动基准2013行动指南

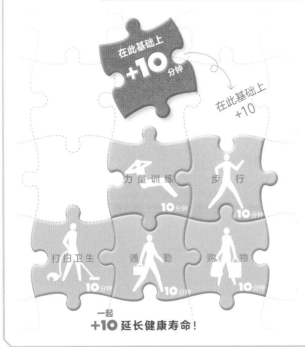

在此基础上 +10分钟

在此基础上 +10

力量训练 10分钟
步行 10分钟
打扫卫生 10分钟
通勤 10分钟
购物 10分钟

一起 +10 延长健康寿命！

　　行动指南的主要倡议是"+10"，即在现有基础上，再多活动10分钟。

　　研究数据表明，通过践行"+10计划"，死亡风险可降低2.8%，生活方式病的发病率可降低3.6%，癌症发病率可降低3.2%，运动障碍综合征和阿尔茨海默病的发病率可降低8.8%。此外，"+10"还有减肥效果，坚持实践"+10计划"一年，有望减去1.5~2.0kg的体重。

（引自：厚生劳动省<e-健康网>）

睡眠与清醒

为什么睡眠是必不可少的

不消除活动时产生的疲劳，生物将无法生存（比如轻易就被天敌捕食等），因此，生物必须保证一定时间的睡眠。

睡眠具有让大脑和身体得到休息、消除疲劳、增强免疫力、固定记忆和整理情绪等诸多重要的功能。除人类以外，其他动物也有单位体重的消耗能量越大睡眠时间就越长的特点。为了让苏醒后的时间过得更有精神、更高效和更有意义，我们必须确保睡眠时间。

现代人的睡眠情况

现代人类的总睡眠时间一直在不断减少，出现失眠、睡眠呼吸暂停综合征等睡眠障碍的人群在不断增加。由此引发的白天有强烈困意、注意力不集中和工作效率低下使得人为失误的概率大大增加。人可以保持彻底清醒并开展活动的时间为12~13小时，15小时不睡觉并保持工作的状态其实与醉酒后的状态几乎没有差别。

睡眠与清醒能力的关系

许多动物会在较短的时间内重复睡眠与清醒的过程，而人类则是一个例外，人能够连续保持长时间的睡眠。然而，相较于占到一天三分之一时间的睡眠时间，清醒的时间要长得多，人体具备更为强大的"确保清醒的能力"。

睡眠系统是通过抑制清醒系统来

有助于安眠的物质

当周围变暗后褪黑素的分泌量就会增多，血压与体温开始下降，身体进入休息模式，也就是准备睡眠的状态。人体总的节律调整由生物钟（详见第42页）负责完成，不过在白天适度活动身体并摄入均衡优质的饮食，能够帮助我们睡得更好。

而夜间大量进食与饮酒会给消化系统带来负担，并降低睡眠质量。因此，应避免这样的饮食方式。

间接性地诱导我们入睡，然而因为某些原因（如兴奋、悲伤、焦虑、紧张、恐惧等）刺激了清醒系统，激活了人体保持清醒的能力，人就会难以入睡。

运动、饮食、睡眠之间的关系

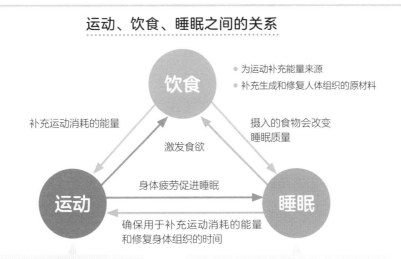

- 为运动补充能量来源
- 补充生成和修复人体组织的原材料

补充运动消耗的能量

摄入的食物会改变睡眠质量

激发食欲

身体疲劳促进睡眠

确保用于补充运动消耗的能量和修复身体组织的时间

- 身体活动会消耗能量
- 促进消化道活动、改善身体循环
- 促进新陈代谢（交感神经处于优势地位）

- 已消耗能量的再生时间
- 损伤部位的修复时间
- 记忆与信息的整理时间（副交感神经处于优势地位）

补觉
不可取

你是不是也会在周末"补觉"，以消除平时积累的疲劳呢？其实补觉会引发生物钟的紊乱，使得工作日更难以苏醒，让身体变得更为乏力。这种情况被称为"社会性时差"。请记住，睡眠不是储蓄，无法零存整取。

入夜后会犯困是因为褪黑素的分泌量增加了

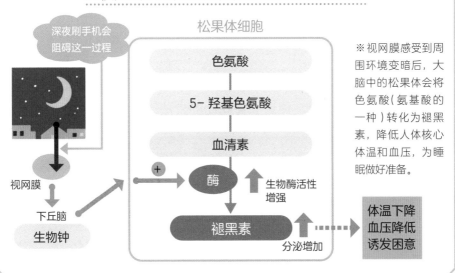

深夜刷手机会阻碍这一过程

松果体细胞

色氨酸

5-羟基色氨酸

血清素

＋

酶

生物酶活性增强

视网膜

下丘脑

生物钟

褪黑素

分泌增加

※视网膜感受到周围环境变暗后，大脑中的松果体会将色氨酸（氨基酸的一种）转化为褪黑素，降低人体核心体温和血压，为睡眠做好准备。

体温下降
血压降低
诱发困意

食欲与进食行为

代谢性食欲与认知性食欲

感到肚子饿而引发的"想吃东西"的欲求和愿望被称为"代谢性食欲"。这种机制能提示我们为维持生命活动补充必要能量的时机。此外，即便没有感到肚子饿，也会由大脑引发"认知性食欲"。看到美食节目或发现到了午餐时间，突然变得"想吃东西"，就是认知性食欲引发的。

摄食中枢与饱腹中枢

下丘脑具有两种神经细胞，一种可以促进食欲（摄食中枢），另一种可以抑制食欲（饱腹中枢），以此调节进食行为。多种激素可以影响这两种中枢，比如脂肪细胞能释放瘦素来抑制食欲，而胃黏膜细胞能释放胃饥饿素来促进食欲。此外，下丘脑中还有生物钟中枢（详见第42页），生物节律也会影响食欲。

消化道的蠕动与食欲

消化道的蠕动会受自主神经平衡与否的影响。在放松状态下，副交感神经处于优势地位，消化道蠕动会加快，从而让人容易感觉到食欲。而当情绪紧张时，交感神经会抑制消化活动，从而降低人的食欲。

当身体整体未能获得适当的活动量时，肠道蠕动也会减少。

促进肠胃蠕动的方法

1	适当散步或做些家务	日常生活活动量低下的老年人或身体有一定障碍的人、卧病在床、闭门不出、发生灾害时在避难所生活、长期居家生活等情况会使肠道蠕动减少。
2	多喝水	早晨刚起床没有食欲时，喝一杯水，或轮流喝冷水和温水施以刺激，能促进消化道，尤其是胃部的活动，从而激发食欲。
3	多咀嚼	充分咀嚼不仅能减轻消化道的负担，还能促进肠道蠕动。充分咀嚼能刺激唾液增加分泌，还能改善口腔环境。另外，相较于咀嚼次数少的人，咀嚼次数多的人更容易获得饱腹感，还有预防肥胖的作用。

交感神经与副交感神经

紧张、恐惧、攻击、运动   放松、舒缓、休息

交感神经系统   **副交感神经系统**

食欲

消化器官

脊髓   脑干

消化、吸收
排泄

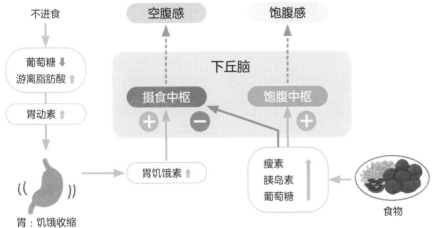

食欲的原理：空腹感与饱腹感

不进食

空腹感   饱腹感

葡萄糖↓
游离脂肪酸↑

下丘脑

胃动素↑

摄食中枢   饱腹中枢

胃饥饿素↑

瘦素
胰岛素
葡萄糖

食物

胃：饥饿收缩

苦夏与食欲不振

  在炎热的夏季，如果一直吃冰凉的食物，食欲会逐渐下降。这是因为胃部温度降低，使得消化道的蠕动减缓，消化液的分泌量也随之下降，消化这一化学反应的过程就受到了阻碍。如果感到体力下降，请多吃一些温热的食物吧。

排便与空腹感

  早上的排便习惯也会影响食欲。大肠与胃部有神经相连接，只要一方活动活跃，另一方也会随之活跃起来。畅快地排便可以促进胃部的活动，身体就能为进食做好准备。

生物钟

◗ 人类具有昼行性

人类是昼行性动物，一般在夜间睡眠，等天亮后才会开始活动。决定这一行为模式的是我们的自主神经和激素，它们的控制中心是大脑中心部位的下丘脑。

◗ 生物钟的周期为24小时

地球以约24小时的周期进行自转，形成昼夜和明暗交替出现的周期性变化。地球上的众多生物都会配合这一周期进行各自的生命活动，一般认为各种生物的行动都遵循着自己体内的"生物钟"。长期以来，生物钟究竟是如何演化形成的一直是一个谜。近年对动物的研究表明，基因决定了24小时周期生物钟的形成。

早晨在苏醒前，下丘脑的垂体就已经开始逐渐增加指令激素的分泌，肾上腺皮质随即开始增加皮质醇（对抗精神压力的激素）的分泌。

与此相对，当夕阳西下，周围环境逐渐变得昏暗，松果体开始分泌褪黑素，体温和血压随之逐渐下降，身体开始为睡眠做好准备。

◗ 生物钟的重置

生物钟分为两种，中枢性生物钟存在于下丘脑，而末梢性生物钟则存在于消化器官、肾脏和肌肉等主要脏器中。这两种生物钟都与地球自转的周期存在一定的偏差，需要每天进行重置，重置这两种生物钟的要素也各不相同。

①日光照射或视网膜受到强光刺激→中枢性生物钟重置

②氨基酸（源自食物的营养素）→末梢性生物钟重置

早餐摄入丰富的蛋白质更有益健康，不仅仅是可以为上午的活动提供充足的能量，蛋白质还有助于重置末梢性生物钟，帮助全身更好地进入清醒的状态。另外，夜间盯着智能手机等明亮的屏幕会影响睡眠质量，也是因为这种行为会影响生物钟，抑制褪黑素的分泌。不良的生活习惯会让我们的生物钟发生紊乱。

生理机能与昼夜节律

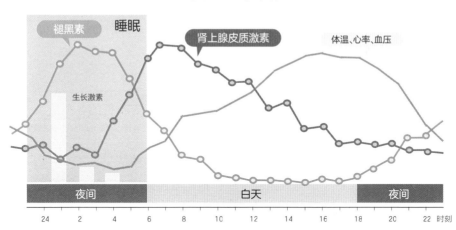

生物钟重在调节

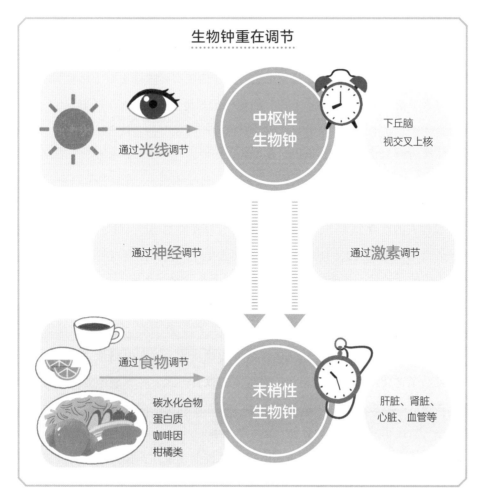

吃什么、吃多少、何时吃

肥胖人群不断增加

近年来，人们可以轻而易举地获得关于食品与营养价值的各种信息，现如今决定"吃什么、吃多少"已经变得相对容易了。

然而，查看统计结果却会发现，肥胖人群并未因此减少。"何时吃"也会对胖瘦和健康与否产生影响。研究发现，相比早起型的人，熬夜型的人出现肥胖或生活方式病的风险更高。

吃什么，吃多少

关于"吃什么（摄入何种营养素）"和"吃多少（摄入量）"的问题，已经有了大量细致的研究，最新信息可以查阅《中国居民膳食指南（2022）》。产能营养素平衡（又名PFC膳食平衡）的理想状态是蛋白质15%、脂类25%、碳水化合物60%。另外，日本厚生劳动省、农林水产省颁布的《饮食结构指南》（详见下一页图表）中，也明确标识了每天的饮食应该吃什么，吃多少。

注意晚餐的摄入方式

现代人的饮食分为一日三餐，而且很容易在晚餐中吃太饱。形成这种情况的原因是因为现代社会的构造和生活节奏发生了改变。然而这种饮食方式却无法与人体的活动量、基础代谢的波动变化以及生物钟相匹配。

在能量消耗较多的时间段增加进食量，在能量消耗较少的时间段减少进食量，这才是更为合理的饮食策略。

德国谚语"早餐吃得像国王，午餐吃得像贵族，晚餐吃得像贫民"形象生动地说明了适合人类活动及消耗能量模式的饮食方式。在早晨饱餐一顿可以重置生物钟，不仅提高了上午的工作表现，还能赶在午间时分完成消化，适宜的空腹感又能让我们在中午吃下令人满足的午餐。

晚餐（夜间饮食）少吃则可避免消化系统彻夜工作，让人第二天醒来后感到神清气爽，做好了好好吃早餐的生理准备。

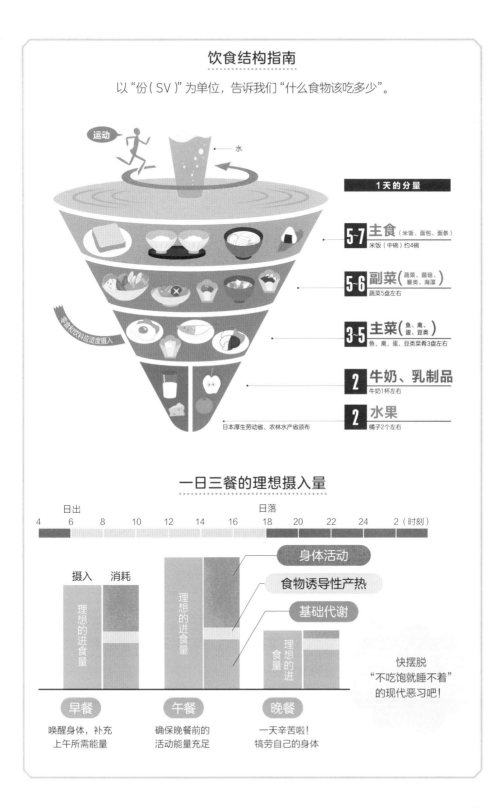

饮食结构指南

以"份（SV）"为单位，告诉我们"什么食物该吃多少"。

运动

水

1天的分量

5-7 主食（米饭、面包、面条）
米饭（中碗）约4碗

5-6 副菜（蔬菜、菌菇、薯类、海藻）
蔬菜5盘左右

3-5 主菜（鱼、禽、蛋、豆类）
鱼、禽、蛋、豆类菜肴3盘左右

2 牛奶、乳制品
牛奶1杯左右

2 水果
橘子2个左右

零食和饮料应适度摄入

日本厚生劳动省、农林水产省颁布

一日三餐的理想摄入量

日出　　　　　　　　　　日落
4　6　8　10　12　14　16　18　20　22　24　2（时刻）

摄入　消耗

身体活动

食物诱导性产热

基础代谢

理想的进食量

理想的进食量

理想的进食量

快摆脱"不吃饱就睡不着"的现代恶习吧！

早餐　　午餐　　晚餐

唤醒身体，补充上午所需能量

确保晚餐前的活动能量充足

一天辛苦啦！犒劳自己的身体

45

血糖值与糖类物质

什么是血糖值

"血糖值"指的是血液中糖（葡萄糖）的浓度。大脑的神经细胞通常只能利用葡萄糖作为能量来源，为了确保日常生活，人体必须保持一定水平的血糖值。

有三种方式可以提升血糖值：①食物中的糖类；②肝脏中的糖原分解；③糖异生作用利用部分氨基酸和代谢中间产物合成出新的葡萄糖。人体具备即便无法获得食物，血糖值也不会大幅下降的机制。

与此相对，降低血糖值的方式也有三种：①血糖被糖代谢系统代谢；②血糖转变为糖原储存到肝脏与肌肉中；③血糖转变为甘油三酯。摄入的葡萄糖减去上述途径消耗的血糖，其差值最终反映为血液中的血糖浓度。血糖转变为糖原和甘油三酯，都是为了应对无法获得食物时的饥饿状态而做的能量储备。

激素与神经对血糖的调节

胰岛中的 β 细胞会对餐后血糖值的上升做出反应，分泌出胰岛素。胰岛素是人体具备的唯一一种可以降低血糖的激素。胰岛素具有促进血液中的葡萄糖进入细胞的作用，尤其可以增加肌肉细胞、脂肪细胞与肝细胞的血糖进入量。

患上糖尿病（详见第228页）后，随着胰岛素分泌量的降低与功效的削弱，血液中的葡萄糖无法进入细胞内而留在了血液之中，从而导致了血糖值的升高。

人体的多种激素可以提高血糖，如胰高血糖素、肾上腺素、皮质醇、甲状腺激素、生长激素等。低血糖会对神经细胞造成损伤。人体中有多种激素可以提升血糖，以避免这种情况的发生。

另外，当我们处于兴奋状态或因外伤、手术等承受了精神压力时，交感神经也会促使肾上腺素分泌以提高血糖水平。

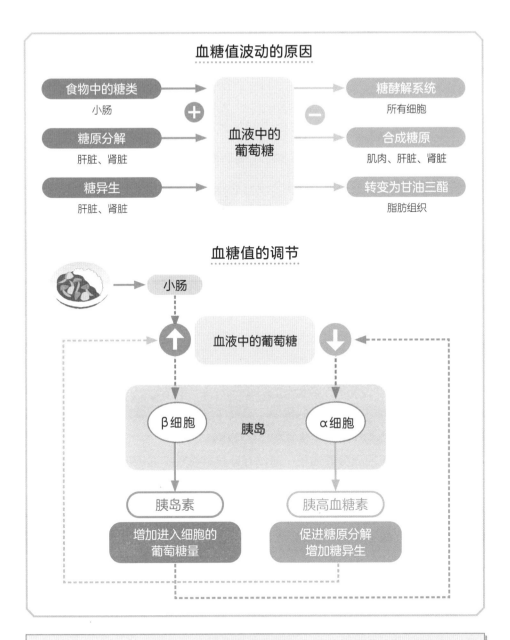

血糖值波动的原因

食物中的糖类		糖酵解系统
小肠		所有细胞

➕ 血液中的葡萄糖 ➖

糖原分解		合成糖原
肝脏、肾脏		肌肉、肝脏、肾脏

糖异生		转变为甘油三酯
肝脏、肾脏		脂肪组织

血糖值的调节

小肠

血液中的葡萄糖

β细胞　胰岛　α细胞

胰岛素　　胰高血糖素

增加进入细胞的葡萄糖量　　促进糖原分解 增加糖异生

水果的健康神话

　　水果富含维生素，是推荐每天补充的食物。不过，水果中富含的果糖无法参与人体的代谢调节，会直接转变为合成脂肪的物质"磷酸二羟基丙酮"。在晚上吃水果很容易在睡眠中合成更多的脂肪。在晚餐中大吃一顿后再吃水果作为甜点并不健康，请三思而后行。

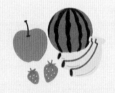

脂肪与胆固醇

什么是脂肪

甘油三酯是甘油的三个羟基与三个脂肪酸分子酯化生成的，在常温下呈液体至固体的物质。脂肪酸的碳链越短，原子间的双键越多，脂肪的熔点就越低。1g脂肪可产生约9kcal的能量，在三大营养素中可产生的能量最多。而且脂肪不溶于水，不会对渗透压产生影响。因此，脂肪不仅非常适用于储存能量，还具有隔热与减少冲击的功能。

三大营养素均可合成脂肪，营养素出现剩余就会转化为脂肪储存起来。这是生物具备的应对饥饿的能力。

什么是胆固醇

胆固醇是一种常温下呈固态且放入水中会下沉的脂类物质。胆固醇是构成细胞膜的成分，能增强细胞膜的韧性，同时还可以在各种器官组织中转变为胆汁酸、皮质醇、维生素D_3等物质后发挥其作用。

人体具备合成胆固醇的途径，却没有分解的途径（无法用作产生能量），同时也无法储存胆固醇，多余的胆固醇一般会随粪便排出体外。人体内自行合成的胆固醇约占整体的80%，通过饮食摄入的胆固醇约占20%。体内合成的胆固醇会根据饮食摄入的胆固醇的多少自行调节（反馈调控机制）。

搬运脂类的血浆脂蛋白

为了安全地搬运无法溶于水的脂类，人体具有血液中专用的脂类搬运物质，那就是血浆脂蛋白。这是一种脂—蛋白质粒子复合物，共有5种。临床检测的项目中常见的低密度脂蛋白胆固醇与高密度脂蛋白胆固醇分别指由低密度脂蛋白和高密度脂蛋白这两种血浆脂蛋白搬运的胆固醇。从引发动脉硬化的风险看，低密度脂蛋白胆固醇又被称为"坏胆固醇"，而高密度脂蛋白胆固醇则被称为"好胆固醇"。它们的区别仅在于负责搬运的血浆脂蛋白的种类不同，存在于体内的胆固醇本身其实只有一种。

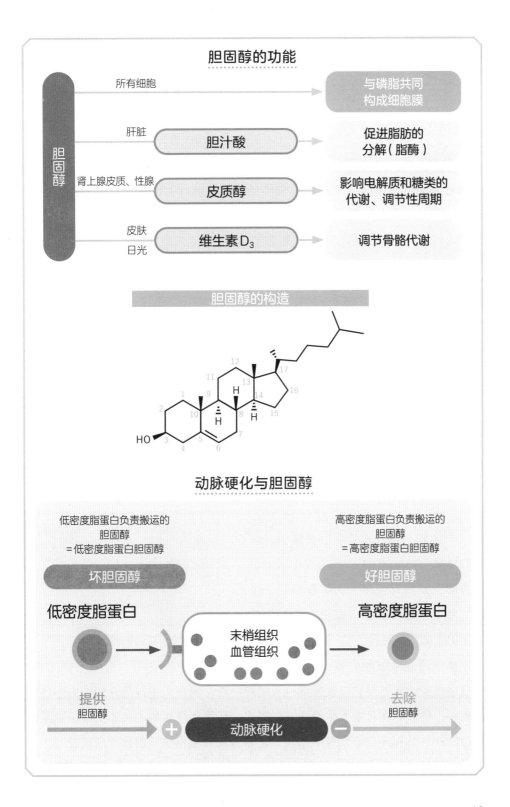

嘌呤代谢与尿酸

核酸与嘌呤体

细胞所具有的脱氧核糖核酸（DNA）、核糖核酸（RNA）与其构成单位的核苷酸统称为核酸。嘌呤体是构成核酸主要成分的统称，代谢后会生成尿酸。核苷酸中含有"碱基"，这相当于记录遗传信息的"文字"。碱基根据其构造的不同，可分为嘌呤碱（腺嘌呤、鸟嘌呤、次黄嘌呤）与嘧啶碱（胞嘧啶、胸腺嘧啶、尿嘧啶）两大类。

尿酸是嘌呤碱的代谢终产物

人体的代谢功能只能将嘌呤碱转化为尿酸。体内生成的尿酸中，有八成来自人体组织，还有两成来自摄入的食物。鲜味成分鸟苷酸和肌苷酸都是产生尿酸的材料。

尿酸保持了嘌呤碱的基本构造，具有很强的疏水性，在血液中的最高溶解量为7.0mg/dL。超过这一浓度尿酸就会发生结晶（析出），这时出现的症状被称为"痛风"。

痛风的特点

突然某一天，关节处出现剧痛，红肿和疼痛会持续约3天。痛风发作常出现在夜间，发病部位多为大脚趾根处，脱水、寒冷、循环不畅、血液酸性化等都会促进尿酸的结晶化。

痛风高发于肥胖人群，出现痛风症

> ### 饮酒与痛风
>
> 酒精会阻碍尿酸通过尿液排泄，容易造成人体脱水，还具有促进嘌呤核苷酸进一步合成的作用。
>
> 要知道，即便饮用不含嘌呤体的啤酒，也难以降低尿酸值。平时应尽可能少喝酒，如果有无法避免的应酬，请在饮酒的同时多喝水。

状后请接受饮食指导，以改善痛风及肥胖问题。亚洲人中排泄尿酸能力不佳的人较多，请务必在日常生活中注意多喝水，以增加排尿量（每天的排尿量最好超过2L）。痛风不仅会引发关节炎，还常并发肾脏损伤（俗称"痛风肾"），出现痛风后一定要注意个人的健康管理。

核酸（DNA、RNA）的构成成分

细胞较多的动物含有大量核酸

嘌呤碱	嘧啶碱
腺嘌呤（A） 鸟嘌呤（G） 次黄嘌呤（I）	胞嘧啶（C） 胸腺嘧啶（T） 尿嘧啶（U）

所有生物都具有和人类相同的核酸，可以通过食物摄入核酸（核酸在食品成分表中不作为营养成分标记）。

↓ 代谢产物

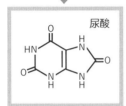

尿酸

需要特别注意尿酸数值的人群

男性

肥胖

高血压
高血脂
糖尿病

饭量大
吃饭快

习惯性饮酒

家族性体质
（尿酸排泄能力低下）

等

※此外，正在接受抗癌药物或类固醇类药物治疗、中年后开展引起肌肉酸痛的无氧运动时，会对人体组织造成较大的损伤，容易引发尿酸值的增高。女性因雌激素具有促进尿酸排泄的作用，所以不容易患高尿酸血症，但绝经后尿酸值容易升高。

尿酸不易溶于水

最高只能溶解 7.0mg/dL

促进结晶化
的要素

- 脱水
- 低温
- 酸性化
- 夜晚
- 睡眠中

结晶化引发痛风

- 大脚趾根
- 耳廓

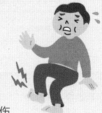

警惕肾脏损伤

肥胖、代谢综合征

什么是脂肪细胞

脂肪细胞分为白色脂肪细胞和棕色脂肪细胞两种，其中储存甘油三酯并与诱发肥胖相关的是白色脂肪细胞。这种细胞会将多余的三大营养素合成为脂肪后储存起来，在需要时将脂肪分解为脂肪酸加以利用。

棕色脂肪细胞是燃烧储存的脂肪以保持体温的组织。从新生儿到婴幼儿时期，人体储备了大量棕色脂肪。随着人体的生长发育，棕色脂肪逐渐减少，成年后人体主要通过骨骼肌来维持体温。

肥胖是万病之源

肥胖是指"体脂率增高的状态"，与体重超出标准的"超重"有所不同。

在诊断是否肥胖时，为了便于诊断会采用身体质量指数，即BMI（计算方法详见第200页）进行判定。在日本肥胖协会的判定标准中，BMI超过25即为肥胖。BMI在18.5~25为体重正常，不足18.5则为体重过轻。在中国，健康成年人（18~64岁）的BMI应在18.5~23.9，超过28为肥胖，24~28为超重（引自《中国居民膳食指南（2022）》）。

此外，肥胖不仅事关体型变化，还会带来健康方面的问题。肥胖症诊断指南中有11条"肥胖引发或与肥胖相关的、需要进行减重的健康问题"（详见下表）。只要符合其中1条，就可确诊为"肥胖症"。这是一种需要接受包括减重在内的医学治疗的疾病。

肥胖引发或与肥胖相关的、需要进行减重的健康问题*

1	耐糖量受损（2型糖尿病、耐糖量异常等）	7	脂肪肝（非酒精性脂肪性肝病NAFLD）
2	高脂血症	8	月经不调、不孕
3	高血压	9	睡眠呼吸暂停综合征（SAS）、肥胖性低通气综合征
4	高尿酸血症、痛风		
5	冠状动脉疾病：心肌梗死、心绞痛	10	运动器官疾病：变形性关节病（膝、髋关节）、强直性脊柱炎、手指的变形性关节炎
6	脑梗死：脑血栓、短暂性脑缺血发作（TIA）	11	肥胖相关的肾病

*引自：《肥胖症诊断指南2016》

◗ 警惕代谢综合征

肥胖可大致分为两种类型。其中，内脏脂肪型肥胖容易并发代谢异常，需要特别警惕。内脏脂肪增多引发的高脂血症、高血压和高血糖症状又称"代谢综合征"。这种疾病会增加动脉硬化的风险，需要接受来自专科医生的健康指导，并重视个人的健康管理。动脉硬化本身并无自觉症状，因此有的患者会毫无征兆地突发心肌梗死或脑梗死。

与此相对，腰围与大腿等下半身为主的部位出现皮下脂肪增多的肥胖类型叫作"皮下脂肪型肥胖"。这类肥胖引发健康问题的情况相对较少。虽然过多的皮下脂肪也会引发膝关节和髋关节的损伤，不过皮下脂肪分泌的瘦素还具有调节雌激素分泌的重要作用。

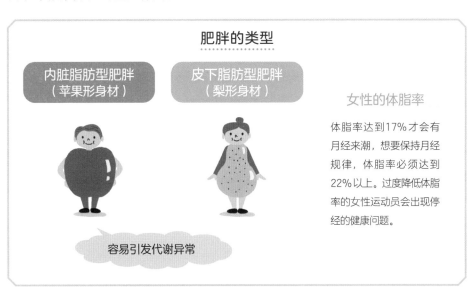

肥胖的类型

内脏脂肪型肥胖
（苹果形身材）

皮下脂肪型肥胖
（梨形身材）

容易引发代谢异常

女性的体脂率

体脂率达到17%才会有月经来潮，想要保持月经规律，体脂率必须达到22%以上。过度降低体脂率的女性运动员会出现停经的健康问题。

代谢综合征的诊断标准[*]

	项目	指标	基准值
必须	内脏脂肪的囤积 （100cm² 以上）	肚脐上方测得的腰围	男性 85cm 以上 女性 90cm 以上
符合2个项目 以上	脂蛋白异常	甘油三酯 高密度脂蛋白胆固醇	150mg/dL 以上 不足 40mg/dL
	血压高值	收缩压 舒张压	130mmHg 以上 85mmHg 以上
	高血糖	空腹血糖值	110mg/dL 以上

[*]此为日本的诊断标准

免疫与肠道环境

◗ 免疫是攻击、排除"异物"的机制

人体会把从外界进入身体的物质识别为"异物"。为了生存，人体具备"免疫"（避免生病）的能力，能够对异物展开攻击，将其驱逐至体外。这一功能主要由皮肤、黏膜以及体液中的酶和白细胞负责完成。

近年来，疫苗会时不时地成为大众热议的焦点。其实疫苗就是人为地将病原体的一部分作为抗原注入体内，促使免疫系统产生抗体，从而获得抵御感染的能力，预防疾病。

◗ 肠道是人体内最发达的免疫器官

外来的物质随着食物一同进入消化道，在这里，时刻都有遭遇有毒物质或感染性微生物的危险。因此，肠道是人体免疫系统中最为发达的器官。肠道通过派尔集合淋巴结从食物中获取信息，免疫细胞会实时地做出反应，进行调节。在派尔集合淋巴结中，集结了大量能够通过肠黏膜分泌IgA抗体的浆细胞、免疫的总指挥辅助性T细胞以及控制免疫反应的调节性T细胞。

而我们吃下的食物，以及生活在肠道中并利用部分食物生存的肠道细菌，能够锻炼、强化人体的免疫系统。

◗ 肠道细菌的作用

研究发现，饲养在无菌环境下的小鼠，其肠道中的免疫细胞会减少，从而证明了肠道细菌在免疫中的重要作用。一般认为，在人类的肠道中共有一千余种、40万亿个不同的细菌。其中，某些特定的细菌可以生成短链脂肪酸（醋酸、丁酸、丙酸等的总称），它们能够让肠道环境保持弱酸性，抑制产气荚膜梭菌等会产生有害物质的细菌过量繁殖。

而产生这些有益肠道环境的物质的原料，是人体无法消化的一些膳食纤维。近年的研究表明，短链脂肪酸中的丁酸有助于增加调节性T细胞的数量，有望对抑制花粉症等过敏症状产生积极效果。

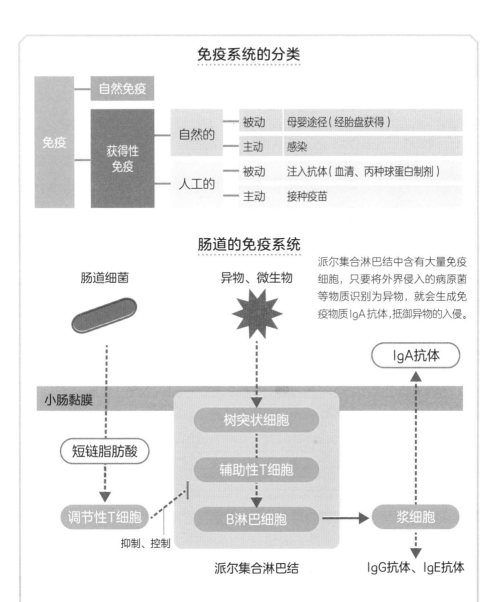

免疫系统的分类

- 自然免疫
- 获得性免疫
  - 自然的
    - 被动 —— 母婴途径（经胎盘获得）
    - 主动 —— 感染
  - 人工的
    - 被动 —— 注入抗体（血清、丙种球蛋白制剂）
    - 主动 —— 接种疫苗

免疫

肠道的免疫系统

肠道细菌　　　　　异物、微生物

派尔集合淋巴结中含有大量免疫细胞，只要将外界侵入的病原菌等物质识别为异物，就会生成免疫物质IgA抗体，抵御异物的入侵。

IgA抗体

小肠黏膜

短链脂肪酸

树突状细胞

辅助性T细胞

调节性T细胞

B淋巴细胞

浆细胞

抑制、控制

派尔集合淋巴结

IgG抗体、IgE抗体

肠道细菌

分类	细菌名称	占比	作用
有益菌	乳酸杆菌 双歧杆菌	20%	生成乳酸、短链脂肪酸和维生素
有害菌	产气荚膜梭菌 黄色葡萄球菌	10%	产生腐败物质
条件致病菌	大肠杆菌 拟杆菌	70%	根据条件发生变化

为了简明易懂地说明肠道细菌的作用，常会使用有益菌、有害菌、条件致病菌等术语。其实这些细菌相互依存，和谐共生才是最重要的。富含膳食纤维的食物和五大营养素配比均衡的饮食能帮助肠内菌群保持健康的状态。

食物过敏

● 食物过敏是不正常的免疫反应

免疫系统有时会受到个人体质的影响而反应过激，从而引发不正常的免疫反应。这种现象被称为过敏反应，其中最具代表性的疾病是花粉症和支气管哮喘。因为食物触发免疫机制而引起的不正常的免疫反应被称为"食物过敏"（不包含食物中毒的情况）。

通常情况下，食物过敏会在进食后的5~30分钟出现皮疹、红肿、瘙痒等症状。发病与血液中的IgE抗体有关，容易过量产生这类抗体的体质一般被称为"过敏体质"。

● 致敏食物与生长发育带来的变化

蛋类（鸡蛋）、牛奶及乳制品、小麦是最常见的三大致敏食物。婴幼儿的消化能力弱，消化道黏膜的屏障功能还不完善，食物成分有时未经消化分解就直接进入体内，被人体识别为过敏原（抗原物质），再加上有些人天生体质就容易产生IgE抗体。在这两种要素的共同作用下，很容易引发过敏反应。

不过随着生长发育，免疫系统也会发生变化并趋于成熟。2~3岁时发生的食物过敏，有八成在上小学前就不会再出现症状了。这种现象叫"脱敏"，即获得耐受性。过敏原食物是否会引发过敏症状，需要去医院接受检查才能明确。与此相对的，也有些人在成年后才出现过敏症状，而虾蟹类、荞麦、花生等食物则较难获得耐受性。不仅如此，一些蔬菜和水果还会引发特殊类型的过敏——"口腔过敏综合征"。患有这种过敏症的患者通常也患有花粉症，有时挑食也会引发这一过敏反应。

过敏性休克

全身出现剧烈的过敏反应，不仅会引发皮肤症状，还会导致呼吸困难，血压快速下降。

食物引发的过敏性休克可能在30分钟内导致心脏停搏，对于发病风险较高的儿童与病患，必须随身携带肾上腺素注射器。此外，为了在紧急情况下能快速做出妥当的处置，让患者接受自救训练，并对病患身边的人说明病情也十分重要。

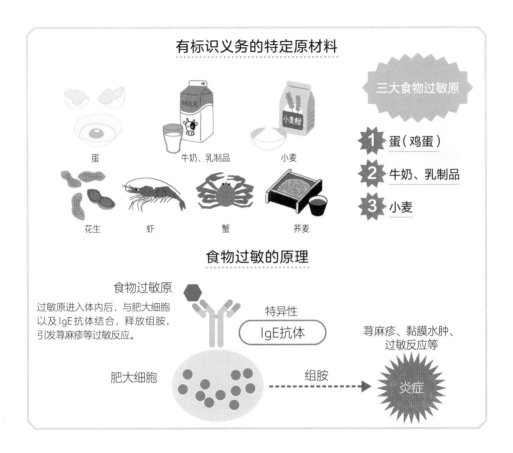

有标识义务的特定原材料

蛋

牛奶、乳制品

小麦

花生

虾

蟹

荞麦

三大食物过敏原

1 蛋（鸡蛋）

2 牛奶、乳制品

3 小麦

食物过敏的原理

食物过敏原

过敏原进入体内后，与肥大细胞以及IgE抗体结合，释放组胺，引发荨麻疹等过敏反应。

特异性

IgE抗体

荨麻疹、黏膜水肿、过敏反应等

肥大细胞

组胺

炎症

IgE 介导的食物过敏的临床分类*

临床分类	发病年龄	容易诱发的食物	获得耐受性（缓解）	引发过敏性休克的可能性	致敏原因
食物过敏相关的婴儿特异性皮炎	婴儿期	鸡蛋、牛奶、小麦等	多数会缓解	（+）	主要为IgE介导
速发型症状（荨麻疹、过敏反应等）	婴儿期~成年期	婴儿~幼儿：鸡蛋、牛奶、小麦、花生、坚果、鱼卵等 学龄~成年：甲壳类海鲜、鱼类、小麦、水果、坚果等	鸡蛋、牛奶、小麦容易缓解 其他不容易缓解	（++）	IgE介导
食物依赖性运动诱发性过敏反应	学龄期~成年期	小麦、虾、水果等	难以缓解	（+++）	IgE介导
口腔过敏综合征	幼儿期~成年期	水果、蔬菜、大豆等	难以缓解	（±）	IgE介导

*引自：《食物过敏的诊疗指南（2020）》

食品与医药品的相互作用

◑ 食品与医药品

医药品以外的所有可食用制品和天然食物都属于"食品"。保健食品与膳食补充剂也被归入"食品"之列。与此相对的，医药品的定义是"诊断、治疗或预防人类和牲畜疾病的物质"。与之类似的还有医学护肤品和化妆品等。

◑ 食品与医药品会相互作用

我们吃下的食品与医药品大致会受到四大要素的影响，它们分别是：①由消化道吸收；②根据其中成分的化学性质与功能，流向身体各处；③经过肝脏等器官代谢；④经尿液或胆汁排泄。

食品与医药品会在以上某个环节中相互影响。

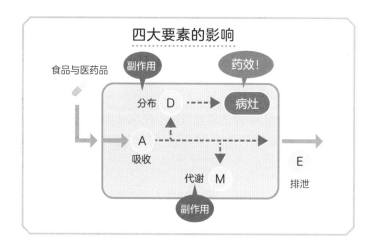

◑ 能够减弱或增强药效的食品

下面介绍4个具有代表性的、能够与药品相互作用，导致药效减弱或增强的例子。

● 华法林与纳豆、西蓝花、小球藻（药效减弱）

华法林是常用于心肌梗死、脑梗死预后的处方药，可以预防血栓的再次形成。

这种药的药效主要反映为抑制与凝血相关的维生素K的作用，而富含维生素K的食物会降低其药效。纳豆、西蓝花、菠菜、小球藻等均属于富含维生素K的食物。特别是纳豆，纳豆菌会在肠道中持续产生维生素K，即便摄入后间隔一段时间再服药仍会产生一定的危险性。

● **钙拮抗剂与西柚（药效增强）**

钙拮抗剂是治疗高血压的药物，可通过肝脏的药物代谢酶细胞色素P450（CYP3A4）缓慢地代谢，逐渐在血液中消失。

西柚中所含的呋喃香豆素会妨碍代谢酶发挥作用，让钙拮抗剂的血药浓度快速上升，因此具有诱发血压大幅下降的危险。呋喃香豆素对代谢酶的影响时间可长达3天，故间隔一段时间再摄入仍然十分危险。富含呋喃香豆素的食物除了西柚还有夏橙、酸橙、柚子、八朔橘、青柠、金橘等。除了柑橘类水果，欧芹、芹菜、鸭儿芹、无花果、石榴等食物中的呋喃香豆素含量也很可观，可能引发危险。

与此相对的，温州蜜柑、丑橘、新奇士橙、脐橙、柠檬、苹果、葡萄等水果中呋喃香豆素的含量较少，可以放心食用。

会与西柚发生相互作用的其他药物还有高脂血症治疗药、抗焦虑药、免疫抑制剂等，配药后请一定要仔细阅读处方药附带的药品说明书，遵医嘱服药。

● **双膦酸盐类药物与牛奶（药效减弱）**

用于治疗骨质疏松的双膦酸盐类药物和部分抗生素（四环素类、新一代喹诺酮类药物）会与牛奶中所含的钙发生反应产生螯合物，降低药物的吸收率。

很多人为了强健骨骼，在吃药的同时喝牛奶，却不知道这样做会减弱药效。不过，喝过牛奶后，只需间隔2~3小时再服药就不会影响药效了。

● **铁剂与茶（药效减弱？）**

人们在很早以前就已经发现，茶与咖啡中所含的单宁会与铁离子结合，阻碍药物的吸收，所以一直提醒大家避免同时服用。

不过近年来，铁剂中的铁含量大大增加，喝下1~2杯通常杯量的绿茶已无须担心会影响药效。另外，玄米茶、乌龙茶的单宁含量较少，在服用铁剂的同时也可放心饮用。

健康体检

◗ 健康是指人的全面健康

健康，不仅是指没有疾病的状态，还应包括除躯体健康外的心理健康、社会适应良好和道德健康。

想要过上令自己心情愉悦、精力充沛的健康生活，饮食、运动和睡眠这三大支柱必不可少。现代社会让生活变得更加丰富多彩、方便快捷。有关营养和疾病方面的知识与信息也在不断增加，人们变得更加渴望健康，也更加关注健康问题。然而，肥胖问题和生活方式病却不见减少。这是因为在丰富与便捷的背后，饮食质量正在恶化，活动量和运动量正在不断减少。

◗ 疾病的症状

症状是指病人对身体出现的异常和变化产生了主观上的觉知、觉察的状态。常见的症状有疼痛、发热、心悸、头晕、气短、咳痰、肢体麻痹、恶寒、恶心、呕吐、腹痛、腹泻、便秘、排尿异常、肿胀、水肿、皮疹、瘙痒、焦虑、失眠、痉挛、视物与听觉异常、嗅觉或味觉异常、食欲异常、性周期异常、记忆异常等。

上述症状是找到正确诊断方向的线索，有的症状表现得清晰而典型，也有的症状当病人觉察时病情已经出现了恶化。

◗ 接受定期健康体检和保健指导的重要性

要想享受健康的生活，通过"预防"避免患病，通过"早发现"尽可能早地诊断出包括亚健康状态在内的疾病征兆至关重要。为此，建议大家定期进行体检。

在日本人的死因中，生活方式病（肥胖症、高血压、糖尿病、高脂血症等，详见第228页）占六成之多。为了及早发现这类健康问题，最好每年都能进行一次健康体检，尤其是40岁以上人群。

在体检中，一旦发现生活方式病的患病风险较高，有望通过改善生活习惯获得预防效果的人群，还要接受来自医生的保健指导。为了愉快地享受生活，同时也为了让家人放心，请积极参加体检，改善自己的生活习惯吧。

◗ 普通健康体检的主要内容

健康体检在设计上，以尽可能大范围地把握身体出现的变化为目的。其中，尿液与血液的检查可以反映体内营养素、代谢产物以及药物的情况，能够直接反映出生命活动的状态，因此这两项检查尤为重要。

● 健康体检的项目

健康体检根据检查对象和目的不同，检查内容可有多种组合方式。主要的体检项目如下：

问诊和触诊、体格检查（身高、体重、腰围等）、量血压、血常规、肝功能检查、血脂检查（甘油三酯、低密度脂蛋白胆固醇、高密度脂蛋白胆固醇）、糖代谢检查（血糖值、糖化血红蛋白）、泌尿和肾功能检查（尿糖、尿蛋白、隐血、尿沉渣、肌酸酐、尿素氮、肾小球滤过率）、呼吸器官检查（胸片、肺活量测定）、心脏功能检查（心电图、胸部彩超）、食道和胃部检查（胃部X光检查、胃镜）、大肠检查（便隐血、肠镜）。

其他可根据自身情况增加的体检项目：

眼底检查、腹部彩超（肝脏、胆囊、肾脏等）、妇科彩超、肝炎病毒检查、宫颈癌检查、乳腺癌检查等。

● 关于体检指标的参考值

血液检查等通过"数值"反映结果的检查项目一般都设有参考值，通过↑（高）或↓（低）的记号表明指标超出参考值范围的情况。不过，这并不简单地意味着指标在参考值范围内就是健康，超出范围就是生病了。参考值只是"作为判断标准的测定值"，是根据健康人群中95%的人的测定结果来设定的。

因此，大可不必因某一项指标的好坏而一喜一忧，请仔细听取医生的说明和建议吧。医生会根据其他检查结果，做出综合的判断。关于体检中心的具体检查项目及如何确认检查指标，请参考下一节内容。

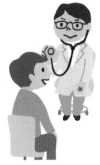

健康体检中的检查项目

普通健康体检的检查项目与检查目的

请了解健康体检中各个检查项目的内容与检查目的吧。

检查项目		参考值范围	检查内容和目的
	身体质量指数（BMI）	18.5~24.9kg/m²	一般认为，BMI为22时人体最不容易患病，超过24为超重，不足18.5则为体重过轻
	血压	收缩压：120~139mmHg 舒张压：80~89mmHg	血压高出参考值，会增加患高血压、动脉硬化、心绞痛、心肌梗死等疾病的风险
呼吸功能	1秒率	70.0%以上	通过深吸一口气并全部呼出测定，百分比过低说明肺功能存在异常
	%肺活量	80.0%以上	
肝功能	总蛋白	60~80g/L	食物中所含的蛋白质经胃肠的消化吸收来到肝脏，在这里转化为能够被身体利用的形态。当肝脏出现问题时，蛋白质的含量也会发生变化
	白蛋白	35~50g/L	血液中含量最多的蛋白质。这一指标偏低，可能是出现了肝功能问题，或患有肾病综合征
	谷草转氨酶（AST）	<40U/L	判断肝脏、心肌与肌肉等细胞是否存在异常的指标。这一指标偏高可能是患有病毒性肝炎、酒精性肝炎、脂肪肝等肝脏病变
	谷丙转氨酶（ALT）	<40U/L	
	γ-谷氨酰转肽酶（γ-GT）	<40U/L	反映肝脏代谢功能的指标。仅γ-GT出现高值的情况多为酒精摄入过量所致
血清总脂	高密度脂蛋白胆固醇	>1.04mmol/L	指标下降意味着回到肝脏的胆固醇减少，动脉硬化的风险增高
	非高密度脂蛋白胆固醇	1.97~4.63mmol/L	当甘油三酯超过4.516mmol/L或餐后采血时，诊断中使用本指标代替低密度脂蛋白胆固醇
	低密度脂蛋白胆固醇	<3.37mmol/L	指标过高意味着动脉硬化的风险较高
	甘油三酯（TG）	0.45~1.69mmol/L	脂类摄入过量会储存在肝脏与脂肪组织中，导致血液中的甘油三酯浓度增高。指标高意味着动脉可能已经出现硬化

续表

检查项目		参考值范围	检查内容和目的
糖尿病	空腹血糖（FPG）	FPG：4.4～6.1mmol/L HbA1c：4%～6%	当血液中的葡萄糖增加时，胰岛素会降低血糖。患上糖尿病以及其他引发耐糖功能受损的疾病时这一指标会出现高值
	糖化血红蛋白（HbA1c）		反映过去1~2个月的平均血糖值。是糖尿病的血糖控制指标
痛风	尿酸（UA）	男性150～416μmol/L 女性89～357μmol/L	嘌呤（DNA、RNA中的物质）分解会产生尿酸。摄入过多含有嘌呤体的食物或肾功能低下时，本指标会上升。是引发痛风的主要原因
肾功能	肌酐（Cr）	男性54～106μmol/L 女性44～97μmol/L	肌酸酐是人体将蛋白质用于供能后剩余的代谢废物。这一指标偏高可能患有肾功能障碍
血常规	白细胞计数	(4.0～10.0)×10^9/L	可判断是否存在炎症类症状
	红细胞计数（RBC）	（无参考值范围）	血液中的红细胞减少，向全身输送的氧气量会下降，从而引发贫血。相反，如果这一指标太高则容易引发血管栓塞
	血红蛋白（Hb）	男性120～165g/L 女性110～150g/L	血色素含量。血红蛋白反映血液中含铁量，是判断贫血的指标
	红细胞比容积（Ht）	（无参考值范围）	反映血液中红细胞的占比。患贫血时这一指标会下降

※本表内的数值参考范围已根据中国的情况做调整

选择适合自己的检查方式

- **个人体检**

  自行选择体检机构与项目的检查。可以选择三甲医院的体检中心，或者其他正规的体检机构。一般会提供套餐服务，也可根据自身状况自由组合，进行增项或减项。不同机构费用不同，请提前咨询清楚。

- **公司体检**

  公司绑定的健康保险或由公司统一安排的体检。多为固定时间段进行预约后可接受检查。一般来说每年一次，不同公司、不同工种会有不同的检查频率。

- **居民体检**

  市、区、街道、村等辖区对本辖区内居民提供的体检。有免费的，有收费的，大多有人数和时间的限制，请提前咨询所在地。

各器官的构造

消化系统的构造

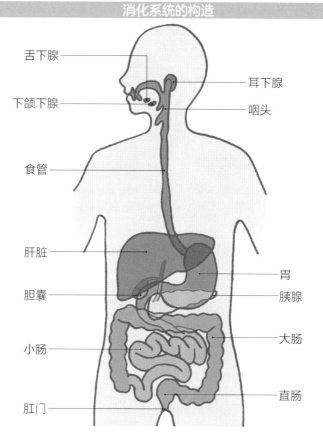

舌下腺
耳下腺
下颌下腺
咽头
食管
肝脏
胃
胆囊
胰腺
小肠
大肠
肛门
直肠

呼吸系统的构造

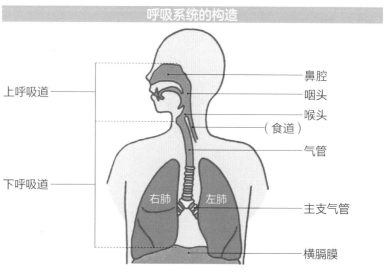

上呼吸道
鼻腔
咽头
喉头
（食道）
气管
下呼吸道
右肺
左肺
主支气管
横膈膜

循环系统的构造

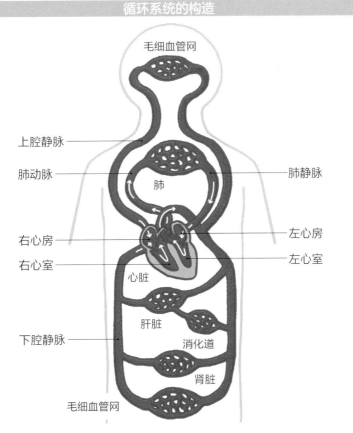

毛细血管网

上腔静脉

肺动脉　　　　　　　　　　　　　　肺静脉

肺

右心房　　　　　　　　　　　　　　左心房

右心室　　　　　　　　　　　　　　左心室

心脏

肝脏

下腔静脉　　　　　　　　消化道

肾脏

毛细血管网

泌尿系统的构造

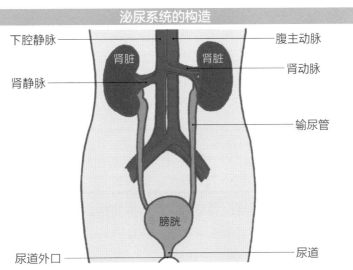

下腔静脉　　　　　　　　　　　　腹主动脉

肾脏　　　肾脏

肾静脉　　　　　　　　　　　　　肾动脉

输尿管

膀胱

尿道外口　　　　　　　　　　　　尿道

食品成分表

什么是日本食品标准成分表

《日本食品标准成分表》收录了日本国内广泛使用的食品的标准成分值。这是由日本文部科学省下属的科学技术、学术审议会资源调查分会食品成分委员会制作的。该机构会测定实际的食品，并开展数据分析和资料汇总。这份资料按照食品分类和成分分类，将食品中含有哪些成分以及含量有多少制作成了一览表。

这一资料最初制定于1950年，之后经过多次修订，最新版是2020年修订的《日本食品标准成分表2020年版》（第8版）。其中收录了2478种食品（成分表正表收录食品数量），涵盖了日本国内常见的食品以及根据流通量和时代变化入选的食品。

食品成分表的内容

食品成分表中的成分项目有水分、蛋白质、脂类、碳水化合物、维生素、无机物（矿物质）等。成分表罗列了各种食品"每100g可食部分"中所含的能量以及各种成分含量。

可食部分是指食品中能够食用的部分。无法食用的部分被称为废弃部分，通过废弃率，可以计算出食物的可食部分重量。蔬菜以及部分鱼贝类还会标注烹饪后的成分含量。另外，除了正表，还有《日本食品标准成分表（2020年）氨基酸成分篇》（第8版）《日本食品标准成分表（2020年）脂肪酸成分篇》（第8版）《日本食品标准成分表（2020年）碳水化合物成分篇》（第8版），完整的成分表共由4份表格构成。

数据体现日本全国平均值

根据部位不同，采摘的季节、地区、状态不同，食品实际所含的成分也不相同。因此，食品成分表中的数值只是一个参考值。在统计中为了避免数值出现偏向性，收集样品时对细节有诸多讲究。比如，尽可能采集了日本多个不同产地的不同品种的样品等。

食品成分表的目的

食品成分表不仅在学校、医院等机构的食堂可用于营养管理、营养教育和指导，还能广泛适用于多种不同的场景。比如，政府推行的营养调查和食品制造商进行营养成分标识就需要使用食品成分表，另外家庭中准备餐食也可参考本表。日本厚生劳动省推出的《日本人的膳食摄入标准》（详见第68页）就是根据食品成分表的成分值制定的。

在日本，与食品、饮食相关的行政机构除了农林水产省和厚生劳动省，还有其他多个单位。之所以是由文部科学省负责制作食品成分表，是因为文部省能够跨部门，提供更为客观中立的数据。

《日本食品标准成分表（2020年）》（第8版）的成分项目

能量*		无机物（矿物质）	铁*	维生素	维生素B₂*
水分			锌*		烟酸
蛋白质	氨基酸组成的蛋白质		铜*		烟酸当量*
	蛋白质*		锰*		维生素B₆*
脂质	甘油三酯当量		碘*		维生素B₁₂*
	胆固醇		硒*		叶酸*
	脂类*		铬*		维生素B₅*
碳水化合物	可利用碳水化合物（单糖当量）		钼*		维生素H*
	可利用碳水化合物（按重量级）	维生素	维生素A：视黄醇		维生素C*
	减差法计得出的可利用碳水化合物		α-胡萝卜素	酒精	
	膳食纤维总量*		β-胡萝卜素	食盐当量*	
	糖醇		β-隐黄质		
	碳水化合物*		β-胡萝卜素当量		
有机酸			视黄醇活性当量*		
灰分			维生素D*		
无机物（矿物质）	钠*		维生素E：α-生育酚*		
	钾*		β-生育酚		
	钙*		γ-生育酚		
	镁*		δ-生育酚		
	磷*		维生素K*		
			维生素B₁*		

注：带＊的为《日本人的膳食摄入标准（2020年）》中对应的项目。

※在"第8版"中，为了获得更可信的数值，对能量的计算方法做出改变。以往《食品成分表》也会根据需要改变分析方法。即便成分的名称相同，有许多成分新版数据与过去版本无法直接进行对比，需要特别注意。

膳食摄入标准

什么是膳食摄入标准

膳食摄入标准是日本厚生劳动省制定的，能量与营养素的摄入量标准。制定该标准是为了保持和提高国民的健康状态，避免营养素摄入不足或摄入过量引发的健康问题，预防生活方式病，避免其重症化。摄入标准的针对人群，除了健康的个人与团体，也包括患有高血压、高血糖、高脂血症等健康问题、需要保健指导的人群。

膳食摄入标准的概念在2000年修订的《日本人的营养所需量》（第6次修订版）中被正式引入，2005年将旧标准修订为《日本人的膳食摄入标准（2005年）》，全面引入了膳食摄入标准的概念。标准的名称也从原先的《日本人的营养所需量》更名为《日本人的膳食摄入标准》。

《日本人的膳食摄入标准》会顺应社会与时代的变化，每五年修订一次。最新的2020年版于2020年颁布，适用于2020年到2024年的五年之间。该修订版以延长健康寿命为目标，为避免与营养相关的身体、代谢机能的下降，还引入了预防老年人营养不良和身体衰弱的内容。

与此相对的，中国有《中国居民膳食指南》，最新版为2022年修订的版本，是中国营养学会修订编写的指南，同时也是健康教育和公共政策的基础性文件。

针对营养素设定基准值

《日本人的膳食摄入标准》中设有"估计平均需求量"（可满足半数人需求的摄入量）与"推荐摄入量"（几乎可满足所有人需求的摄入量）这两个参考值，作为判断是否存在营养不良以及应确保多少摄入量的指标。针对无法设定这两个指标的营养素，则设有"适宜摄入量"。

另外，为了预防生活方式病，营养素的摄入量均设定为"每日目标量"。不仅如此，为了防止过量摄入而引发的健康风险，6种维生素和10种矿物质都提供了"可耐受最高摄入量"（尚无科学依据得出可耐受最高摄入量的营养素，则没有这一数据）。

估计平均需求量、推荐摄入量、适宜摄入量、可耐受最高摄入量是如何得出的?

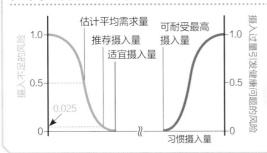

图中从左向中下方延伸的曲线代表"摄入不足的风险",从中下向右延伸的曲线则代表"摄入过量引发健康问题的风险"。"估计平均需求量"下摄入不足的风险有50%,而推荐摄入量下摄入不足的风险只有2%~3%。"可耐受最高摄入量"下摄入不足的风险接近0%,但超过这一摄入量可能会造成摄入过量。

《日本人的膳食摄入标准(2020年)》中设定标准的营养素与指标[1](1岁以上)

营养素		估计平均需求量(EAR)	推荐摄入量(RDA)	适宜摄入量(AI)	可耐受最高摄入量(UL)	每日目标量(DG)
蛋白质		○	○	—	—	○[2]
脂类	脂类	—	—	—	—	○[2]
	饱和脂肪酸	—	—	—	—	○[2]
	n-6脂肪酸	—	—	○	—	—
	n-3脂肪酸	—	—	○	—	—
碳水化合物	糖类	—	—	—	—	○[2]
	膳食纤维	—	—	—	—	○
主要营养素平衡		—	—	—	—	○[2]
维生素	脂溶性 维生素A	○	○	—	○	—
	维生素D	—	—	○	○	—
	维生素E	—	—	○	○	—
	维生素K	—	—	○	—	—
	水溶性 维生素B₁	○	○	—	—	—
	维生素B₂	○	○	—	—	—
	烟酸	○	○	—	○	—
	维生素B₆	○	○	—	○	—
	维生素B₁₂	○	○	—	—	—
	叶酸	○	○	—	○[3]	—
	维生素B₅	—	—	○	—	—
	维生素H	—	—	○	—	—
	维生素C	○	○	—	—	—
矿物质	多量 钠	○	—	—	—	○
	钾	—	—	○	—	○
	钙	○	○	—	○	—
	镁	○	○	—	○[3]	—
	磷	—	—	○	○	—
	微量 铁	○	○	—	○	—
	锌	○	○	—	○	—
	铜	○	○	—	○	—
	锰	—	—	○	○	—
	碘	○	○	—	○	—
	硒	○	○	—	○	—
	铬	—	—	○	—	—
	钼	○	○	—	○	—

注:1 包括仅针对部分年龄段设定的指标。2 指应占总能量摄入量的比例。3 设定针对通过普通食物以外的摄入。

引自:《日本人的膳食摄入标准(2020年)》制定探讨报告书

饮食生活指南

《饮食生活指南》的主旨

日本是全球知名的长寿之国，男性和女性的平均寿命均超过80岁。据预测，今后人类的寿命会进一步延长，即将迎来"百岁时代"。在日本，平均寿命的延长与医疗科技的进步、公共卫生意识的提高及日本人的饮食习惯息息相关。

日本四季时令食材不同，不同的气候风土孕育出许多地域性食材和地方菜肴，饮食文化丰富多彩。通过组合和烹饪各种不同的食材，日本人享受着美味而营养均衡的饮食。

然而，与此同时，癌症、心脏病、脑卒中、糖尿病等生活方式病的发病率也在与日俱增。这与饮食、运动、休息等生活方式密切相关。因此，改善生活习惯以避免生病的"一级预防"、防止并发症和症状恶化的"重症化预防"和改善老年人营养状态以延缓生理机能衰退的"衰弱预防"都尤为重要。此外，饮食方式还会极大程度地影响食物自给率。剩饭剩菜和丢弃食物等浪费食物的问题，与全球范围内的提高资源利用率和环境问题也有着密切的关系。

为了强化国民健康，提高生活质量，同时确保粮食供给稳定，日本政府颁布了《饮食生活指南》。

《饮食生活指南》的内容

《饮食生活指南》于2000年由日本当时的文部省、厚生省和农林水产省联合制定。在这期间，日本政府颁布了《食育基本法》，10年计划"健康日本21（第2次）"开始实施，还根据《食育基本法》制定了第3次"食育推进基本计划"等。顺应这一系列措施，《饮食生活指南》于2016年颁布了修订版。

《饮食生活指南》的10项内容与实践目标

（日本文部省、厚生省、农林水产省联合制定，2016年6月修订了部分内容）

1 享受饮食
- 通过每天的饮食，延长健康寿命。
- 品尝可口食物，细嚼慢咽。
- 重视家人团聚以及和朋友间的交流，并参与烹饪。

2 健康生活从良好的饮食规律开始
- 用早餐开启活力十足的一天。
- 晚餐和零食不宜过量。
- 饮酒须适度。

3 坚持适度运动和饮食均衡，保持正常体重
- 定期称体重，注意控制食量。
- 平时有意识地多活动身体。
- 不要过度减肥。
- 注意年轻女性的体重过轻和老年人的营养不良问题。

4 以主食、主菜和副菜为主，注重饮食均衡
- 注重饮食多样化。
- 注重烹饪方式多样化。
- 巧妙安排亲自下厨和外出就餐，合理搭配加工食品与预制食品。

5 摄入足量的米饭等谷类
- 坚持每顿必吃谷物，保证从糖类中摄入足够的能量。
- 食用不同种类的谷类。

6 搭配食用蔬菜、水果、牛奶、乳制品、豆类和鱼贝类等
- 每日摄入足量的蔬菜和水果，补充维生素、矿物质和膳食纤维。
- 食用牛奶、乳制品、黄色和深绿色蔬菜、豆类、鱼类等，积极补钙。

7 控制食盐摄入量，摄入脂肪时应考虑其质和量
- 控制含盐量较高的食品与调料的摄入量。食盐摄入量的标准为男性每日8g以下，女性每日7g以下。
- 均衡摄入动物性脂肪、植物性脂肪和鱼类脂肪。
- 养成确认营养成分表后再选择食品和菜肴的习惯。

8 重视各地饮食文化，充分利用当地特产，并将地方菜肴传承下去
- 重视并将各地的饮食文化融入日常饮食中。
- 充分利用当地特产和应季食材，并将重大节日菜肴融入日常饮食生活中。在品味美食的过程中感受自然恩赐和四季交替。
- 掌握食材相关的知识以及烹饪方式。
- 将地方菜肴和祖传菜肴的烹饪方式传承下去。

9 珍惜食材，减少食材的浪费与丢弃
- 尽量少丢弃尚可食用的食品。
- 改善烹饪手法与保存方法，适量制作，减少剩饭剩菜。
- 根据食材的保质期和食用期限，有效利用食材。

10 加深对饮食的理解，重新审视饮食方式
- 在儿童时期开始便重视日常饮食。
- 通过家庭、学校、当地相关部门的共同努力，让孩子掌握食品安全等饮食相关的知识并加深理解，养成良好的饮食习惯。
- 与家人和朋友思考并交流日常饮食。
- 制定自己的健康目标，力求建立更好的饮食方式。

细嚼慢咽每一天：
你吃饭时充分咀嚼了吗

现代人受到美食热潮的影响，偏爱蓬松、软糯的柔软食物，渐渐地养成了尚未充分咀嚼就直接吞咽的习惯。然而，大家有所不知的是，充分咀嚼其实益处多多，主要有以下几点。

- 促进唾液分泌，预防龋齿、牙周病和口臭。
- 促进消化道（特别是胃）的蠕动，促进消化液的大量分泌（有助消化）。
- 刺激饱腹中枢，抑制过量进食（防止肥胖）。
- 激活大脑。
- 提高免疫力。
- 促进味觉发达。让舌头更灵活，有助于口齿更清晰。

咀嚼需要用到4种提升下颌骨的肌肉，其中最重要的是侧头肌与咬肌。在咬紧牙关时，耳朵上方会有肌肉隆起，下颌角也会鼓起。年龄增长后，骨骼肌不断流失，负责咀嚼的肌肉也会随之减少。咀嚼能力减弱无疑会影响消化。当问题进一步加剧时，还会引发难以进食、难以吞咽、误吸等情况，导致进食量的减少。咀嚼能力的减弱最终会引发体力下降和免疫力低下，因此，在日常生活中注意养成充分咀嚼的好习惯十分重要。

肌肉与骨骼被"使用"时所受到的刺激，会促进生成骨骼和肌肉的激素的分泌，请有意识地吃一些较硬的食物吧。"细嚼慢咽"的进食方式不仅有益消化，还能帮助我们充分享受食物的美味。请在日常生活中多嚼一嚼干货、带皮或带壳的食物、含有种子和膳食纤维丰富的根茎类蔬菜以及带骨头或软骨的食物吧。

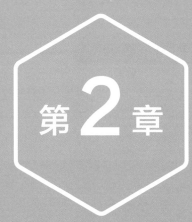

第**2**章

营养素与营养成分大解析

食品中所含的营养素,
其准确的分析结果被收录在《日本食品标准成分表》中,
加工成商品的食品会在外包装上标明营养成分。
消费者掌握了营养素的作用,
就能参考成分标识,来安排自己的饮食。
请不要只吃某一种食品,让我们从种类丰富的食品中
均衡摄入多种营养素,开启健康的饮食生活吧。

〔 营养素的种类与功效 〕

碳水化合物

1g 可产生的能量为 **4**kcal

	种类	含量较高的食品	在人体内的作用
糖类	单糖	水果、蜂蜜	糖类经消化转变为单糖被身体吸收，为人体各个器官和组织提供能量。如葡萄糖、果糖、半乳糖等
	二糖	砂糖、蔗糖、甜菜、麦芽、麦芽糖、甜酒、牛奶	两个单糖组合在一起形成类型各异的二糖。如蔗糖、麦芽糖、乳糖等
	寡糖（二糖以外）	洋葱、牛蒡、香蕉	又称低聚糖。无法被人体的消化酶分解，能进入肠道成为肠道细菌的食物
	多糖	谷类、薯类、动物肝脏、贝类	淀粉和糖原等，生物为了生存而储存的能量源。动物多将这种成分储存在肝脏中
膳食纤维	多糖	蔬菜、水果、谷类、薯类、海藻、菌菇	无法被人体的消化酶分解，所以不会产生能量。具有调理肠道和降低胆固醇等功效

脂类

1g 可产生的能量为 **9**kcal

	种类	含量较高的食品	在人体内的作用
脂肪酸	短链脂肪酸	醋、黄油、乳制品	碳原子数为2~6个的脂肪酸。如醋酸、丁酸、丙酸等。肠道细菌能产生这类物质，具有促进健康的功效
	中链脂肪酸	黄油、乳制品、椰子油、母乳	碳原子数为8~10个的脂肪酸。如辛酸、癸酸等。能被身体快速吸收并立刻转化为能量
	长链脂肪酸	黄油、乳制品、植物油、人造黄油、起酥油	碳原子数超过12个的脂肪酸。分饱和脂肪酸和不饱和脂肪酸两大类。其中亚油酸、α-亚麻酸、花生四烯酸为必需脂肪酸

蛋白质

1g 可产生的能量为 **4**kcal

	种类	含量较高的食品	在人体内的作用
氨基酸	必需氨基酸	禽畜肉、鱼、蛋、乳制品、豆制品	无法在体内合成或合成量无法满足人体需求的氨基酸。共有9种，分别是缬氨酸、亮氨酸、异亮氨酸、苏氨酸、赖氨酸、甲硫氨酸、苯丙氨酸、色氨酸、组氨酸
	非必需氨基酸	禽畜肉、鱼、蛋、乳制品、豆制品	构成蛋白质的20种氨基酸中，除去必需氨基酸后剩余的11种。分别是甘氨酸、丙氨酸、丝氨酸、天冬氨酸、谷氨酸、天冬酰胺、谷氨酰胺、精氨酸、酪氨酸、半胱氨酸、脯氨酸

调节类　调节人体生理机能

维生素

	种类	含量较高的食品	在人体内的作用
脂溶性	维生素A （视黄醇、视黄醛、视黄酸）	动物肝脏、鳗鱼、黄色和深绿色蔬菜	与眼部视网膜中的视紫红质合成相关。保护皮肤和黏膜
	维生素D （麦角钙化醇、胆钙化醇）	动物肝脏、三文鱼、金枪鱼、小鱼干、蛋、木耳	经紫外线照射后由皮肤生成。可促进钙的吸收。有助于骨骼健康
	维生素E （生育酚、生育三烯酚）	坚果、南瓜、鳗鱼、鲑鱼子、植物油	能防止细胞膜中的多不饱和脂肪酸遭到氧化，保护细胞
	维生素K （叶绿醌、甲萘醌）	纳豆、菠菜、裙带菜	可以激活促凝血的因子。有助于调节骨骼生成，维持骨骼健康
水溶性	维生素B_1 （硫胺素）	非精制的谷类、大豆、鳗鱼、动物肝脏、猪肉、火腿肉	帮助代谢糖类的酶发挥作用。维持以糖类作为能量来源的脏器的健康
	维生素B_2 （核黄素）	纳豆、动物肝脏、猪肉、牛奶、乳制品	作为辅酶发挥作用，促进糖类与脂类的代谢。能保持皮肤和黏膜的健康
	烟酸 （烟酸、烟酰胺）	灰树花、鸡肉、动物肝脏	作为辅酶发挥作用，促进ATP的生成。与脂肪酸和类固醇的合成有关
	维生素B_6 （吡哆醇、吡哆醛、吡哆胺）	大蒜、香蕉、牛油果、金枪鱼、鸡肉、动物肝脏	作为辅酶发挥作用，促进氨基酸与糖原的代谢。与神经传导物质的合成有关
	维生素B_{12} （钴胺素）	海苔、蛤蜊、蚬、秋刀鱼、动物肝脏	作为辅酶发挥作用，参与氨基酸代谢、核酸代谢、叶酸代谢
	叶酸 （蝶酰谷氨酸）	深绿色叶菜、西蓝花、动物肝脏、毛豆、海苔	作为辅酶发挥作用，参与氨基酸代谢和核酸代谢。DNA和RNA的合成中必不可少的物质
	维生素H	坚果、大豆、蛋、动物肝脏	作为辅酶发挥作用，参与脂肪酸代谢和糖异生。是维持皮肤健康必不可少的物质
	维生素B_5	糙米、纳豆、动物肝脏、牛奶	作为辅酶发挥作用，参与糖类的代谢和脂肪酸的合成
	维生素C （抗坏血酸）	土豆、卷心菜、猕猴桃、草莓	具有合成胶原蛋白、促进铁吸收等多种功能。发挥抗氧化作用保护身体

矿物质

	种类	含量较高的食品	在人体内的作用
常量元素	钠（Na）	食盐、酱油、味噌、腌菜、咸鱼、加工肉类	参与调节渗透压、传导神经刺激、控制肌肉收缩等
	钾（K）	薯类、蔬菜、水果、海藻、豆类	除了能调节渗透压、传递神经刺激外，还能促进钠离子排出，调节血压
	钙（Ca）	牛奶、小鱼干、虾皮、深绿色叶菜、油豆腐、芝麻	构成骨骼与牙齿。参与神经细胞的信号传导、控制肌肉收缩等
	镁（Mg）	坚果、深绿色叶菜、非精制的谷类、大豆	能协助酶发挥作用。构成骨骼与牙齿。能维持神经兴奋，有助于放松肌肉
	磷（P）	禽畜肉、鱼肉、蛋、牛奶等动物性食品、未经精制的谷类	构成骨骼与牙齿。构成DNA、RNA等中的核酸、磷脂、ATP等物质
微量元素	铁（Fe）	动物肝脏、牛肉、金枪鱼、贝类、深绿色叶菜	构成血红蛋白，维持血液健康。构成多种酶的元素
	锌（Zn）	牡蛎、扇贝、章鱼、牛肉、蛋	构成酶的元素。参与细胞分化、蛋白质合成、骨骼代谢等
	铜（Cu）	鱿鱼、章鱼、动物肝脏、坚果	构成酶的元素。能促进红细胞形成。与神经传导物质的生成、骨骼代谢等有关
	锰（Mn）	谷类、坚果、大豆等植物性食品中含量较高	构成酶的元素。参与糖类代谢、脂类代谢、骨骼代谢、皮肤代谢等
	碘（I）	海藻、鱼贝类	转化为甲状腺激素，参与能量代谢和蛋白质的合成等
	硒（Se）	鱼贝类、肉	构成酶的元素。有抗氧化作用，与甲状腺激素的代谢等有关
	铬（Cr）	谷类、豆类、海藻、禽畜肉、鱼贝类	强化胰岛素的作用，维持正常的糖类代谢，还与胆固醇代谢有关
	钼（Mo）	豆类、谷类	构成酶的元素。能促进氨基酸代谢、尿酸代谢、硫酸和亚硫酸的代谢

<table>
</table>

| 碳水
化合物 | # 什么是碳水化合物 |

什么是碳水化合物

身体活动的能量源

碳水化合物是碳、氢、氧三种元素组成的化合物。这是一种能够产生能量的营养素，与蛋白质、脂类合称三大营养素。

碳水化合物可分成两大类，分别是能够被人体消化吸收且会在体内得到利用的糖类（第78~81页），以及无法被体内的消化酶消化而进入大肠的膳食纤维（第82~85页）。糖类又可进一步细分为单糖（第78页）、寡糖（第79页）与多糖（第79页）。碳水化合物的主要作用是为身体活动提供能量。

膳食纤维难以转化为能量被人体所利用，因此碳水化合物产生的能量几乎都是由糖类产生的。在摄入的能量中，有50%~60%来自碳水化合物。

大脑的能量来源——葡萄糖

每1g糖类能够产生约4kcal的能量。当人体的能量不足时，会出现疲劳感和注意力低下等问题。此外，过量摄入糖类后，如果不能全部作为能量使用，就会转化为甘油三酯等储存在人体中。虽然大脑活动对能量的消耗很大，但大脑却无法使用脂类或蛋白质提供的能量。大脑的能量来源是葡萄糖，能量不足时可能会出现意识模糊等症状。

过量摄入糖类引发的肥胖和龋齿

正如糖类与膳食纤维在性质上有很大的不同，不同种类的糖类也都有着各自鲜明的个性。在糖类中，如果过量摄入了单糖和二糖，会引发肥胖和龋齿，因此已经受到了广泛的关注。世界卫生组织（WHO）发布了关于糖类摄入的指南，其中建议将游离糖（食品加工和烹饪中加入的单糖或二糖）的摄入量控制在摄入总能量的10%之内（5%以下更为理想）。

大量摄入甜食和甜味饮料的习惯对血糖值也会产生影响，请注意避免过量摄入。

[碳水化合物的分类]

碳水化合物可以分为糖类和膳食纤维两大类，糖类又可进一步分为单糖、寡糖和多糖。糖醇、醛糖酸、氨基糖等是由部分糖衍生物的单糖变化形成的，单糖、寡糖与多糖合称糖类。关于糖类的分类，存在诸多学说。本书的定义中，3~9个单糖组成的糖类为低聚糖。超过10个单糖结合而成的糖类中，难以消化的是抗性淀粉。抗性低聚糖与抗性淀粉均属于膳食纤维。

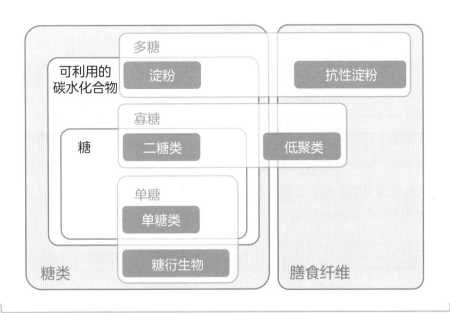

日常饮食中碳水化合物的摄入来源

谷类、薯类、淀粉类、砂糖、甜味食物以及水果中富含碳水化合物。日常饮食中最常见的主食谷类就是碳水化合物的最大摄入来源。近年来，减少碳水化合物摄入的减肥方式备受瞩目，但本书并不推荐。为了维持肌肉量、预防生活方式病，我们必须摄入适量的碳水化合物，请在每一餐中都吃一些主食吧。

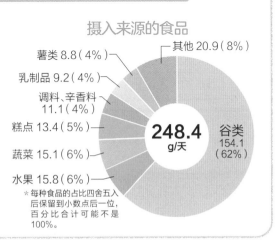

摄入来源的食品

薯类 8.8（4%）　其他 20.9（8%）
乳制品 9.2（4%）
调料、辛香料 11.1（4%）
糕点 13.4（5%）
蔬菜 15.1（6%）
水果 15.8（6%）

248.4 g/天

谷类 154.1（62%）

＊每种食品的占比四舍五入后保留到小数点后一位，百分比合计可能不是100%。

糖类：单糖、二糖

不能进一步水解的单糖与两个单糖结合而成的二糖

单糖是指不能再被简单水解成更小单位的糖类。根据单糖分子中碳原子的个数可分为丙糖（三碳糖）、丁糖（四碳糖）、戊糖（五碳糖）和己糖（六碳糖）。食品中最为常见的己糖是葡萄糖、果糖、半乳糖等。单糖的一部分发生变化，可以产生糖醇等糖衍生物。

两个单糖结合可以形成二糖。结合在一起的单糖种类及结合位置不同，会产生多种多样的二糖。比如，两个葡萄糖结合形成麦芽糖。同样是两个葡萄糖，以不同于麦芽糖的化学键结合则会形成异麦芽糖。葡萄糖与果糖结合形成蔗糖，葡萄糖与半乳糖结合则会形成乳糖。上述糖类都有各自对应的分解酶。乳糖的分解酶乳糖酶有时无法充分发挥作用。这种情况会造成乳糖无法得到分解，从而无法消化导致腹泻，引发乳糖不耐受。

[不同的糖类的甜度不同]

下表是糖类的甜味强度（甜度）评价表。该表将蔗糖的甜度记为1，以此为基准。主要甜味物质的甜度如下表所示。结合的单糖数量越多，甜度就越低，所以淀粉等多糖几乎尝不出甜味。

	甜味物质	甜度 ※
单糖	葡萄糖	0.74
	果糖	1.73
	异构糖	1.3
	转化糖浆	1.3
二糖	蔗糖	1
	麦芽糖	0.32
	乳糖	0.16
糖醇	山梨糖醇	0.54
	木糖醇	1.08
	赤藓糖醇	0.7~0.8

※ 以蔗糖甜度为1计算得出的数值

碳水
化合物

糖类:寡糖(二糖以外)与多糖

不同数量的单糖结合成寡糖与多糖

寡糖是指2~9个单糖结合形成的糖类,根据结合的单糖数量不同,可分为二糖、三糖、四糖等,也被称为低聚糖(有些定义中的低聚糖不包括二糖)。

低聚糖多为难消化性糖。因为难以消化,所以可以完整地进入肠道,具有增加双歧杆菌和乳酸菌等有益菌数量的作用。为此,大众往往认为"低聚糖有益肠胃"。其实,过量摄入低聚糖会引发腹泻。低聚糖和糖醇一样,热量低又具有甜味,常被作为人工甜味剂使用。

多糖是10个以上的单糖或糖衍生物结合形成的物质。由同一种单糖构成的多糖被称为单纯多糖(淀粉、纤维素、菊粉等),由两种或两种以上的单糖构成的则被称为复合多糖(果胶、褐藻酸、几丁质、透明质酸等)。从功能角度区分,用于储存能量的多糖叫作储存多糖(淀粉、糖原、菊粉等),用于保持生物体结构的多糖叫作构成多糖(纤维素、褐藻酸、几丁质、透明质酸等)。另外,还有淀粉与淀粉以外的非淀粉性多糖这样的分类方法。

储存多糖的淀粉与糖原

淀粉是光合作用的产物,谷类和薯类等植物性食品中富含淀粉。同时,淀粉也是人类重要的能量来源。

淀粉由多个葡萄糖分子聚合形成,按照聚合方式的不同,可分为直链淀粉(呈直链状结合的高分子聚合物)和支链淀粉(具有树枝形分支结构的高分子聚合物)。比如,糯米100%由支链淀粉构成,所以捶打容易成团,会产生弹糯的口感。

糖原主要来自动物性食品。动物会将糖原储存在肝脏或肌肉中,作为能量来源使用。糖原也具有树枝形分支结构,其分支数量比支链淀粉更多。

年龄		0~5月	6~11月	1~29岁	30~69岁	70岁以上
每日目标量	男	—		50~65		
	女	—		50~65		

碳水化合物的摄入标准以其在必需摄入能量中的占比来衡量。1岁以后，通过碳水化合物获得的能量在总摄入能量中占50%~65%较为理想。

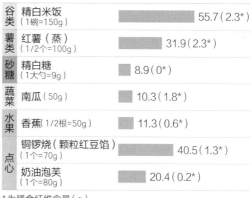

富含碳水化合物的食物
每份食物中的含量（g）

谷类	精白米饭（1碗=150g）	55.7（2.3*）
薯类	红薯（蒸）（1/2个=100g）	31.9（2.3*）
砂糖	精白糖（1大勺=9g）	8.9（0*）
蔬菜	南瓜（50g）	10.3（1.8*）
水果	香蕉（1/2根=50g）	11.3（0.6*）
点心	铜锣烧（颗粒红豆馅）（1个=70g）	40.5（1.3*）
	奶油泡芙（1个=80g）	20.4（0.2*）

*为膳食纤维含量（g）。

[多糖的结构]

直链淀粉	支链淀粉	糖原

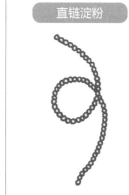 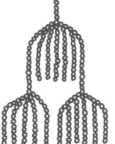 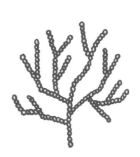

多个葡萄糖分子成直链状连接。

每个糖苷键连接着由24~30个葡萄糖分子形成的分支，形成树枝形分支结构。

8~12个葡萄糖分子形成一条分叉，分支数量比支链淀粉更多。

淀粉的糊化（α化）与老化（β化）

食品中所含的淀粉，大多为生淀粉（β-淀粉）。生淀粉不溶于水，也不容易被人体消化。在生淀粉中加入水并加热，水分被淀粉吸收并膨胀，会产生糨糊状的糊化淀粉（α-淀粉），这一过程称为糊化（α化）。糊化淀粉冷却后会再次变硬，这一过程叫作老化（β化）。米饭煮熟变软就是糊化（α化），冷饭变硬则是老化（β化）。

[碳水化合物的种类与特点]

分类			甜味物质	特点
单糖	戊糖（五碳糖）		核糖	构成核糖核酸（RNA）、烟酰胺辅酶（NAD、FAD）、呈味核苷酸（鸟苷酸、肌苷酸）的材料
			阿拉伯糖	细胞壁等所含的多糖（阿拉伯聚糖、阿拉伯木聚糖、阿拉伯半乳聚糖）的构成成分。不易被消化，常作为甜味剂使用
	己糖（六碳糖）		葡萄糖	自然界最常见的单糖。血液中的葡萄糖就是血糖。这种成分因最初发现于葡萄中，故得名葡萄糖
			果糖	不会直接引发血糖值的上升。摄入过量会引发高甘油三酯血症、高胆固醇血症和内脏脂肪的增多
			半乳糖	在体内会转化为葡萄糖为人体供能。患有先天性代谢疾病半乳糖血症的人无法在体内将半乳糖转换为葡萄糖
	糖衍生物	糖醇	山梨醇	水果中含有这种成分。通过葡萄糖还原产生。这种甜味剂热量较低，相较于砂糖不容易引发龋齿
			木糖醇	把白桦和橡树等树木中获取的半纤维素中的木糖还原制成的甜味剂。热量较低，具有预防龋齿的功效
			赤藓糖醇	由四碳糖赤藓糖还原形成。具有清爽甜味的甜味剂。水果、菌菇和发酵食品等食物中含有这种成分
		氨基糖	葡萄糖胺	葡萄糖连接氨基形成的氨基糖。动物的皮肤与软骨、甲壳类动物的外壳以及菌菇中含有这种成分
		糖醛酸	葡萄糖醛酸	由葡萄糖氧化产生。海藻等食物含有这种成分。是生产阿拉伯树胶的原料。能够与葡萄糖胺一起构成透明质酸
	其他		异构糖	葡萄糖与果糖混合形成的糖浆。因其价格低廉，葡萄糖果糖浆被广泛用于糕点和果汁等加工食品的生产
			转化糖浆	蔗糖水解后产生的葡萄糖与果糖的混合物。呈液态，被用于生产精白糖
寡糖	二糖		蔗糖	葡萄糖与果糖结合形成。是砂糖的主要成分。甘蔗和甜菜富含这种成分。
			麦芽糖	2个葡萄糖结合形成。可通过淀粉水解制成。麦芽、甜酒和麦芽糖中含有这一成分
			乳糖	半乳糖与葡萄糖结合形成。哺乳动物的乳汁中含有这一成分（母乳7%、牛奶5%）
	低聚糖		低聚果糖	1个蔗糖上连接1~3个果糖形成的抗性低聚糖。洋葱、牛蒡、香蕉中富含这种成分
			低聚半乳糖	含有1个或1个以上半乳糖的低聚糖。如二糖的乳糖、三糖的棉子糖、四糖的水苏糖
多糖	淀粉			植物光合作用生成的多糖。由多个葡萄糖聚合而成，根据其分子结构的不同，可分为直链淀粉和支链淀粉
	糖原			储存在动物体内（肝脏和肌肉）的多糖。有着类似支链淀粉的分子结
	纤维类多糖		果胶	柑橘类水果中含有这种成分。这是一种酸性成分，与蔗糖一起加热可形成凝胶。果酱的制作就利用了果胶的这一性质
			糖胺聚糖	含有氨基糖的多糖（透明质酸、硫酸软骨素、肝素等）的总称。曾称黏多糖
			纤维素	数千个葡萄糖聚合而成的多糖。是细胞壁的主要成分，植物性食品中均含有这一成分

碳水
化合物

膳食纤维

相关内容

P.176
膳食纤维

不可溶性膳食纤维与水溶性膳食纤维

膳食纤维是无法被人体的消化酶消化的难消化性成分。大多数膳食纤维是由多个单糖聚合而成的多糖。

膳食纤维根据是否溶于水，可分为两种。摄入不可溶性膳食纤维可以增加排便量，促进肠道蠕动，有缓解便秘的效果。摄入水溶性膳食纤维则能够帮助吸附代谢废物，促进其排出体外。水溶性膳食纤维吸收水分后体积膨胀，摄入后有助于获得饱腹感。不仅如此，水溶性膳食纤维还能够抑制餐后血糖值的上升速度，并促进胆固醇的排出。

为肠道细菌所利用

膳食纤维未经消化就会进入大肠，被肠道细菌转化为短链脂肪酸、二氧化碳、甲烷和氧气等物质。因为未经消化，所以膳食纤维不会产生能量。不过转化为短链脂肪酸后，会被人体吸收并参与供能（每1g可产生能量约2kcal）。膳食纤维的缺点是会妨碍食物中矿物质的吸收。不过，肠道细菌会将膳食纤维转化为类似短链脂肪酸的有机酸。研究证明，这些有机酸可以提升矿物质的吸收率。

[膳食纤维的特点与有益健康的生理作用]

	特点	有益健康的生理作用
保水性	可吸收数倍至数十倍的水分	有助于提升饱腹感，防止过量进食 增加排便量，促进排便
吸附性	吸附胆汁酸和有害物质等	排出有害物质，预防癌症 促进胆固醇的排出
黏性	吸水后形成具有黏性的液体	延缓糖类的吸收速度
离子交换	吸收钠、钾等离子	排出钠离子，预防高血压

[摂入多少才达标?]

《日本人的膳食摄入标准（2020年）》中，为了预防生活方式病，对膳食纤维的每日目标摄入量做出了规定。18~64岁的男性每天应摄入21g以上，女性每天应摄入18g以上的膳食纤维。在现代饮食生活中，膳食纤维摄入不足的问题日益突出。想要摄入足量的膳食纤维，就不能忽视正餐，要好好吃主食，多吃薯类、豆类、菌菇、海藻，保证蔬菜和水果的足量摄入。

请多吃这些食物吧！

平均摄入量在饮食摄入标准中的占比

按摄入标准（每日目标量）为100计算

■ 男性
■ 女性

15 ~ 19 岁
20 ~ 29 岁
30 ~ 39 岁
40 ~ 49 岁
50 ~ 59 岁
60 ~ 69 岁
70 ~ 79 岁
80 岁以上

0　30　60　90 100 120　150

日常饮食中膳食纤维的摄入来源

膳食纤维不仅存在于富含碳水化合物的谷类、薯类和豆类中，其实所有植物性食品中都含有膳食纤维。因此，其主要的摄入来源是日常摄入量较多的常见食物，如作为主食吃的谷类。其中，由大米摄入的膳食纤维总量最大，其次是蔬菜。蔬菜不仅含有维生素和矿物质，也是膳食纤维的主要摄入来源。为了避免膳食纤维的摄入不足，请每餐都吃适量的谷类和蔬菜吧。

摄入来源的食品

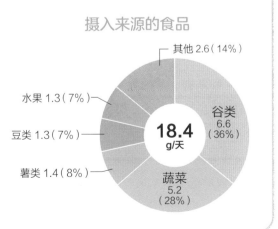

其他 2.6（14%）

水果 1.3（7%）

豆类 1.3（7%）

薯类 1.4（8%）

18.4 g/天

谷类 6.6（36%）

蔬菜 5.2（28%）

膳食纤维的成分

● 纤维素 不可溶性

几乎所有陆生植物的细胞壁都由纤维素构成。这种成分是数千至万个葡萄糖残基通过 β-1,4-糖苷键相连，形成一条线性聚合物。含有纤维素的食物很有嚼劲，可以增加咀嚼次数，更容易获得饱腹感，从而防止肥胖和过量进食。

● 半纤维素 不可溶性

在构成细胞壁的成分中，除了纤维素与果胶，其余统称为半纤维素。半纤维素包括多种化学构造不同的多糖，如木聚糖、甘露多糖、半乳聚糖等。

● 木质素 不可溶性

不是所有的细胞壁中都含有木质素，只有那些需要一定强度或需要避免水分渗入的细胞壁中才含有木质素。在食物中，可可的木质素含量较高。

● 果胶 水溶性

柑橘类水果、蔬菜等食物的细胞壁中含有果胶。其主要成分是聚半乳糖醛酸。果胶分两种，分别是遇糖和酸会形成凝胶的高甲氧基果胶(HM)和遇钙离子等二价金属离子会形成凝胶的低甲氧基果胶(LM)。

● 菊粉 水溶性

菊芋、牛蒡等食物中所含的多糖。葡萄糖与果糖聚合形成蔗糖，在蔗糖的果糖一侧连接一条由30~35个果糖形成的直链，就形成了菊粉。这种膳食纤维是制造果糖或低聚果糖的原料。

● 葡甘露聚糖 水溶性

这是魔芋中所含的多糖，又称魔芋多糖。其由葡萄糖和甘聚糖聚合形成，遇水会膨胀并变为带有黏性的液体。在葡甘露聚糖中加入钙质后加热，就能制成魔芋。不过，做成魔芋后，其中的膳食纤维也会转变为不可溶性。

● 植物胶

● 阿拉伯树胶 水溶性

割开豆科植物阿拉伯胶树采集到的黏液干燥后制成。其主要成分是半乳糖。阿拉伯树胶稳定性好，常作为食品添加剂，用于冰激凌和阿拉伯树胶糖浆的生产加工。

● 瓜尔胶 水溶性

从豆科植物瓜尔豆种子的胚乳中提取的成分。以2个甘露糖配1个半乳糖的比例聚合而成。溶于水后具有较强的黏性，作为食品添加剂被广泛用于冰激凌、鱼糕类制品、沙拉酱和调味酱等食品。

● 海藻成分

● 琼脂 不可溶性

　　由石花椰菜或发菜等红藻的细胞壁中含有的多糖类（琼脂糖、琼脂果胶）构成。向液体中加入0.5%~1.5%的琼脂，加热至90~100℃将其完全溶解后再冷却到30~40℃，液体就会凝固（凝胶化）。因常温下会凝结为固体，常用于日式点心、酸奶、蛋黄酱、熟食等的生产加工。

● 卡拉胶 不可溶性

　　由角叉菜等红藻的细胞壁中含有的多糖类（半乳糖、硫酸酯等）构成。相较于琼脂透明度更高，具有类似明胶的口感。与琼脂一样，使用浓度为0.5%~1.5%。加入液体中后加热至60~80℃将其完全溶解再冷却到40℃左右，液体就会凝固。常作为果冻、布丁和果酱的凝固剂、调味酱的增稠稳定剂及火腿和香肠的品质改良剂使用。

● 海藻酸 水溶性

　　昆布、裙带菜、羊栖菜、黑海带等褐藻中含有的多糖。在海藻中，有水溶性的海藻酸，也有与钙、镁等结合以不可溶性的盐类形式存在的海藻酸。常作为食品添加剂用于冰激凌和沙拉调味汁等的生成加工。

動物性膳食纤维

● 糖胺聚糖

● 几丁质 不可溶性

　　几丁质是 N-乙酰-D-氨基葡萄糖以直链构造聚合形成的多糖。虾、蟹等的外壳中含有这种成分。去除几丁质中的乙酰基可以制成脱乙酰几丁质。这种成分具有抗菌性，常作为防腐剂使用。

● 透明质酸 水溶性

　　N-乙酰-D-氨基葡萄糖与D-葡萄糖醛酸结合生成的物质，动物的软骨等组织中含有这一成分。

● 硫酸软骨素 水溶性

　　N-乙酰-D-半乳糖胺与D-葡萄糖醛酸组成的软骨素进一步与硫酸结合生成的物质，动物的软骨中含有这一成分。

人工合成的膳食纤维

● 抗性糊精 水溶性

　　这是由淀粉制成的、难以在小肠消化的糊精（经酸、氧、热等的作用形成的小分子物质）。可广泛用于保健品、乳制品、面制品和肉制品中。

脂类

什么是脂类

相关内容

P.48
脂肪与胆固醇
P.170
脂类

不溶于水的能量来源

在体内的物质中，不溶于水且含量仅次于水的是脂类。这是一种可以产生能量的营养素，与碳水化合物和蛋白质并称三大营养素。

脂类按照构造的不同，可分为单纯脂类（甘油三酯）、复合脂类（磷脂、糖脂等）、衍生脂类（脂肪酸、类固醇等）及其他脂类（脂溶性维生素、脂溶性色素等）。单纯脂类是脂肪酸和醇形成的酯。复合脂类则是在脂肪酸和醇的基础上，还有磷酸或糖类等共同形成的脂类。衍生脂类是单纯脂类或复合脂类水解产生的物质。除了以上三类以外的脂溶性成分则统称为其他脂类。

除了产生能量，还有多种利用方式

食用油、禽畜类、鱼贝类和乳制品等动物性食品、坚果和豆类等植物性食品都富含脂类。通过饮食摄入的脂类，按照种类的不同，分别通过各自对应的代谢途径被人体吸收，并以各种形式为人体所利用。

脂类不仅能提供能量，也是必需脂肪酸（详见第90页）的来源。脂类可以构成生物膜，还能用于合成生物活性物质（与调节、维持生理机能相关的化学物质）。不仅如此，脂类可以溶解脂溶性维生素（维生素A、维生素D、维生素E、维生素K），是这类营养物质的摄入来源。因此，黄色和深绿色蔬菜等富含脂溶性维生素的食物搭配脂类一起吃，能提高脂溶性维生素的吸收率。

脂类产能效率高，应避免过量摄入

碳水化合物和蛋白质每1g可产生约4kcal能量，而脂类每1g可产生9kcal能量。人体能通过脂类更高效地摄入能量。

摄入少量脂类就能获得大量能量，因此避免过量摄入脂类十分重要。剩余的脂类会在体内转化为甘油三酯，储存起来。

甘油三酯的结构

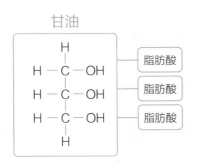

甘油

甘油三酯是甘油（丙三醇）与3个脂肪酸结合形成的单纯脂类。食品中所含的脂类大多是甘油三酯，甘油三酯也称中性脂肪。甘油与1个脂肪酸结合会形成甘油一酯，与2个脂肪酸结合则会形成甘油二酯。

脂类的分类

脂类

单纯脂类
- 甘油三酯 …甘油三酯、食用油
- 石蜡（蜡）…蜜蜡
- 固醇酯

复合脂类
- 磷脂
  ·甘油磷脂 …磷脂酰胆碱（卵磷脂）
  ·鞘磷脂类 …鞘磷脂
- 糖脂
  ·甘油糖脂 …双半乳糖二酰甘油
  ·鞘糖脂 …半乳糖脑苷脂

衍生脂类
- 脂肪酸
- 固醇 …胆固醇
- 脂肪醇

其他脂类
- 碳氢化合物 …角鲨烯
- 脂溶性维生素 …维生素A、维生素D、维生素E、维生素K
- 脂溶性色素 …叶绿素、类胡萝卜素

87

油在常温下为液体，脂在常温下为固体

人们日常说的"油脂"一词中，"油"在常温下呈液态，"脂"在常温下呈固态。"油脂"其实是"油"与"脂"的合称。"油"大多为植物性食品，而"脂"则是动物性食品的常见成分。

油脂在常温下呈液态还是固态，主要是由其中所含的单纯脂类甘油三酯中的脂肪酸（详见第90页）决定的。不饱和脂肪酸的熔点（开始由固态转变为液态的温度）较低，所以不饱和脂肪酸占比较高的油脂在常温下多为液体。相反，饱和脂肪酸的熔点较高，常温下多为固体。

不饱和脂肪酸含量较高的植物油呈液态，如色拉油、橄榄油等。而饱和脂肪酸含量较高的油品在常温下为固体，如黄油、猪油等肉类的油脂。值得一提的是，鱼油虽然是动物性油脂却呈液态，这是因为鱼油中富含不饱和脂肪酸。

兼具水溶性与脂溶性的磷脂

复合脂类磷脂是构成细胞膜的主要成分，它兼具疏水性（排斥水分子的性质）与亲水性（吸引并溶于水的性质），是一种具有双亲媒性（可溶于水和油的性质）的物质。

大豆与蛋黄中所含的卵磷脂（磷脂酰胆碱）就是一种磷脂。卵磷脂常作为乳化剂（帮助水与油等不相容的物质均匀混合的添加剂），被广泛用于蛋黄酱、人造黄油、人造打发稀奶油等的生产加工。

油炸食物请注意控制油温！

油脂在空气中持续加热时，会出现冒烟的现象。产生烟气的温度（烟点）根据油脂的种类以及其中所含的物质（游离脂肪酸、不皂化物、甘油一酯、乳化剂等）的不同而各有高低。

需要注意的是，油温超过烟点后继续加热可能会着火。因此，在烹饪中，不仅要做到注意看着火、不离开火源，还应避免长时间加热。比如在做油炸菜肴时，应在开始油炸前准备好食材，尽可能地缩短烹饪时间。另外，推荐使用带温度计的烹饪器具或有防止油温过高功能的炉灶，会更加安全放心。

[油脂的化学性质]

	化学性质
皂化价	皂化1g油脂（使用强碱分解的反应）所需的氢氧化钾量
碘价	构成100g油脂的脂肪酸中通过双键结合的碘离子数
酸价	中和1g油脂中的游离脂肪酸（因储存、加工和酸败等产生的脂肪酸）所需的氢氧化钾量
过氧化物价	1kg油脂中所含的过氧化物（与空气中的氧反应产生的物质）的量
羰基价	1kg油脂中所含的羰基化合物（过氧化物分解产生的物质）的量

富含脂类的食物
每份食物中的含量（g）
※脂肪酸甘油三酯当量

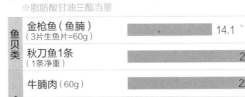

鱼贝类		
金枪鱼（鱼腩）（3片生鱼片=60g）		14.1
秋刀鱼1条（1条净重）		22.7

禽畜类		
牛腩肉（60g）		22.4
鸡腿肉（60g）		8.1
培根（30g）		11.4

乳制品		
牛奶（1杯=200mL）		7.4

油脂		
橄榄油（1大勺=12g）		11.9
黄油（10g）		7.5

调料		
蛋黄酱（1大勺=12g）		8.7
法式沙拉酱（1大勺=15g）		4.6

脂类的摄入标准（%能量）（*为适宜摄入量）

年龄		0~5月	6~11月	1~29岁	30~69岁	70岁以上
每日目标量	男	50*	40*	20~30		
	女	50*	40*	20~30		

脂类的摄入标准以其在必需摄入能量中的占比来衡量。1岁以后，通过脂类获得的能量在总摄入能量中占20%~30%较为理想。

日常饮食中脂类的摄入来源

近年来，受欧美饮食文化的影响，亚洲人肉类的摄入量在增多。随之而来的就是脂类摄入量的增加。肉类是优质的蛋白质来源，但摄入方式不当也可能会引发脂类摄入过量的问题。选择脂类含量较高的油脂或调料时，请多加留意其中脂类的品质。另外，鱼贝类富含优质脂类，可多吃。在日常饮食中，理想的饮食方式是吃鱼贝类和吃禽畜肉类的频率差不多。

摄入来源的食品

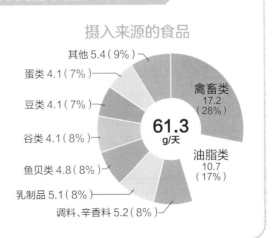

其他 5.4（9%）
蛋类 4.1（7%）
豆类 4.1（7%）
谷类 4.1（8%）
鱼贝类 4.8（8%）
乳制品 5.1（8%）
调料、辛香料 5.2（8%）

61.3
g/天

禽畜类 17.2（28%）
油脂类 10.7（17%）

脂类 ⬡

脂肪酸

➜相关内容
P.172
饱和脂肪酸

由三种元素组成，构成脂类的成分

脂肪酸是构成脂类的成分，由碳（C）、氢（H）、氧（O）三种元素组成。脂肪酸是碳原子以锁链状结构相连而成，碳链的一端连着羧基（—COOH）。脂肪酸的种类与特性，由碳原子的数量、双键数量以及双键的位置所决定。

根据碳原子数分为三类

脂肪酸根据碳原子数量的多少，可分为短链脂肪酸（碳原子2~6个）、中链脂肪酸（碳原子8~10个）和长链脂肪酸（碳原子12个以上）三大类。

短链脂肪酸（醋酸、丁酸、丙酸等）是由以难消化性碳水化合物（膳食纤维）为食物的肠道细菌在体内生成的脂肪酸组成。这一成分经小肠吸收后可以产生能量，并有助于促进全身的健康。

中链脂肪酸（辛酸、癸酸）是母乳和牛奶中的成分。该成分可以被消化酶分解（舌脂肪酶或胃脂肪酶），经小肠快速被人体吸收。中链脂肪酸吸收后会直接输送到肝脏，并快速转化为能量。这种脂类在消化中不需要胆汁和胰腺液的参与，常被用于手术后补充能量。因为在手术后，上述消化液容易出现分泌不足的情况。

长链脂肪酸在十二指肠经胆汁乳化，后由消化酶（胰脂肪酶）分解并被人体吸收。

积极摄入中链脂肪酸（MCT）有益健康吗？

最近常常被提及的"MCT"其实就是中链脂肪酸的缩写。含有中链脂肪酸的油脂很早就被广泛用于医疗领域。例如，肾病患者需要补充能量时，治疗癫痫需要高脂饮食时，以及无法顺畅地消化吸收脂类时，都会在饮食中增加中链脂肪酸。

这种成分能够在体内快速被转化为能量，因此研究认为，相较于普通的植物油，中链脂肪酸含量较高的油脂更不容易被转化为体脂肪。这就是为什么有人主张吃具有减肥功效的中链脂肪酸。然而，这种成分归根结底还是一种油脂，大量摄入仍有可能带来摄入能量超标的结果。不要因为听说"有益身体"就盲目补充，请思考当前的自己是否需要补充，以及吃多少才是适合自己的摄入量。

[脂肪酸的分类]

有些脂肪酸人体能够自行合成，有些则无法合成。人体无法合成的亚油酸与α-亚麻酸必须通过饮食来补充。n-6脂肪酸的亚油酸可以生成花生四烯酸，n-3脂肪酸的α-亚麻酸则可生成二十碳五烯酸（EPA）和二十二碳六烯酸（DHA）。

人体无法合成的亚油酸、α-亚麻酸及人体需求量较大的花生四烯酸，这三种脂肪酸被称为"必需脂肪酸"。

分类		碳原子数：双键数	脂肪酸	含有该成分的食品
短链脂肪酸		2：0	醋酸	醋
		4：0	丁酸	黄油、乳制品
		6：0	己酸	黄油、乳制品
中链脂肪酸		8：0	辛酸	黄油、椰子油、乳制品
		10：0	癸酸	黄油、椰子油、乳制品
长链脂肪酸	饱和脂肪酸	12：0	月桂酸	黄油、棕榈油、椰子油、人造黄油、起酥油、乳制品
		14：0	肉豆蔻酸	黄油、棕榈油、椰子油、起酥油、乳制品、鱼类、禽畜类
		16：0	棕榈酸	黄油、牛油、棕榈油、椰子油、人造黄油、起酥油、米糠油、乳制品、鱼类、禽畜类
		18：0	硬脂酸	牛油、猪油、黄油、起酥油、禽畜类
		20：0	二十烷酸	花生油、芝麻油
		22：0	二十二烷酸	花生油
		24：0	廿四烷酸	花生油、米糠油
	单不饱和脂肪酸	14：1	肉豆蔻油酸	黄油、牛油
		16：1	棕榈油酸	黄油、牛油
		18：1（n-9）	油酸	亚麻籽油、胡麻油、橄榄油、人造黄油、起酥油、蛋
	多不饱和脂肪酸	18：2（n-6）	亚油酸	芝麻油、米糠油、大豆油、玉米油、红花籽油、人造黄油、起酥油、坚果、蛋
		18：3（n-3）	α-亚麻酸	亚麻籽油、胡麻油、大豆油、菜籽油、人造黄油、起酥油
		18：3（n-6）	γ-亚麻酸	月见草油
		20：4（n-6）	花生四烯酸	禽畜类、蛋、鱼类、肝油等
		20：5（n-3）	二十碳五烯酸（EPA）	鱼类
		20：6（n-3）	二十二碳六烯酸（DHA）	鱼类

不饱和脂肪酸含有双键

碳原子（C）最多可以与4种元素结合（这一特性又被称为"有4键"）。当碳原子和碳原子相结合，只用1个键结合会形成单键（C—C），通过2个键结合会形成双键（C＝C），而3个键结合则会形成三键（C≡C）。

构成脂肪酸的碳原子在自然界会形成单键或双键，而双键的数量则会影响脂肪酸的性质。没有双键的是饱和脂肪酸，含有双键的被称为不饱和脂肪酸。其中，只有1个双键的是单不饱和脂肪酸，有2个或2个以上双键的是多不饱和脂肪酸。双键容易被氧化，因此不饱和脂肪酸具有易被氧化的特点。此外，双键越多脂肪酸的熔点就越低，故含有大量不饱和脂肪酸的植物油、鱼油多呈液态。与此相对的，饱和脂肪酸含量较高的动物性脂肪则呈固态。

双键位置决定不同的性质

除了双键的数量，双键在脂肪酸中的位置也会改变脂肪酸的性质。如右图所示，碳原子从碳链的甲基端按照$n-1$、$n-2$、$n-3$的顺序延伸，第一个双键出现在$n-3$则为$n-3$多不饱和脂肪酸，第一个双键出现$n-6$则为$n-6$多不饱和脂肪酸。

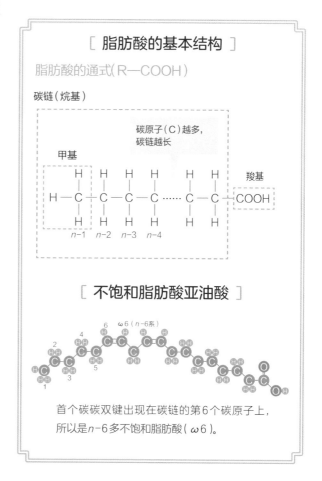

［ **脂肪酸的基本结构** ］

脂肪酸的通式（R—COOH）

碳链（烷基）

碳原子（C）越多，碳链越长

［ **不饱和脂肪酸亚油酸** ］

首个碳碳双键出现在碳链的第6个碳原子上，所以是$n-6$多不饱和脂肪酸（ω6）。

相较于饱和脂肪酸，摄入不饱和脂肪酸更健康

一般认为，饱和脂肪酸是引发肥胖、高低密度脂蛋白胆固醇血症的危险因素，会增加心肌梗死和心血管疾病的发病风险。

用不饱和脂肪酸代替饱和脂肪酸，具有降低冠状动脉疾病发病率的效果。不仅如此，被称为"ω3"的n–3多不饱和脂肪酸还有预防动脉硬化、降低血压、防止血栓形成的功效。

不饱和脂肪酸的特点之一是加热后容易被氧化。富含n–3多不饱和脂肪酸的芝麻油、亚麻籽油与其用来油炸或热炒，其实更适合不加热直接淋入沙拉或抹在面包上食用。

为什么反式脂肪酸对身体有害

反式脂肪酸是指含有反式双键的脂肪酸。在天然油脂中，双键几乎都以顺式的形式存在。反式脂肪酸除了可以通过食品工业将不饱和脂肪酸氢化制成以外，反刍动物胃里的微生物也能生成这种物质。

反式脂肪酸比饱和脂肪酸更容易引发血液中低密度脂蛋白胆固醇的升高和高密度脂蛋白胆固醇的减少，会提高冠状动脉疾病的发病风险。世界卫生组织（WHO）和联合国粮食及农业组织（FAO）建议，每日的反式脂肪酸摄入量最好控制在总摄入能量的1%以内。为了身体健康，我们要尽量减少日常饮食中反式脂肪酸的摄入量。

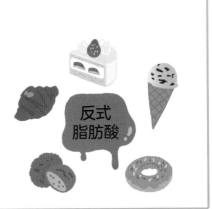

含有反式脂肪酸的食品

人造黄油、起酥油、人造奶油都是由氢化不饱和脂肪酸制成的。使用这类原料生产的面包、甜甜圈、蛋糕、冰激凌等西式甜点，以及油炸食品中都含有反式脂肪酸。

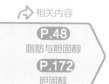
胆固醇

脂类

脂类的一种，是构成细胞膜、激素的原料

胆固醇是一种脂类，它是人体合成细胞膜、激素和胆汁酸的原料。约七到八成的胆固醇由人体利用摄入的糖类和脂类合成，其余二到三成则直接从摄入的食物中吸收。

胆固醇在血液中会与蛋白质和甘油三酯等结合，以脂蛋白的形式存在。具体可分为超低密度脂蛋白（VLD）、中密度脂蛋白（IDL）、低密度脂蛋白（LDL）和高密度脂蛋白（HDL）。

注意避免坏胆固醇的增加

胆固醇中含量较高的是低密度脂蛋白与高密度脂蛋白。低密度脂蛋白负责从肝脏向全身输送胆固醇，而高密度脂蛋白则会将血管壁等处的胆固醇送回肝脏。低密度脂蛋白增多会引发动脉硬化，因此又被称为"坏胆固醇"。高密度脂蛋白可以将多余的胆固醇清除，故得名"好胆固醇"。不过，好胆固醇也并非越多越好，关键是要保持二者的平衡。

[**动脉硬化的原理**]

血液中的低密度脂蛋白会通过血管壁，在活性氧的作用下转变为氧化低密度脂蛋白。如此一来，白细胞之一的单核细胞也会通过血管壁并变身巨噬细胞，把氧化低密度脂蛋白作为异物将其吞噬处理。当巨噬细胞吞噬太多的氧化低密度脂蛋白并增大到一定程度时，会形成泡沫细胞。而泡沫细胞凋亡后，会将代谢产物粥样斑留在血管壁上，并不断堆积，这种状态就是动脉硬化。出现动脉硬化后，血液流通受阻，为血栓的形成创造了条件。

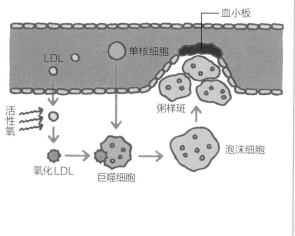

富含胆固醇的食物 每份食物中的含量（mg）

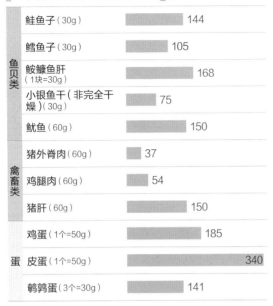

分类	食物	含量（mg）
鱼贝类	鲑鱼子（30g）	144
	鳕鱼子（30g）	105
	鮟鱇鱼肝（1块=30g）	168
	小银鱼干（非完全干燥）（30g）	75
	鱿鱼（60g）	150
禽畜类	猪外脊肉（60g）	37
	鸡腿肉（60g）	54
	猪肝（60g）	150
蛋	鸡蛋（1个=50g）	185
	皮蛋（1个=50g）	340
	鹌鹑蛋（3个=30g）	141

动物性食品，尤其是蛋类和内脏中胆固醇的含量较高。摄入过量可能会造成动脉硬化，增加心肌梗死与脑梗死的发病风险，需要特别注意。

以胆固醇为原料合成的激素

激素是只需微量就能调节生理机能的成分。目前已知的激素超过100种，今后还将源源不断地被人类发现。激素可分为肽类激素（生长激素、胰岛素）、类固醇激素（肾上腺皮质激素、性腺激素、活性维生素D）、氨基酸衍生物（肾上腺髓质激素、甲状腺激素）、前列腺素。其中，类固醇激素的原料就是胆固醇。

雌激素具有调节骨骼与脂类代谢的作用。随着绝经的到来，雌激素分泌量减少，会增加骨折的风险，血清总胆固醇值也会随之升高。

日常饮食中胆固醇的摄入来源

胆固醇含量较高的食物有鸡蛋、鹌鹑蛋、鱼子等。鸡蛋是日常广泛食用的食物，提供了最多的胆固醇摄入量，其次是肉类。即便每100g食物中的胆固醇含量不如其他食物高，单次摄入量较多或摄入频率高，其摄入总量也会随之升高。如果因接受治疗等需要减少胆固醇的摄入，可以多吃一些不含胆固醇的植物性食品。

摄入来源的食品

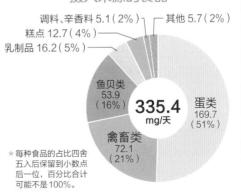

调料、辛香料 5.1（2%）
其他 5.7（2%）
糕点 12.7（4%）
乳制品 16.2（5%）
鱼贝类 53.9（16%）
禽畜类 72.1（21%）
蛋类 169.7（51%）

335.4 mg/天

＊每种食品的占比四舍五入后保留到小数点后一位，百分比合计可能不是100%。

什么是蛋白质

相关内容

P.168
蛋白质
P.206
减肥

构成人体组织的重要原料

蛋白质是三大产能营养素之一。碳水化合物与脂类主要由碳、氢、氧三种元素构成，蛋白质则在此基础上加入了氮元素。许多物质都可以称为蛋白质。蛋白质是由20种氨基酸（详见第98页）组合而成的物质。它们的组合方式多种多样，形成了无数种不同类型的蛋白质。蛋白质是大量氨基酸聚合形成的大分子物质（高分子聚合物）。

我们的身体摄入蛋白质后，会将其消化、吸收，并根据身体的需求重新合成需要的蛋白质。肌肉、皮肤、血液和骨骼等都是以蛋白质为原料构成的。此外，蛋白质还可以合成胶原蛋白与角蛋白。这两种物质分别构成我们的皮肤与毛发。蛋白质之一的酶（详见第101页）与激素可以调节人体的生理机能。肌动蛋白和肌球蛋白肩负着控制肌肉收缩的作用。此外，有些蛋白质还负责在血液中输送物质，如输送氧气的血红蛋白和血液中的脂蛋白。有的蛋白质负责营养素的储存，如储存铁元素的血清铁蛋白。有的蛋白质可以作为抗体，负责保护身体，如γ-球蛋白。

千变万化的蛋白质可以调节多种生理机能

蛋白质的结构十分复杂，呈相互交织的三维结构。只需解开形成三维结构的键，蛋白质的形态就会发生变化，其性质也会随之改变，这就是蛋白质的变性。

物理因素和化学因素都可以引发蛋白质的变性，不同的变性又可以调节不同的生理机能。常见的物理性蛋白质变性有煮鸡蛋（加热）、打发蛋白制作蛋白霜（搅打）和豆腐冷冻脱水制作冻豆腐（冷冻）等。而化学性蛋白质变性则有加醋制作醋拌青花鱼（加酸）、对鸭蛋进行特殊加工制成皮蛋（加碱）、用卤水点豆腐（金属离子）等。这些烹饪和加工食物的方法都利用了蛋白质的特性。

什么是蛋白水解物

加工食品的食品成分标识中，罗列了各种作为原材料使用的食品或食品添加剂成分，其中有时会出现"蛋白水解物"的身影。这是将含有蛋白质的原料（肉、大豆、小麦等）水解制成的。这种成分和用于调味的氨基酸一样，添加后可以为食物增加醇厚感和鲜味。

有时，蛋白水解物不会标明以什么蛋白质为原料，或是将蛋白质分解到什么程度。如果有食物过敏等问题，请特别留意成分标识中的这类成分。

富含蛋白质的食物 每份食物中的含量（g）

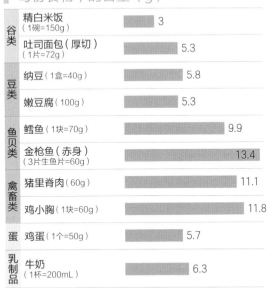

谷类	精白米饭（1碗=150g）	3
	吐司面包（厚切）（1片=72g）	5.3
豆类	纳豆（1盒=40g）	5.8
	嫩豆腐（100g）	5.3
鱼贝类	鳕鱼（1块=70g）	9.9
	金枪鱼（赤身）（3片生鱼片=60g）	13.4
禽畜类	猪里脊肉（60g）	11.1
	鸡小胸（1块=60g）	11.8
蛋	鸡蛋（1个=50g）	5.7
乳制品	牛奶（1杯=200mL）	6.3

蛋白质的摄入标准 (g/天)（*为适宜摄入量）

※ 孕期（孕中期）额外增量 +5，孕期（孕晚期）额外增量 +25，哺乳期额外增量 +20

年龄		0~5个月	6~8个月	9~11个月	1~2岁	3~5岁	6~7岁	8~9岁	10~11岁	12~14岁	15~17岁	18~29岁	30~49岁	50~64岁	65~74岁	75岁以上
推荐摄入量	男	10*	15*	25*	20	25	30	40	45	60	65	65	65	65	60	60
	女	10*	15*	25*	20	25	30	40	50	55	55	50	50	50	50	50

※ 每日目标量中，男女在 1~49 岁（以及孕早期和孕中期）均应占摄入总热量的 13%~20%，50~64 岁均应占摄入总热量的 14%~20%，65 岁以上（以及孕晚期）均应占摄入总热量的 15%~20%。

日常饮食中蛋白质的摄入来源

禽畜类、鱼贝类、蛋类、乳制品、豆类都是优质的蛋白质来源。这类食物常被做成主菜享用，是构成日常饮食不可或缺的重要食材。

其实谷类也是重要的蛋白质来源，虽说谷类中的氨基酸相比禽畜类和鱼贝类有所欠缺，不过如果能将大米与豆类搭配食用，则可实现营养的互补（蛋白质的互补作用）。为了更高效地利用摄入的营养素，请在饮食中确保每餐都有主食、主菜和副菜吧。

摄入来源的食品

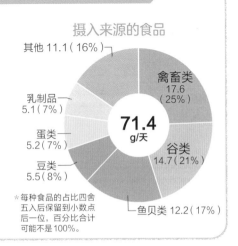

其他 11.1（16%）
禽畜类 17.6（25%）
乳制品 5.1（7%）
蛋类 5.2（7%）
豆类 5.5（8%）
谷类 14.7（21%）
鱼贝类 12.2（17%）

71.4 g/天

※ 每种食品的占比四舍五入后保留到小数点后一位，百分比合计可能不是 100%。

氨基酸

9种必需氨基酸

从一日三餐中摄入的蛋白质被消化酶分解后，会转化为氨基酸经小肠吸收，通过门静脉输送到肝脏，再分别送去需要的组织与器官。

在构成蛋白质的20种氨基酸里，人体无法自行合成或无法足量合成的被称为必需氨基酸（不可缺氨基酸），共有9种，分别是赖氨酸、色氨酸、苯丙氨酸、甲硫氨酸、苏氨酸、异亮氨酸、亮氨酸、缬氨酸和组氨酸。这9种氨基酸必须通过饮食等方式充分摄入。

构成的氨基酸不同，蛋白质的性质也有所不同

蛋白质的性质因构成的氨基酸的不同而千变万化。氨基酸评分（AAS）是反映食物中有益身体健康的氨基酸含量的指标。各种必需氨基酸均达到人体所需含量计为100。大家耳熟能详的"优质蛋白质"就是氨基酸评分为100的食物。不满100的食物中，某一项氨基酸的比例相对较低。这个含量不达标的氨基酸被称为限制性氨基酸，而含量最低的被称为第一限制性氨基酸。第一限制性氨基酸的评分就是这种食物的氨基酸评分。

打造靓丽肌肤必须补充胶原蛋白吗？

胶原蛋白是皮肤、筋腱、软骨等组织中所含的纤维状的蛋白质。在人体的蛋白质总量中约占30%。人们常说，胶原蛋白有益皮肤，补充胶原蛋白可以缓解关节痛。一些研究也证明其确实有一定效果。不过，目前尚无研究表明胶原蛋白具有切实有效的美肤效果，如增加皮肤含水量、消除色斑和皱纹等。

胶原蛋白进入人体后，会被分解为氨基酸并被人体吸收。胶原蛋白的消化、吸收、合成必须有其他营养素的参与。比如，维生素C在产生构成胶原蛋白的氨基酸的过程中必不可少，而重新合成胶原蛋白则与维生素A密切相关。因此，想要维持包括皮肤和关节在内的全身器官与组织的健康，不挑食、均衡摄入各种食物会更加有效。

[氨基酸评分的计算方法]

$$氨基酸评分（\%）= \frac{第一限制性氨基酸量（mg/g蛋白质量）}{氨基酸评分标准模式中对应氨基酸量（mg/g蛋白质量）} \times 100$$

氨基酸评分标准模式是世界卫生组织（WHO）、联合国粮食及农业组织（FAO）和联合国大学（UNU）根据需要的必需氨基酸相关数据制作的，最新版发布于2007年。

[什么是"木桶效应"？]

指生物的生长由获得量最少的成分而决定的法则，这是由德国化学家李比希提出的理论。如右图所示，将各种成分比作组成木桶的木板，最高水位只能与最短的木板齐平（继续加水则会溢出）。换言之，只要有一种营养素不足，不论补充多少其他营养素，人体也无法充分利用。氨基酸评分（限制氨基酸）的计算因体现这一理论而广为人知。

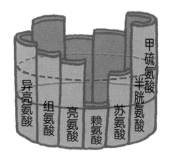

[构成蛋白质的氨基酸]

类型	氨基酸
脂肪族氨基酸	甘氨酸
	丙氨酸
支链氨基酸	缬氨酸
	亮氨酸
	异亮氨酸
含羟基氨基酸	丝氨酸
	苏氨酸
酸性氨基酸	天冬氨酸
	谷氨酸
酰胺	天冬酰胺
	谷氨酰胺

类型	氨基酸
碱性氨基酸	赖氨酸
	精氨酸
	组氨酸
芳香族氨基酸	苯丙氨酸
	酪氨酸
含硫氨基酸	半胱氨酸
	甲硫氨酸
杂环族氨基酸	色氨酸
	脯氨酸

※ 用颜色标记的是必需氨基酸。

[氨基酸的结构与肽键]

蛋白质是由多个氨基酸组合构成的物质。氨基酸之间通过羧基(—COOH)与氨基(—NH₂)组合形成的肽键连接在一起。按照氨基酸的数量,有2个氨基酸(二肽)、3个氨基酸(三肽)、4个氨基酸(四肽)等,多个氨基酸相连形成的蛋白质叫作多肽。

氨基酸

R 侧链

H₂N—C—COOH
氨基   羧基
H

氨基酸具有氨基和羧基,侧链决定了氨基酸的种类。

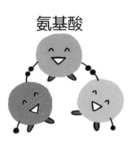

氨基酸

肽

以东京化学同人《新标准营养·食物系列5食品学》为基础绘制

[功能肽的举例]

肽可以分为两种。有的肽如谷胱甘肽是食品所含的天然成分,有的肽则是通过蛋白质水解生成的。肽功能各异,备受关注。

肽	特点
谷胱甘肽	在动物的肝脏和微生物酵母中含量较高。一般认为具有解毒、松弛血管和抗氧化的作用
酪蛋白钙肽(CPP)	奶酪中含量较高。能防止消化道内的钙与铁形成不可溶性物质
肌肽	存在于大量消耗能量的肌肉中。在食品里牛肉和猪肉等禽畜类中的含量较高。具有消除疲劳的功效
鹅肌肽	金枪鱼、鲣鱼等洄游鱼类以及鸡肉中的含量较高。有助于降尿酸和抗疲劳

蛋白质

酶

酶是一种蛋白质

酶也是一种蛋白质，这种蛋白质可以在体内促进化学反应的发生，是一种催化剂（让反应速度加快的物质）。酶具有以下3个特点。

①底物专一性：在酶的催化作用下，化学反应会加速发生的物质叫作底物。酶由蛋白质构成，对于与自身三维结构相吻合的底物，能够促进其化学反应的速度。

②最适pH：酶的作用会受到pH值的影响。比如，在胃中促进蛋白质分解的胃蛋白酶耐酸性，而在小肠负责帮助分解脂肪的脂肪酶则需在碱性环境下才能发挥作用。

③最适温度：不同的酶各自最容易进行催化的温度也不相同，大多数酶的最适温度在40℃左右。

促成体内化学反应必不可少的物质

酶不仅是消化与吸收的过程中必不可少的物质，同样也是体内所有化学反应不可或缺的要素。比如，淀粉的分解需要淀粉酶，蛋白质的分解需要蛋白酶，脂类的分解需要脂肪酶，人体内有着各种各样的酶。人体维持生命活动离不开酶的帮助，其他动植物也在生存中处处利用酶的力量。

因此，大众往往会产生“酶有益健康”的印象，而酶也常会作为保健食品销售。其实，酶只会对某种特定的底物产生反应，口服后还会经过人体消化，所以将酶作为食品摄入是无法让其在体内发挥应有作用的。

[食物中的酶]

名称	反应	特点
蛋白酶	解开蛋白质中的肽键	软化肉质
ATP酶	分解禽畜类和鱼贝类中的ATP	生成禽畜肉和鱼肉的鲜味成分（肌苷酸 IMP）
黑芥子酶	水解硫代葡萄糖苷	形成辣味成分（异硫氰酸酯）
蒜碱酶	分解含硫氨基酸	生成香味成分或催泪成分
叶绿素酶	分解叶绿素	让蔬菜变色（让这种酶失去活性可保持蔬菜的色泽）
多酚氧化酶	氧化多酚	让苹果的切口变色，产生红茶中的色素

什么是维生素

只需微量就能调节代谢功能

维生素无法在动物体内合成或无法足量合成，是必须通过饮食摄入的营养素。目前已知的维生素共有13种，根据其溶解性质的不同，可分为4种脂溶性维生素（维生素A、维生素D、维生素E、维生素K）与9种水溶性维生素（维生素B_1、维生素B_2、烟酸、维生素B_6、维生素B_{12}、叶酸、维生素B_5、维生素H、维生素C）。脂溶性维生素与维生素C由碳（C）、氧（O）和氢（H）三种元素构成，B族维生素在此基础上加入了氮（N），而维生素B_1与维生素H还含有硫（S）。维生素不产生能量，也不是构成身体的主要成分，它们只需微量就能辅助性地调节代谢等生理机能。因此，维生素又被称为辅酶。维生素摄入不足会引发维生素缺乏症，需要特别注意。

脂溶性易溶于脂类，水溶性易溶于水

脂溶性维生素易溶于脂类（详见第86页），因此，若在饮食中严苛地限制脂类的摄入会降低脂溶性维生素的吸收率。脂溶性维生素摄入量有富余时，会储存在肝脏中，一般不会出现缺乏。相反，储存过多反而有引发维生素过多症的危险。

水溶性维生素易溶于水，会通过尿液排泄，在体内停留的时间较短，需要及时补充。因此，水溶性维生素过多症较为罕见，这类维生素更易出现缺乏症。

各种维生素的特性

相较于其他营养素（碳水化合物、脂类、蛋白质、矿物质），维生素容易在保存和烹饪的过程中流失。掌握各种维生素的特性，就能在保存和烹饪中做好应对，避免营养素的流失。

特性	容易流失的维生素
不耐热	维生素B_1、维生素C
不耐光照	维生素A、维生素D、维生素K、维生素B_2、维生素B_6、维生素B_{12}、叶酸
不耐酸性	维生素B_{12}、维生素B_5、叶酸
不耐碱性	维生素E、维生素K、维生素B_1、维生素B_{12}、维生素B_5、叶酸

［ 摄入多少才达标? ］

维生素中,维生素A、维生素D、维生素B₁、维生素B₂、维生素C是容易出现摄入不足的维生素。尤其是维生素D,因为含有这一成分的食品较少,难以确保足量的摄入。鱼类富含维生素D,因此,在饮食搭配中,请不要一味地吃肉,要保证鱼类和禽畜类的均衡摄入。另外,每餐吃蔬菜可以有效避免维生素A和维生素C的摄入不足。想要足量摄入多种维生素,最好的方法就是饮食种类丰富,搭配均衡。

平均摄入量在饮食摄入标准中的占比
按摄入标准*为100计算（40~49岁）

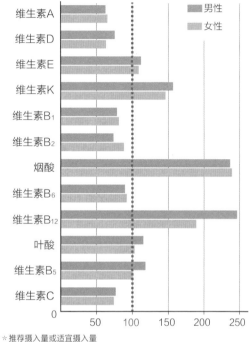

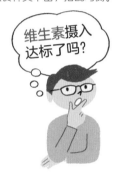

＊推荐摄入量或适宜摄入量
根据《国民健康营养调查（2019年）》的数据制成

［ 维生素在体内的分布与过多症 ］

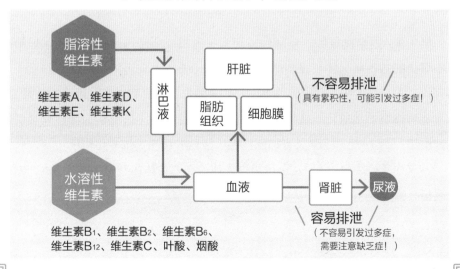

脂溶性维生素

维生素A、维生素D、维生素E、维生素K

淋巴液 → 肝脏 脂肪组织 细胞膜

不容易排泄
（具有累积性,可能引发过多症!）

水溶性维生素

维生素B₁、维生素B₂、维生素B₆、维生素B₁₂、维生素C、叶酸、烟酸

血液 → 肾脏 → 尿液

容易排泄
（不容易引发过多症,需要注意缺乏症!）

维生素A

□ 维持皮肤、黏膜等的健康
□ 保持眼睛的正常功能
□ β-胡萝卜素具有抗氧化作用

➡ 相关内容 **P.216** 孕期、哺乳期

动物性食品、黄色和深绿色蔬菜中含量较高

维生素A主要来自动物性食品，根据分子构造可分为视黄醇、视黄醛与视黄酸三种形式。

另外，植物性食品所呈现的红色与黄色源自胡萝卜素。这种成分在人体中可根据需求转变为维生素A，因此又被称为"维生素A原"。胡萝卜素可分为 α-胡萝卜素、β-胡萝卜素、γ-胡萝卜素与β-隐黄质。

黄色和深绿色蔬菜在胡萝卜素的含量上与浅色蔬菜的差异很大，可食部分（可以吃的部分）每100g含有600μg（1μg为1g的百万分之一）胡萝卜素的蔬菜才可被称作黄色和深绿色蔬菜。番茄和青椒虽然在含量上达不到这一标准，不过它们的摄入频率和摄入量比较大，因此也被归入黄色和深绿色蔬菜之列。

动物的肝脏中的维生素A含量较高。维生素A因其脂溶性的特点，超量摄入后会累积在体内，因此容易出现过多症。

在计算维生素A的含量时，会将维生素A原换算成维生素A后，再与维生素A合并计算，再使用视黄醇活性当量（μgRAE）来表示。

保持眼睛、皮肤与黏膜的健康

维生素A是帮助结膜、角膜保持正常生理机能所必需的物质，是保护眼睛必不可少的营养素。不仅是眼睛，维生素A还参与上皮组织（皮肤、黏膜）、器官的生成，与皮肤、黏膜的健康以及儿童的生长发育有着密不可分的关系。

能够强有力地氧化其他物质的氧叫作"活性氧"，研究认为活性氧会引发多种疾病，而β-胡萝卜素具有抑制活性氧活性的作用（抗氧化作用）。

不仅如此，维生素A原还可以根据人体的需要在体内转换为维生素A，因此无须担心维生素A原摄入过量的问题。

小知识 营养巧补充

动物肝脏富含维生素A，不过需要注意的是，动物肝脏中的维生素A含量较高，一不小心就容易补充过量。每天吃会造成摄入过量，建议每周吃一次动物肝脏为宜。

不过，一日三餐吃黄色和深绿色蔬菜就不用担心维生素A摄入过多的问题。此外，维生素A属于脂溶性维生素，与含有脂类的食物一起摄入能提高其吸收率。

最方便的烹饪方法是用油炒蔬菜，还可以将黄色和深绿色蔬菜氽烫后加入沙拉汁做成温沙拉，或淋入喜欢的调料做成拌菜。奶油浓汤和玉米浓汤这类加入牛奶、黄油的汤，也能一边喝汤一边摄入脂类。

富含维生素A的食物
每份食物中的含量（μgRAE）

分类	食物	含量
蔬菜	胡萝卜（1/5根=30g）	207
	菠菜（1/4把=50g）	175
	南瓜（50g）	165
	番茄（1/2个=70g）	31.5
	西蓝花（50g）	37.5
鱼贝类	鮟鱇鱼肝（1块=30g）	2490
	鱿鱼（30g）	450
	烤鳗鱼（1/2条=70g）	1050
禽畜类	鸡肝（烤鸡肝2串=60g）	8400
	猪肝（60g）	7800

多吃黄色和深绿色蔬菜吧！这类蔬菜加热后体积会减小，做成炒菜能轻松吃下较多量。

维生素A的摄入标准（μgRAE/天）〈*为适宜摄入量、（ ）内为可耐受最高摄入量〉

※ 孕期（孕晚期）额外增加量 +80，哺乳期额外增加量 +450

年龄		0~5个月	6~11个月	1~2岁	3~5岁	6~7岁	8~9岁	10~11岁	12~14岁	15~17岁	18~29岁	30~49岁	50~64岁	65~74岁	75岁以上
推荐摄入量	男	300*（600）	400*（600）	400（600）	450（700）	400（950）	500（1,200）	600（1,500）	800（2,100）	900（2,500）	850（2,700）	900（2,700）	900（2,700）	850（2,700）	800（2,700）
	女	300*（600）	400*（600）	350（600）	500（850）	400（1,200）	500（1,500）	600（1,900）	700（2,500）	650（2,800）	650（2,700）	700（2,700）	700（2,700）	700（2,700）	650（2,700）

如果摄入不足……

会妨碍视网膜中的视紫红质的合成，使人在昏暗处视物感到十分吃力，严重的还会导致夜盲症。维生素A摄入不足会使眼睛的角膜或黏膜受损，引发视力低下，进一步恶化甚至会导致失明。此外，维生素A缺乏还会引起发育障碍、皮肤和黏膜干燥等问题。

如果摄入过量……

成人患急性维生素A过多症，会出现头痛、恶心、眩晕等不适。慢性的维生素A过多症则会对肝脏和中枢神经造成负面影响，引起皮肤粗糙、脱发等问题。孕妇出现过多症还会造成胎儿畸形。

日常饮食中的维生素A摄入来源 ⇨ P.123

→ 相关内容　P.26 骨骼与钙

维生素D

☐ 促进钙与磷的吸收
☐ 通过皮肤合成或从食物中获取
☐ 有望调节免疫力和预防癌症

利用维生素D必须接受适度的紫外线照射

人体能利用的维生素D主要分为两大类，一类是"受日光中的紫外线照射后由皮肤合成的维生素D"，另一类是"通过食物摄入的维生素D"。

包括人类的在内的动物的皮肤中，含有维生素D原（7-脱氢胆固醇），当皮肤受到紫外线的照射，这一成分就会转化为维生素D_3。通过食物摄入的维生素D则可分为菌菇所含的维生素D_2（麦角钙化醇）和鱼肉、鱼肝中所含的维生素D_3（胆钙化醇）。

人体在利用维生素D时，只通过食物补充是不够的，必须要适度地接受紫外线的照射。在日照时间较短的季节或地区，或是在室内的活动时间较长时，需要有意识地通过饮食补充维生素D。

另外，维生素D_2与维生素D_3是不同的物质，不会在体内相互转化。不过二者的生理活性基本一致。

进一步来说，进入人体的维生素D会通过肝、肾形成活性维生素D（能发挥功能的状态）。从摄入到让维生素D发挥作用，要经历一个较长的过程。

促进肠道与肝脏吸收钙和磷

维生素D能促进肠道吸收钙和磷。

此外，对于流入肾脏的钙，维生素D通过促进其重新回到体内（重吸收），以保持血钙浓度的稳定。它还能与甲状腺激素和甲状旁腺素等一起，调节血钙浓度。

维生素D的主要功能与钙吸收和骨骼相关。近年来，越来越多的研究开始关注维生素D除此以外的作用。举例来说，维生素D在与传染病、过敏有关的免疫调节方面能发挥一定作用，有助于保持老年人的肌肉力量，还能预防癌症，功效十分广泛。

小知识 营养巧补充

与脂类一起摄入可以提高维生素D的吸收率，不过油炸的烹饪方法会让部分维生素D流失到油中。菌菇推荐油炒，鱼贝类则可以裹上面包糠用橄榄油煎。维生素D具有耐热的特点，炖煮也不容易被破坏。

当患病或衰老引发肝肾功能低下时，维生素D难以被激活，进而难以发挥作用。有的医生会开具维生素D作为处方药服用。

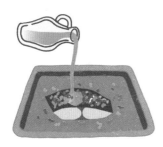

富含维生素D的食物
每份食物中的含量（μg）

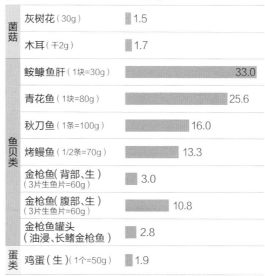

分类	食物	含量
菌菇	灰树花（30g）	1.5
菌菇	木耳（干2g）	1.7
鱼贝类	鮟鱇鱼肝（1块=30g）	33.0
鱼贝类	青花鱼（1块=80g）	25.6
鱼贝类	秋刀鱼（1条=100g）	16.0
鱼贝类	烤鳗鱼（1/2条=70g）	13.3
鱼贝类	金枪鱼（背部、生）（3片生鱼片=60g）	3.0
鱼贝类	金枪鱼（腹部、生）（3片生鱼片=60g）	10.8
鱼贝类	金枪鱼罐头（油浸、长鳍金枪鱼）	2.8
蛋类	鸡蛋（生）（1个=50g）	1.9

维生素D是脂溶性维生素，因此富含油脂的鱼肉中含量较高。比如，相比金枪鱼的背部位置，金枪鱼腹部（大腹、中腹）的维生素D更为丰富。鱼皮中的含量也很可观。

维生素D的摄入标准 (μg/天)（（ ）内为可耐受最高摄入量）

※ 孕期8.5，哺乳期8.5

年龄		0~5个月	6~11个月	1~2岁	3~5岁	6~7岁	8~9岁	10~11岁	12~14岁	15~17岁	18~29岁	30~49岁	50~64岁	65~74岁	75岁以上
适宜摄入量	男	5.0（25）	5.0（25）	3.0（20）	3.5（30）	4.5（30）	5.0（40）	6.5（60）	8.0（80）	9.0（90）	8.5（100）	8.5（100）	8.5（100）	8.5（100）	8.5（100）
适宜摄入量	女	5.0（25）	5.0（25）	3.5（20）	4.0（30）	5.0（30）	6.0（40）	8.0（60）	9.5（80）	8.5（90）	8.5（100）	8.5（100）	8.5（100）	8.5（100）	8.5（100）

如果摄入不足……

阻碍骨骼的钙沉积（钙化），造成骨骼变形。小儿缺乏维生素D会引发伴随疼痛的佝偻病，成年人会导致软骨病，同时增加骨折的风险。低钙血症还可能诱发继发性甲状旁腺功能亢进。

如果摄入过量……

促使肠道大量吸收钙，使得血钙浓度增高，引发高钙血症。此外，钙质在肾脏沉积会引发肾功能障碍。还有研究指出，过多的钙会沉积在软组织（肌肉、筋腱、血管、淋巴管等）中，造成这些组织的钙化。

日常饮食中的维生素D摄入来源 ⇨ P.123

维生素E

☐ 抑制多不饱和脂肪酸的氧化
☐ 保持神经功能正常
☐ 预防低体重儿的溶血性贫血

存在于细胞膜中，帮助细胞抵御氧化

维生素E是4种生育酚(α-生育酚、β-生育酚、γ-生育酚、δ-生育酚)和4种生育三烯酚(α-生育三烯酚、β-生育三烯酚、γ-生育三烯酚、δ-生育三烯酚)共8种类似物的总称。通过饮食摄入的维生素E以α-生育酚和γ-生育酚为主，其中α-生育酚会被人体优先利用。为此，《日本人的膳食摄入标准》中使用α-生育酚的含量来衡量维生素E的摄入量。

维生素E是脂溶性维生素，具有容易被氧化的特点。通过饮食进入人体的维生素E经小肠吸收后会进入肝脏。之后，搬运α-生育酚的蛋白质（αTTP）会将α-生育酚带入血液中，与超低密度脂蛋白（VLDL）及低密度脂蛋白（LDL）一起被运送到身体的各个组织中（详见第94页）。被送到全身各处的维生素E在细胞膜中与磷脂间隔排列，防止多不饱和脂肪酸与氧结合而被氧化。因此，经常吃鱼，补充较多DHA和EPA等多不饱和脂肪酸时，也要相应地增加维生素E的摄入量。

通过氧化自身抑制有害身体的氧化反应

细胞膜中的多不饱和脂肪酸氧化后会变成脂质过氧化物。当其转变为危害更大的过氧自由基后，会不断氧化周围的脂肪酸，引发氧化压力（氧化反应引起的有害作用）。这会伤害脏器，是导致疾病与衰老的元凶。维生素E可以通过代替多不饱和脂肪酸氧化自身，抑制上述对健康有害的氧化反应。因此，研究认为维生素E具有预防因细胞膜中多不饱和脂肪酸氧化引发的诸多疾病的功效。还有研究着眼于维生素E对动脉硬化、白内障、心血管疾病、脑卒中、癌症等疾病的预防效果。

小 知 识 营养巧补充

植物油和坚果等脂类含量较高的食物富含维生素E，这类食物通常单次摄入量较少，应该多吃一些鱼类和蔬菜。

另外，维生素E与其他抗氧化成分（β-胡萝卜素或维生素C等）一起吃，还能相互促进，提升整体的抗氧化效果。

富含β-胡萝卜素的黄色和深绿色蔬菜往往也富含维生素E，特别是南瓜、彩椒、菠菜、欧芹、萝卜缨和大头菜叶等蔬菜中维生素E的含量较高。轻轻捣碎蒸熟的南瓜，撒入坚果碎，再淋入橄榄油拌匀，最后加入盐和黑胡椒调味，一道维生素E满满的南瓜沙拉就完成了。

富含维生素E（α-生育酚）的食物
每份食物中的含量（mg）

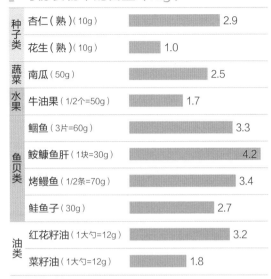

种子类	杏仁（熟）（10g）	2.9
	花生（熟）（10g）	1.0
蔬菜	南瓜（50g）	2.5
水果	牛油果（1/2个=50g）	1.7
鱼贝类	鲷鱼（3片=60g）	3.3
	鮟鱇鱼肝（1块=30g）	4.2
	烤鳗鱼（1/2条=70g）	3.4
	鲑鱼子（30g）	2.7
油类	红花籽油（1大勺=12g）	3.2
	菜籽油（1大勺=12g）	1.8

许多食物都含有维生素E，请不要偏食，多吃各种各样的食物吧！一般来说，只要保证正常的饮食，就无须担心维生素E的摄入不足或过多。

▍ 维生素E的摄入标准 （mg/天）（（）内为可耐受最高摄入量）

※ 孕期6.5，哺乳期7.0

年龄		0~5个月	6~11个月	1~2岁	3~5岁	6~7岁	8~9岁	10~11岁	12~14岁	15~17岁	18~29岁	30~49岁	50~64岁	65~74岁	75岁以上
适宜摄入量	男	3.0	4.0	3.0（150）	4.0（200）	5.0（300）	5.0（350）	5.5（450）	6.5（650）	7.0（750）	6.0（850）	6.0（900）	7.0（850）	7.0（850）	6.5（750）
	女	3.0	4.0	3.0（150）	4.0（200）	5.0（300）	5.0（350）	5.5（450）	6.0（600）	5.5（650）	5.0（650）	5.5（700）	6.0（700）	6.5（650）	6.5（650）

如果摄入不足……

一般认为，正常饮食不会出现维生素E缺乏，不过，低体重儿可能会因维生素E缺乏引发红细胞膜脆弱，导致溶血性贫血。另外，缺乏维生素E还会引起末梢神经和肌肉功能的低下。

如果摄入过量……

正常饮食不会出现维生素E摄入过量。不过，在正常饮食的同时服用维生素E膳食补充剂等保健食品，则有可能出现较为极端的维生素E过多症。为此，《日本人的膳食摄入标准》中对维生素E标注了可耐受最高摄入量。

日常饮食中的维生素E摄入来源 ➡ **P.123**

VITAMIN
脂溶性维生素

维生素K

☐ 与血液凝固有关
☐ 防止出血
☐ 促进骨骼的生长发育

帮助血液凝固与骨骼发育有关

维生素K主要有叶菜等植物性食品中所含的叶绿醌（维生素K_1）与存在多个种类的甲萘醌（维生素K_2）。

在《日本人的膳食摄入标准》的定义中，维生素K共有三种，分别是叶绿醌、动物性食品中所含的甲萘醌-4和纳豆等发酵食品中所含的甲萘醌-7。另外，人体的肠道细菌也能生成甲萘醌。

● 维生素K的作用

维生素K是一种辅酶，可以将蛋白质中的谷氨酸转化为羧基谷氨酸。维生素K能够催化的蛋白质（维生素K依赖蛋白）有负责凝固血液的因子凝血酶原，以及与骨骼生长发育相关的蛋白质骨钙素等。

防血栓药华法林钠片预防血栓的原理，就是阻断维生素K作为辅酶发挥的作用，以此抑制凝血功能。所以在服药期间，必须控制维生素K的摄入量。

富含维生素K的食物
每份食物中的含量

豆类	碎纳豆（1盒=40g）	372μg
	纳豆（1盒=40g）	240μg
蔬菜	王菜（1/2把=50g）	320μg
	菠菜（1/4把=50g）	135μg
海藻	碎裙带菜（1小勺=1g）	16μg

多吃深色叶菜吧！推荐余烫后减小体积再吃。

维生素K的摄入标准（μg/天）

※ 孕期150，哺乳期150

年龄		0~5个月	6~11个月	1~2岁	3~5岁	6~7岁	8~9岁	10~11岁	12~14岁	15~17岁	18~29岁	30~49岁	50~64岁	65~74岁	75岁以上
适宜摄入量	男	4	7	50	60	80	90	110	140	160	150	150	150	150	150
	女	4	7	60	70	90	110	140	170	150	150	150	150	150	150

缺乏＆过量

<缺乏>血液凝固、出血及骨折的风险增高。因新生儿容易出现维生素K缺乏而诱发消化道与颅内出血，所以会喂维生素K糖浆。
<过量>目前尚无叶绿醌与甲萘醌过多症。如果正在服用处方药甲萘醌-4治疗骨质疏松症，每天服用剂量低于45mg就不会产生安全性问题。

日常饮食中的维生素K摄入来源 → P.123

小知识 营养巧补充

叶菜中，颜色较深的黄色和深绿色蔬菜维生素K的含量十分丰富，抹茶中的含量也很可观。尤其是纳豆，被誉为维生素K的宝库。其中，相较于颗粒完成的纳豆，碎纳豆的维生素K含量更高。

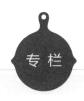

专栏

掌握营养素的摄入量
其实并不简单

即便掌握了营养素的作用和这些营养素的必需摄入量，还是会有人提出"如何准确地计算自己通过饮食是否摄入了足够的营养"这一疑问。为了求得准确的摄入量，可以开展"膳食调查"。调查方法多种多样。有记录被调查人前一天摄入的饮食内容的"24小时膳食回顾法"，有被调查人自行记录饮食内容的"膳食记录法"等。之后，营养师或营养管理师会根据上述方法收集到的信息，对照食品成分表计算出一天的营养摄入量。另外，还可采用"复制法"，准备好与被调查人实际吃下的食物相同的食物，通过化学分析的方法来测算其中的营养素含量。上述几种方法都费时费力，还会产生一定的费用。为此，研究人员设计出了更为简便的"食物摄入频次调查法"。被调查人只需回答一周内摄入食物的频次与参考量，就能通过专用的营养价值计算程序算出摄入的营养素。

不过，以上这些膳食调查还存在几个问题。

❶ 调查当天摄入的食物往往比平时更"健康"，还有可能忽略了一些无意识中吃下的食物。

❷ 同一种食物的产地、采收时间不同，营养价值也存在一定的差异。而计算中只能使用食品成分表中记载的代表值。

❸ 烹饪与保存方法也会对营养素的含量产生影响。

❹ 膳食调查当天算出的营养摄入可能无法完全反映被调查人的饮食习惯。

还有报告指出，各种营养素中单日摄入量波动尤为显著的是脂溶性维生素A、维生素D、维生素E和维生素K。

最近，通过食物的照片智能分析其营养价值，或通过血液与尿液的生理指标推算营养摄入的方法正在逐渐普及。期待今后新的科学技术能进一步得到广泛运用，让每个人都能简单快速地把握自己的营养摄入情况。

维生素B$_1$

- □ 促进糖类产生能量
- □ 保持神经功能的正常
- □ 可能对白内障具有预防效果

→ 相关内容 **P.30** 能量代谢

作为辅酶促进糖类产生能量

维生素B$_1$首次被人类发现，是用于预防脚气病。它的学名叫硫胺素，在食物中大多以与磷酸相结合的形式存在。

进入人体后，维生素B$_1$会在消化道中与磷酸分离，变成硫胺素经小肠吸收。吸收后，硫胺素在小肠细胞内再次与磷酸结合，形成硫胺素焦磷酸（TPP）。在人体摄入糖类产生能量的过程中（糖代谢），这种物质会作为辅酶促进反应发生。

糖代谢按照以下步骤进行，这一过程中会释放出能量：①在糖酵解系统中糖（葡萄糖）转变为丙酮酸；②丙酮酸进一步转化为乙酰辅酶A；③进入TCA（三羧酸）循环，开始高效地产生能量。

硫胺素焦磷酸会在②和③两个步骤作为辅酶发挥作用。另外，硫胺素焦磷酸还会被代谢支链氨基酸的酶当作辅酶利用。

缺乏维生素B$_1$大脑与神经变得反应迟缓

受某些原因影响导致缺乏维生素B$_1$时，人体会无法顺利地代谢糖。大脑与神经以糖类作为能量来源，这时它们的活动就会受到限制。

缺乏维生素B$_1$造成的身体不适与疾病中，有些问题只需补充维生素B$_1$就能得到缓解。最具代表性的例子就是脚气病。当轻叩膝盖下方的凹陷部位，小腿不产生膝跳反射，就可能是患上了脚气病。此外，对维生素B$_1$缺乏症引发的神经痛、肌肉痛、关节痛、末梢神经炎、末梢神经麻痹、心肌代谢障碍等问题，补充维生素B$_1$也会产生一定的缓解效果。大规模的流行病学调查表明，饮食中的维生素B$_1$摄入量较多可以降低罹患白内障的风险。

平时运动量大、消耗能量较多的人，以及米饭、面条、甜食这类糖类摄入量较大的人，身体所需的维生素B$_1$量也相应更高，需要特别注意避免缺乏症。

小知识 营养巧补充

主食推荐选择精制程度更低的谷类。米糠与胚芽中富含维生素B₁，建议吃胚芽米、七分精制的糙米或杂粮。只需要将平时吃的白米饭替换成上述粗粮，就能轻松增加维生素B₁的摄入量，同时还能补充膳食纤维与矿物质。面包也是同理，精制程度低的面包中维生素B₁的含量更丰富。

维生素B₁为水溶性维生素，易溶于水，用水炖煮就会析出到汤汁中。推荐用煎或者蒸的方式烹饪，可以避免营养的流失。此外，做成连汤带菜一起吃的菜肴也是一个好办法。

肉与大蒜同食，维生素B₁会与大蒜中的气味成分大蒜素结合形成大蒜硫胺素。这种成分易溶于油脂，吸收率高，更容易在体内储存。因此，从营养学的角度来说，大蒜与肉类是绝配。洋葱、大葱以及韭菜中也富含大蒜素。

富含维生素B₁的食物 每份食物中的含量（mg）

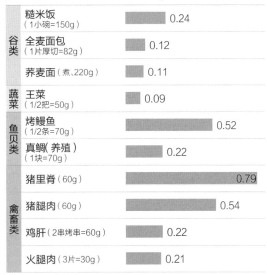

分类	食物	含量
谷类	糙米饭（1小碗=150g）	0.24
	全麦面包（1片厚切=82g）	0.12
	荞麦面（煮、220g）	0.11
蔬菜	王菜（1/2把=50g）	0.09
鱼贝类	烤鳗鱼（1/2条=70g）	0.52
	真鲷（养殖）（1块=70g）	0.22
禽畜类	猪里脊（60g）	0.79
	猪腿肉（60g）	0.54
	鸡肝（2串烤串=60g）	0.22
	火腿肉（3片=30g）	0.21

糙米饭、胚芽米饭相较于精白米饭，维生素B₁的含量更为丰富。在每天都会吃的主食上选择更好的食材，能大大提升营养素的摄入量。

维生素B₁的摄入标准（mg/天）（*为适宜摄入量）

※ 孕期额外增加量 +0.2，哺乳期额外增加量 +0.2

年龄		0~5个月	6~11个月	1~2岁	3~5岁	6~7岁	8~9岁	10~11岁	12~14岁	15~17岁	18~29岁	30~49岁	50~64岁	65~74岁	75岁以上
推荐摄入量	男	0.1*	0.2*	0.5	0.7	0.8	1.0	1.2	1.4	1.5	1.4	1.4	1.3	1.3	1.2
	女	0.1*	0.2*	0.5	0.7	0.8	0.9	1.1	1.3	1.2	1.1	1.1	1.1	1.1	0.9

如果摄入不足……

缺乏维生素B₁会使神经细胞的能量不足，引发末梢神经功能障碍的脚气病、中枢神经功能障碍的韦尼克脑病及其后遗症健忘症。失衡的饮食、大量饮用含糖饮料和酒会增加人体对维生素B₁的需求量，增加缺乏症发病的可能。

如果摄入过量……

维生素B₁会在消化道分解为硫胺，这一物质易溶于水，所以大量摄入后多余的部分会自然排出体外。因其无法在体内长时间保存，一般不会出现过多症。

维生素B₂

☐ 促进能量的产生
☐ 保持皮肤、指甲、毛发的健康
☐ 促进生长发育

缺乏症不会单独出现，会与其他维生素同时缺乏

维生素B₂又称核黄素。人体中核黄素的存在形式主要有带1个磷酸的黄素单核苷酸（FMN），以及黄素单核苷酸与单磷酸腺苷（AMP）结合形成的黄素腺嘌呤二核苷酸(FAD)。

通常认为，维生素B₂不会出现单独的缺乏症，其缺乏症往往伴随其他维生素的缺乏同时发生。

● 维生素B₂的作用

FMN与FAD经烹饪、加工和消化，会分解成为核黄素，经小肠吸收后，会在小肠细胞内再次合成为FMN或FAD，并作为辅酶发挥作用。这是一种与促进氧化还原反应（氧原子与物质结合或分离的反应）的酶一起发挥作用的辅酶，能促进糖类与脂类产生能量。当身体的能量消耗增加时，对维生素B₂的需求量也会相应提高。

此外，维生素B₂还能帮助人体保持皮肤与黏膜的健康，缺乏维生素B₂则会出现皮炎等不适。

富含维生素B₂的食物
每份食物中的含量

豆类 鱼贝类	纳豆（1盒=40g）	0.22mg
	鲕鱼（1块=70g）	0.25mg
禽畜类	猪里脊（60g）	0.15mg
	鸡肝（2串烤串=60g）	1.08mg
乳制品	牛奶（200mL）	0.31mg

除了汤菜，相较于煮和炖，更推荐用蒸和煎等烹饪手法。

▌ 维生素B₂的摄入标准 (mg/天) 〈*为适宜摄入量〉　※孕期额外增加量+0.3，哺乳期额外增加量+0.6

年龄		0~5个月	6~11个月	1~2岁	3~5岁	6~7岁	8~9岁	10~11岁	12~14岁	15~17岁	18~29岁	30~49岁	50~64岁	65~74岁	75岁以上
推荐摄入量	男	0.3*	0.4*	0.6	0.8	0.9	1.1	1.4	1.6	1.7	1.6	1.6	1.5	1.5	1.3
	女	0.3*	0.4*	0.5	0.8	0.9	1.1	1.3	1.4	1.4	1.2	1.2	1.2	1.2	1.0

缺乏&过量

<缺乏>摄入不足后会发生口角炎、口唇炎、皮炎等皮肤和黏膜的炎症。缺乏维生素B₂后能量供应受限，会造成发育不良。缺乏的原因有通过饮食摄入较少、代谢异常、疾病和服药等。

<过量>摄入过量后多余的部分会随着尿液排出体外，不容易出现过多症。摄入太多时尿液会呈现维生素B₂的颜色，即黄色或橙色。

日常饮食中的维生素B₂摄入来源 ➪ P.124

小知识 营养巧补充

维生素B₂含量较高的食物有牛肝、猪肝、鸡肝，鱼贝类、乳制品和蛋类中也含有这种营养素。它具有耐热性，可以放心加热烹饪，不过因其易溶于水的性质，更适合做成连汤带菜一起享用的菜肴。

烟酸

VITAMIN
水溶性维生素

☐ 促进能量的产生
☐ 保持皮肤健康
☐ 防止神经功能障碍

保持皮肤、黏膜与脑神经的健康

烟酸是水溶性维生素B族维生素中的一员。在动物性食品中会以烟酰胺的形式存在，在植物性食品中则会以烟酸的形式存在。这两种成分都会在小肠被人体吸收，在体内形成烟酰胺腺嘌呤二核苷酸（NAD），或在NAD的基础上进一步与磷酸结合，形成烟酰胺腺嘌呤二核苷酸磷酸（NADP）。此外，烟酸还可由肝脏通过必需氨基酸色氨酸合成。烟酸含量加色氨酸含量的六十分之一得出的合计值叫作烟酸当量(mgNE)。

● 烟酸的作用

NAD与NADP是促进多种氧化还原反应的辅酶。糖类、脂类与蛋白质产生能量时需要NAD，而合成脂类与胆固醇时则需要NADP。烟酸有助于保持皮肤、黏膜和脑神经的健康。缺乏烟酸会引发口腔溃疡、皮炎、耳鸣、便秘、腹泻、眩晕等。烟酸也被用于治疗上述疾病。

富含烟酸的食物
每份食物中的含量

菌菇	灰树花（50g）	2.7mg
鱼贝类	鲣鱼（3片生鱼片=60g）	14.4mg
	金枪鱼（赤身）（3片生鱼片=60g）	11.4mg
禽畜类	鸡胸肉（60g）	9.0mg
	鸡腿肉（60g）	5.1mg

想要有效摄入烟酸，不妨将调味清淡的味噌汤全部喝下。

烟酸的摄入标准（mgNE/天）（＊为适宜摄入量、（ ）内为可耐受最高摄入量）　※ 哺乳期额外增加量+3

年龄		0~5个月	6~11个月	1~2岁	3~5岁	6~7岁	8~9岁	10~11岁	12~14岁	15~17岁	18~29岁	30~49岁	50~64岁	65~74岁	75岁以上
推荐摄入量	男	2＊	3＊	6（60/15）	8（80/20）	9（100/30）	11（150/35）	13（200/45）	15（250/60）	17（300/70）	15（300/80）	15（350/85）	14（350/85）	14（300/80）	13（300/75）
	女	2＊	3＊	5（60/15）	7（80/20）	8（100/30）	10（150/35）	10（150/45）	14（250/60）	13（250/65）	11（250/65）	12（250/65）	11（250/65）	11（250/65）	10（250/60）

注：（ ）内，左边数值为烟酰胺量，单位为mg；右边数值为烟酸量，单位为mg。

缺乏&过量

＜缺乏＞摄入不足会引起皮炎、腹泻、精神障碍等。这一疾病在以烟酸含量较低的玉米为主食的国家发病率较高。此外，烟酸还被用于分解酒精，酒精依赖症患者容易缺乏烟酸。

＜过量＞大量摄入有时会引起面部与皮肤的短时间泛红，或恶心等消化器官症状。

日常饮食中的烟酸摄入来源 ➡ P.124

小知识 营养巧补充

除了鱼贝类和禽畜类，菌菇的烟酸含量也很可观。这种营养素容易在烹饪和保存的过程中流失，不过其易溶于水，炖煮后会流入汤汁中。此外，油炸肉类时，其中的烟酸会有20%~40%流失在烹饪油中。

维生素B₆

- ☐ 促进氨基酸的利用
- ☐ 保持皮肤与毛发的健康
- ☐ 与神经传导物质的合成有关

参与蛋白质的分解与再合成等

维生素B₆共有6种，分别是吡哆醇、吡哆醛、吡哆胺以及与磷酸结合的磷酸吡哆醇(PNP)、磷酸吡哆醛(PLP)、磷酸吡哆胺（PMP）。在消化过程中，磷酸会脱离，剩余的物质被小肠吸收。大多数被吸收的物质会进入肝脏，在那里它们会再次与磷酸结合，形成PLP。

维生素B₆会参与人体中蛋白质的分解与再合成（详见第96页），被用于产生能量以及合成神经传导物质（血清素、多巴胺、肾上腺素、组胺等）。此外，研究发现维生素B₆还与激素的功能相关。

● 维生素B₆的作用

维生素B₆作为辅酶会与叶酸、维生素B₁₂一起，参与氨基酸甲硫氨酸的代谢，具有调节血液中同型半胱氨酸浓度，降低心肌梗死与脑梗死等疾病的发病风险的作用。此外，维生素B₆还有助于缓解孕期的恶心、孕吐，以及经前期综合征（PMS）的效果。

富含维生素B₆的食物
每份食物中的含量

蔬菜	大蒜（1瓣=10g）	0.15mg
水果	香蕉（1根=100g）	0.38mg
水果	牛油果（1/2个=50g）	0.29mg
鱼贝类	金枪鱼（赤身）（3片生鱼片=60g）	0.51mg
禽畜类	鸡小胸（1块=60g）	0.37mg

当蛋白质的摄入量增多时，请有意识地多补充一些维生素B₆吧。

维生素B₆的摄入标准 (mg/天)（*为适宜摄入量、（）内为可耐受最高摄入量）

※ 孕期额外增加量 +0.2，哺乳期额外增加量 +0.3

年龄		0~5个月	6~11个月	1~2岁	3~5岁	6~7岁	8~9岁	10~11岁	12~14岁	15~17岁	18~29岁	30~49岁	50~64岁	65~74岁	75岁以上
推荐摄入量	男	0.2*	0.3*	0.5（10）	0.6（15）	0.8（20）	0.9（25）	1.1（30）	1.4（40）	1.5（50）	1.4（55）	1.4（60）	1.4（55）	1.4（50）	1.4（50）
推荐摄入量	女	0.2*	0.3*	0.5（10）	0.6（15）	0.7（20）	0.9（25）	1.1（30）	1.3（40）	1.3（45）	1.1（45）	1.1（45）	1.1（45）	1.1（40）	1.1（40）

缺乏&过量

<缺乏>维生素B₆的需要量会随着蛋白质摄入量的增加而上升。出现缺乏时，会出现湿疹、口角炎、舌炎、脂溢性皮炎等皮肤症状。此外，还可能引发贫血、痉挛、动脉硬化、脂肪肝等。

<过量>几乎不会出现过多症。不过研究表明，当连续数月保持每天几克的大剂量摄入时，会出现类似神经障碍的症状。

小知识 营养巧补充

谷类、蔬菜、水果、鱼类、禽畜类等多种食物中都含有维生素B₆。吃各种食物不仅能补充维生素B₆，还能补充与维生素B₆一同发挥作用的营养素，请保持均衡饮食吧。

日常饮食中的维生素B₆摄入来源 ➔ P.124

维生素B₁₂

□ 促进氨基酸的利用
□ 预防巨幼红细胞性贫血
□ 保持神经的健康

➡ 相关内容 P.237 贫血

需要量最少，食物中的含量也最少

维生素B₁₂是含有矿物质钴的维生素，又名钴胺素。维生素B₁₂由微生物产生，动物性食品中含有维生素B₁₂，而植物性食品则几乎不含这种物质。维生素B₁₂是需要量最小的维生素，也是食物中含量最少的维生素。

维生素B₁₂在胃部分解后会在十二指肠与胃壁细胞分泌的内因子糖蛋白结合，并被回肠的受体吸收。吸收后进入肝脏、末梢组织和器官中，作为辅酶发挥作用。

● 维生素B₁₂的作用

维生素B₁₂与氨基酸的代谢以及DNA的合成有关。缺乏维生素B₁₂会引发巨幼红细胞性贫血。当缺乏维生素B₁₂或叶酸时，DNA无法合成，体内会形成异常巨大的红细胞。这些巨大红细胞尚未发育完全就开始凋亡，从而引发造血功能障碍。

另外，维生素B₁₂能与叶酸、维生素B₆一起，将动脉硬化的危险因子——血液中同型半胱氨酸浓度控制在正常范围内。

富含维生素B₁₂的食物
每份食物中的含量

海藻	烤海苔（1片=3g）	1.7μg
鱼贝类	蛤蜊（8个=20g）	10.4μg
	蚬（20个=20g）	13.6μg
	秋刀鱼（1条=100g）	16.0μg
禽畜类	牛肝（60g）	31.8μg

鱼贝类富含维生素B₁₂。植物性食品中几乎不含这种成分。

维生素B₁₂的摄入标准（μg/天）（*为适宜摄入量）

※ 孕期额外增加量+0.4，哺乳期额外增加量+0.8

年龄		0~5个月	6~11个月	1~2岁	3~5岁	6~7岁	8~9岁	10~11岁	12~14岁	15~17岁	18~29岁	30~49岁	50~64岁	65~74岁	75岁以上
推荐摄入量	男	0.4*	0.5*	0.9	1.1	1.3	1.6	1.9	2.4	2.4	2.4	2.4	2.4	2.4	2.4
	女	0.4*	0.5*	0.9	1.1	1.3	1.6	1.9	2.4	2.4	2.4	2.4	2.4	2.4	2.4

缺乏&过量

<缺乏>因严格素食造成维生素B₁₂缺乏，可能会诱发巨幼红细胞性贫血、神经功能障碍、高同型半胱氨酸血症、抑郁症、慢性疲劳等。胃切除或胃酸分泌减少影响了维生素B₁₂的吸收也会引起缺乏症。有研究认为，胃酸分泌低下的老年人会因此患上阿尔茨海默病。

<过量>一般不会出现摄入过量。因为不能与胃部分泌的内因子相结合的维生素B₁₂是无法被人体吸收的。

小知识 营养巧补充

鱼贝类中富含维生素B₁₂，肉蛋奶等动物性食品中也含有这一营养素。其中，动物的肝脏中含量较高，如牛肝、猪肝、鸡肝等。素食主义者可以多吃一些烤海苔补充维生素B₁₂。

日常饮食中的维生素B₁₂摄入来源 ➡ P.125

叶酸

☐ 促进胎儿发育
☐ 防止恶性贫血
☐ 预防动脉硬化

相关内容 **P.237** 贫血

细胞增殖不可或缺的营养素

叶酸也是水溶性维生素B族维生素中的一员。通过饮食摄入的叶酸大部分是多谷氨酸型叶酸（与多个谷氨酸结合的形态）。消化酶会将其分解为单谷氨酸型（只带1个谷氨酸的形态）并经小肠吸收。吸收后会再次在体内合成为多谷氨酸型叶酸。

● 叶酸的作用

叶酸是参与核酸、氨基酸合成的辅酶。它是DNA、RNA的合成中必不可少的物质，因此也是细胞增殖过程中不可或缺的营养素。叶酸具有预防和治疗因DNA合成受阻引发的巨幼红细胞性贫血的功效，还能与维生素B_{12}一起发挥作用，预防高同型半胱氨酸血症。

正在备孕的女性应注意补充叶酸。孕早期是胎儿形成神经管的重要阶段。此时若缺乏叶酸，会增加胎儿神经管闭合受阻（引发如二分脊椎或无脑症等神经管发育不良造成的先天畸形）的风险。

富含叶酸的食物
每份食物中的含量

豆类	纳豆（1盒=40g）	48μg
蔬菜	菠菜（1/4把=50g）	105μg
	西蓝花（50g）	110μg
	王菜（1/2把=50g）	125μg
禽畜类	鸡肝（2串烤串=60g）	7800μg

不知道吃什么好，就选深色的叶菜吧。

叶酸的摄入标准（μg/天）（*为适宜摄入量、（ ）内为可耐受最高摄入量）

※ 孕期（孕中期）额外增加量 +240，孕期（孕晚期）额外增加量 +240，哺乳期额外增加量 +100

年龄		0~5个月	6~11个月	1~2岁	3~5岁	6~7岁	8~9岁	10~11岁	12~14岁	15~17岁	18~29岁	30~49岁	50~64岁	65~74岁	75岁以上
推荐摄入量	男	40*	60*	90（200）	110（300）	140（400）	160（500）	190（700）	240（900）	240（900）	240（900）	240（1,000）	240（1,000）	240（900）	240（900）
	女	40*	60*	90（200）	110（300）	140（400）	160（500）	190（700）	240（900）	240（900）	240（900）	240（1,000）	240（1,000）	240（900）	240（900）

◆ 缺乏&过量

<缺乏> 缺乏叶酸会使细胞分裂受阻，造血功能低下，引发神经功能障碍。出现高同型半胱氨酸血症，还会增加动脉硬化的风险。

<过量> 通常情况下，正常饮食不会造成摄入过量。因过量摄入加工食品、膳食补充剂造成单谷氨酸型叶酸摄入过量（单日超过5mg）可能会出现神经系统的症状。

日常饮食中的叶酸摄入来源 **P.125**

小知识 营养巧补充

叶酸如其名称所示，在植物的叶片中含量较高。此外，动物的肝脏、豆类等食物中也含有叶酸。这种成分易溶于水，烹饪时要注意控制加热时间。同时推荐吃一些可生食的蔬菜或纳豆来补充叶酸。

VITAMIN
水溶性维生素

维生素H

- ☐ 促进糖类与脂类的代谢
- ☐ 保持皮肤与毛发的健康
- ☐ 预防神经功能障碍

与糖类、脂类和蛋白质的代谢有关

维生素H是水溶性维生素B族维生素中的一员。食物中几乎所有的维生素H都以与磷酸相结合的形态存在于蛋白质中。胰腺分泌的维生素H酶会将其分解，以维生素H的形态进入小肠并被人体吸收。

● 维生素H的作用

经小肠吸收后，维生素H会再次与磷酸结合，存在于蛋白质中。后续既可以产生能量，又可以合成脂肪酸，或作为分解支链氨基酸的辅酶发挥作用。

维生素H最初被发现时主要用于预防皮炎。因为它与氨基酸的代谢相关，一旦缺乏，会影响构成皮肤的蛋白质的合成。

维生素H很容易与蛋清中的亲和素发生反应，形成稳定的结合。这会影响维生素H的吸收率。因此，虽说正常饮食通常不会引起维生素H的缺乏症，但还是建议不要每天吃生鸡蛋。

富含维生素H的食物
每份食物中的含量

豆类	黄豆粉 （2大勺=10g）	3.1μg
种子类	芝麻（熟） （1大勺=10g）	1.5μg
种子类	花生（熟） （10g）	11.0μg
禽畜类	鸡肝 （2串烤串=60g）	138.0μg
蛋类	鸡蛋（1个=50g）	12.0μg

一般不会出现缺乏。

维生素H的摄入标准（μg/天）

※ 孕期额外增加量+50，哺乳期额外增加量+50

年龄		0~5个月	6~11个月	1~2岁	3~5岁	6~7岁	8~9岁	10~11岁	12~14岁	15~17岁	18~29岁	30~49岁	50~64岁	65~74岁	75岁以上
适宜摄入量	男	4	5	20	20	30	30	40	50	50	50	50	50	50	50
	女	4	5	20	20	30	30	40	50	50	50	50	50	50	50

缺乏＆过量

<缺乏>维生素H由肠道细菌生成，通常不会出现缺乏，但吃太多蛋清可能会引发维生素H缺乏症。此外，患有无法代谢维生素H的疾病、人工透析以及长期服用抗痉挛药物可能会造成缺乏症。摄入不足后的症状有皮炎、脱发、食欲不振、恶心等。

<过量>维生素H是水溶性维生素，过量摄入会随尿液排出。

小知识 营养巧补充

豆类、坚果等富含维生素H，推荐用这类食材做成凉拌菜或当零食来吃。想要充分补充维生素H，请不要吃生鸡蛋，尽量做成全熟蛋来享用吧。

维生素B₅

□ 促进糖类与脂类产生能量
□ 合成脂肪酸
□ 维持生长发育与身体健康

作为辅酶A的原料在全身各处发挥作用

维生素B₅是水溶性维生素B族维生素的一员，又称"泛酸"。很多食物均含有维生素B₅，一般不会出现缺乏症。

维生素B₅很少单独存在于食物中，多以辅酶的形态出现。它会在消化道中被分解为维生素B₅并被人体所吸收。吸收后会在人体中转变为辅酶A，这种辅酶成分与多种生化反应有关，能促进糖类产生能量，也会参与脂肪酸的合成。

● 维生素B₅的作用

在三羧酸循环中，维生素B₅作用于乙酰辅酶A和琥珀酰CoA，促进糖类释放能量。另外，维生素B₅还会参与脂肪酸、磷脂、胆固醇的合成。

胆固醇是肾上腺皮质激素（调节生理机能不可或缺的激素）的原材料。辅酶A在胆固醇的合成中也是必不可少的要素。

富含维生素B₅的食物
每份食物中的含量

谷类	糙米饭（1小碗=150g）	0.98mg
豆类	碎纳豆（1盒=40g）	1.71mg
	纳豆（1盒=40g）	1.44mg
禽畜类	鸡肝（2串烤串=60g）	6.00mg
乳制品	牛奶（1杯=200mL）	1.16mg

无须担心摄入不足，不用刻意吃富含维生素B₅的食物。

维生素B₅的摄入标准 (mg/天)   ※ 孕期5，哺乳期6

年龄		0~5个月	6~11个月	1~2岁	3~5岁	6~7岁	8~9岁	10~11岁	12~14岁	15~17岁	18~29岁	30~49岁	50~64岁	65~74岁	75岁以上
适宜摄入量	男	4	5	3	4	5	6	6	7	7	5	5	6	6	6
	女	4	5	4	4	5	5	6	6	6	5	5	5	5	5

缺乏＆过量

<缺乏>通过肠道细菌合成，且很多食物中都含有这一成分，通常不会出现缺乏。因某些原因导致体内缺乏辅酶A时，会出现体重减轻、手脚麻木、头痛、疲劳、腹泻、食欲不振等身体不适。

<过量>因其易溶于水，目前没有研究发现过量摄入维生素B₅会引发健康问题。

小知识 营养巧补充

谷类、豆类、坚果、蔬菜、水果、菌菇、海藻、禽畜类、鱼贝类、鸡蛋、乳制品等食物中都含有维生素B₅。不用刻意补充也能摄入足量的维生素B₅，最佳补充方法就是不要挑食。

日常饮食中的维生素B₅摄入来源 → P.125

维生素C

☐ 清除活性氧
☐ 与胶原蛋白等的合成有关
☐ 促进铁的吸收

强大的抗氧化力能够保护身体

许多动物可以在体内以葡萄糖为原料合成维生素C，不过人类不具备这种能力，只能通过饮食补充。

维生素C可分为还原型的抗坏血酸与氧化型的脱氢抗坏血酸。在小肠被人体吸收后，可以促进体内的多种氧化还原反应（物质与氧原子结合或失去氢原子、电子的反应叫作氧化，与其相反过程则被称为还原）。

还原型抗坏血酸能清除造成细胞氧化的物质活性氧，还能促进维生素E的再生，具有强大的抗氧化作用。因为这一性质，维生素C常被作为食品添加剂（抗氧化剂）使用。

● 维生素C的作用

可将非血红素铁转换为更易吸收的亚铁离子。生成皮肤中的胶原蛋白时，必须有酶的参与，而铁离子则是这种酶的组成部分。维生素C通过防止铁离子的氧化，促进胶原蛋白的生成。此外，维生素C还能抑制脂类过氧化物的生成，预防动脉硬化引发的相关疾病（脑卒中、心肌梗死等）。

富含维生素C的食物
每份食物中的含量

薯类	土豆（煮） （1小个=100g）	18mg
蔬菜	红彩椒 （1个=40g）	68mg
	西蓝花（煮） （50g）	27mg
水果	奇异果（黄芯） （1/2个=50g）	70mg
	草莓（3个=50g）	31mg

通常被认为富含维生素C的食物柠檬汁（50mL ≒ 50g）中的含量其实只有25mg。

维生素C的摄入标准 (mg/天) （＊为适宜摄入量）

※ 孕期额外增加量+10，哺乳期额外增加量+45

年龄		0~5个月	6~11个月	1~2岁	3~5岁	6~7岁	8~9岁	10~11岁	12~14岁	15~17岁	18~29岁	30~49岁	50~64岁	65~74岁	75岁以上
推荐摄入量	男	40*	40*	40	50	60	70	85	100	100	100	100	100	100	100
	女	40*	40*	40	50	60	70	85	100	100	100	100	100	100	100

缺乏&过量

<缺乏>缺乏维生素C就无法合成胶原蛋白，而这种成分主要用于构成肌肉、血管、软骨和筋腱等组织。长期缺乏维生素C会引发坏血病，出现体重减轻、肌肉流失、身体钝痛、出血、牙齿脱落等症状。

<过量>易溶于水，基本会随尿液排出。服用膳食补充剂大量补充可能会对肾脏造成负担，引发肾功能低下，需要特别注意。

日常饮食中的维生素C摄入来源 ↻ P.125

小知识 营养巧补充

维生素C是一种容易遭到破坏的物质。建议趁蔬果新鲜时尽早享用。薯类中的维生素C受热也不容易被破坏。此外，柿子椒的颜色不同，其维生素C含量也不同，其中红彩椒的含量最为丰富。

从饼形图中能获取哪些信息？

本书中的饼形图是根据日本的《国民健康营养调查（2019年）》的结果制作的。调查结果得出的各食品群的单日摄入量如右表所示。饼形图根据这一结果，将各营养素摄入来源的食品群在该营养素整体摄入量中的占比进行了图表化。

通过这些饼形图可知，当我们通过饮食获取营养时，即便每100g食物或每份食物的某种营养素含量较高，也不意味着这种食物就是该营养素的第一摄入来源。比如，在多种维生素的摄入来源中，谷类均名列前茅。这是因为谷类是亚洲人的主食，摄入量相较于其他食品群更多，所以才会成为多种营养素的主要摄入来源。请结合本书中"富含的食物"一栏中的相关数据进行综合参考。

食物	摄入量（g）
谷类	410.7
薯类	50.2
砂糖、甜味剂	6.3
豆类	60.6
种子类	2.5
蔬菜	269.8
水果	96.4
菌菇	16.9
海藻	9.9
鱼贝类	64.1
禽畜类	103.0
蛋类	40.4
乳制品	131.2
油脂类	11.2
糕点类	25.7
嗜好性饮料	618.5
调料、辛香料	62.5

维生素A →P.104

摄入来源的食品

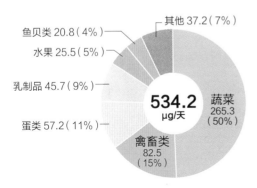

鱼贝类 20.8（4%）
水果 25.5（5%）
乳制品 45.7（9%）
蛋类 57.2（11%）
其他 37.2（7%）
蔬菜 265.3（50%）
禽畜类 82.5（15%）

534.2
μg/天

日本人摄入的维生素A有一半来自蔬菜。每天的蔬菜摄入目标量是350g，其中黄色和深绿色蔬菜应占三分之一。为了避免蔬菜摄入不足，可以将切好的蔬菜装入食品保鲜袋中冷冻保存，让每天的烹饪变得更轻松。

维生素D →P.106

摄入来源的食品

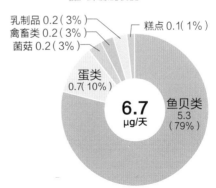

乳制品 0.2（3%）
禽畜类 0.2（3%）
菌菇 0.2（3%）
糕点 0.1（1%）
蛋类 0.7（10%）
鱼贝类 5.3（79%）

6.7
μg/天

日本人摄入的维生素D中，约八成来自鱼贝类。日本是个岛国，很容易采集海产品，但因处理不便与价格问题，鱼贝类很少出现在普通家庭的餐桌上。不妨吃一些金枪鱼罐头等鱼贝类的罐头，或有意识地多吃一些菌菇来补充维生素D。

维生素E →P.108

摄入来源的食品

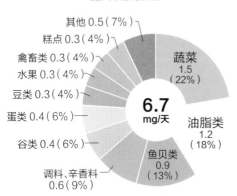

其他 0.5（7%）
糕点 0.3（4%）
禽畜类 0.3（4%）
水果 0.3（4%）
豆类 0.3（4%）
蛋类 0.4（6%）
谷类 0.4（6%）
调料、辛香料 0.6（9%）
蔬菜 1.5（22%）
油脂类 1.2（18%）
鱼贝类 0.9（13%）

6.7
mg/天

日本人的维生素E摄入来源中，占比最高的是蔬菜，其次是油脂类和鱼贝类。因为多种食物都含有维生素E，所以不会出现缺乏的情况。不挑食，均衡摄入多种食物就能很好地满足维生素E的摄入需求。

维生素K →P.110

摄入来源的食品

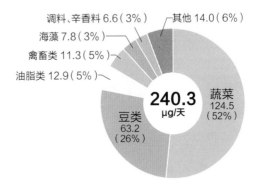

调料、辛香料 6.6（3%）
海藻 7.8（3%）
禽畜类 11.3（5%）
油脂类 12.9（5%）
其他 14.0（6%）
蔬菜 124.5（52%）
豆类 63.2（26%）

240.3
μg/天

叶菜富含维生素K，一半以上的维生素K摄入来自蔬菜。其次是豆类，其中就包括含有大量维生素K的纳豆。充分补充维生素K时，可以有意识地多吃叶菜和纳豆。

＊每种食品的占比四舍五入后保留到小数点后一位，百分比合计可能不是100%。

123

维生素B₁ →P.112

摄入来源的食品

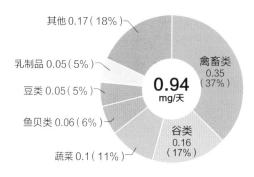

其他 0.17（18%）
乳制品 0.05（5%）
豆类 0.05（5%）
鱼贝类 0.06（6%）
蔬菜 0.1（11%）
禽畜类 0.35（37%）
0.94 mg/天
谷类 0.16（17%）

　　维生素B₁的摄入来源中，占比最高的是禽畜类（尤其是猪肉）。其次较多的是每天吃的主食谷类。维生素B₁含量不丰富的食物，如果每次吃的量较多或频繁摄入，也会增加整体的摄入量。

维生素B₂ →P.114

摄入来源的食品

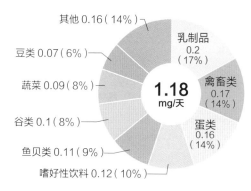

其他 0.16（14%）
豆类 0.07（6%）
蔬菜 0.09（8%）
谷类 0.1（8%）
鱼贝类 0.11（9%）
嗜好性饮料 0.12（10%）
乳制品 0.2（17%）
禽畜类 0.17（14%）
蛋类 0.16（14%）
1.18 mg/天

　　维生素B₂的摄入来源中，占比最高的是乳制品。牛奶和酸奶饮用方便，不仅能轻松补充维生素，它们还是蛋白质与钙的摄入来源。推荐每天都吃一些乳制品。

烟酸 →P.115

摄入来源的食品

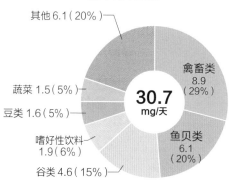

其他 6.1（20%）
蔬菜 1.5（5%）
豆类 1.6（5%）
嗜好性饮料 1.9（6%）
谷类 4.6（15%）
禽畜类 8.9（29%）
30.7 mg/天
鱼贝类 6.1（20%）

　　烟酸主要摄入来源是富含优质蛋白质的禽畜类及鱼贝类。作为主食吃的谷类中也含有这一营养素。理想的饮食是每餐都吃主食、含禽畜类或鱼类的主菜和蔬菜做成的副菜。

维生素B₆ →P.116

摄入来源的食品

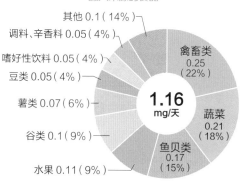

其他 0.1（14%）
调料、辛香料 0.05（4%）
嗜好性饮料 0.05（4%）
豆类 0.05（4%）
薯类 0.07（6%）
谷类 0.1（9%）
水果 0.11（9%）
禽畜类 0.25（22%）
蔬菜 0.21（18%）
鱼贝类 0.17（15%）
1.16 mg/天

　　禽畜类、蔬菜和鱼贝类中的维生素B₆占全部摄入量的一半。此外，很多食物都含有维生素B₆，摄入来源也多种多样。想要避免摄入不足，最好的办法就是均衡饮食，不挑食。

维生素B₁₂ →P.117

摄入来源的食品

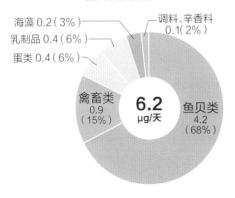

海藻 0.2（3%）
乳制品 0.4（6%）
蛋类 0.4（6%）
调料、辛香料 0.1（2%）
禽畜类 0.9（15%）
鱼贝类 4.2（68%）

6.2 μg/天

除了部分海藻（海苔等）含有维生素B₁₂，其他植物性食品不含这种营养素。其主要的摄入来源是鱼贝类。其中，贝类中的含量尤为丰富。蛤蜊、蚬可以吐沙后冷冻保存，做菜时随取随用，十分方便。

叶酸 →P.118

摄入来源的食品

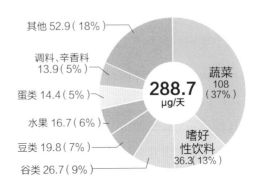

其他 52.9（18%）
调料、辛香料 13.9（5%）
蛋类 14.4（5%）
水果 16.7（6%）
豆类 19.8（7%）
谷类 26.7（9%）
蔬菜 108（37%）
嗜好性饮料 36.3（13%）

288.7 μg/天

叶酸是植物的叶片中含量较多的营养素，因此，最大的摄入来源是蔬菜，其次是茶饮等嗜好性饮料。深色叶菜除了叶酸，还富含其他维生素、矿物质，也能补充膳食纤维。请多吃深色叶菜吧。

维生素B₅ →P.120

摄入来源的食品

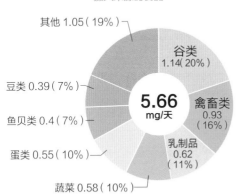

其他 1.05（19%）
豆类 0.39（7%）
鱼贝类 0.4（7%）
蛋类 0.55（10%）
蔬菜 0.58（10%）
谷类 1.14（20%）
禽畜类 0.93（16%）
乳制品 0.62（11%）

5.66 mg/天

维生素B₅，又称"泛酸"，意思是"到处都有"，其摄入来源比例比较平均也很好地反映了这种营养素的特点。谷类占比最高是因为每餐都会吃。主食是饮食的基础。日常饮食中，主食的比重占到一半，更容易确保营养的均衡摄入。

维生素C →P.121

摄入来源的食品

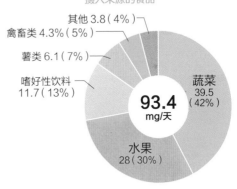

其他 3.8（4%）
禽畜类 4.3%（5%）
薯类 6.1（7%）
嗜好性饮料 11.7（13%）
蔬菜 39.5（42%）
水果 28（30%）

93.4 mg/天

富含维生素C的蔬菜与水果在摄入来源中占据一大半。想要高效补充维生素C，推荐吃时令的新鲜蔬果。因为蔬果在采收后维生素C会逐渐流失，所以购买后请尽快享用。

＊每种食品的占比四舍五入后保留到小数点后一位，百分比合计可能不是100%。

125

什么是矿物质

调节体内的各种生理机能

地球上共有118种元素，其中构成人体的主要元素共有4种，分别是碳（C）、氢（H）、氧（O）、氮（N）。矿物质是这4种元素以外的其他元素的总称，又被称为无机质。它们有的是构成牙齿与骨骼的原料，有的则是血液、体液、激素以及酶的组成部分，是负责调节体内各种生理机能不可或缺的重要成分。

人体无法自行生成矿物质，为此我们必须通过食物摄入矿物质。如果摄入不足会引起缺乏症，而摄入过量又有过多症的危险。另外，各种矿物质在体内的吸收与作用具有相互影响的特点。综上所述，矿物质摄入过多或太少都会引发健康问题，因此，均衡摄入十分重要。

人体不可或缺的必需矿物质

人体不可或缺的16种矿物质（钠、钾、钙、镁、磷、硫、氯、铁、锌、铜、锰、碘、硒、铬、钼、钴）被称为必需矿物质。《日本人的膳食摄入标准（2020年）》中明确了每日应确保的矿物质摄入量（其中没有涉及硫、氯、钴3种元素）。

根据摄入量分为常量元素与微量元素

必需矿物质可分为常量元素与微量元素。单日摄入量超过100mg的是常量元素，而不足100mg的则被称为微量元素。

常量元素有钠、钾、钙、镁、磷、硫、氯。这几种元素在人体中的含量较高，每日所需的摄入量也相对较高。

微量元素有铁、锌、铜、锰、碘、硒、铬、钼、钴。虽然这些元素在人体中的含量及每日所需的摄入量都很少，但它们是维持人体的正常生理机能必不可少的元素。

[摄入多少才达标?]

矿物质中,相较于其他元素,钠(食盐当量)的摄入量较多。在日常饮食中要注意调味清淡,巧妙运用辛香料等,控制钠的摄入量。

钙与镁是容易出现摄入不足的矿物质。乳制品富含钙,而未经精制的谷类则富含镁。

在微量元素的摄入中,值得关注的是铁。尤其是有月经的女性,每月经期的出血(经血)会造成铁的流失,更容易出现缺铁。请有意识地吃红肉和赤身鱼、绿叶菜等食物,充分补铁。

警惕食盐摄入过量

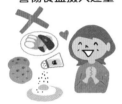

平均摄入量在饮食摄入标准中的占比

按摄入标准*为100计算

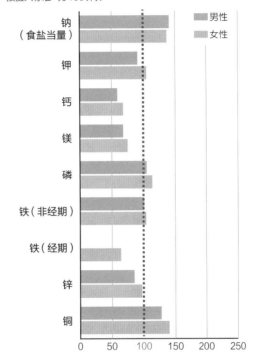

男性
女性

钠(食盐当量)
钾
钙
镁
磷
铁(非经期)
铁(经期)
锌
铜

0　50　100　150　200　250

*食盐当量为每日目标量,其他均为推荐摄入量或适宜摄入量。

[人体中矿物质的比例]

	矿物质	%
常量元素	钙	50.8
	磷	29.4
	钾	6.7
	硫	5.1
	氯	3.7
	钠	2.9
	镁	1.1
微量元素	铁	0.2
	其他	0.1

矿物质在总体比重中约占4%。
其中超过99%都是常量元素,
微量元素不足1%。

引自：东京化学同人《新标准营养、食物系列5 食品学 食品成分与功能》(第2版)P64

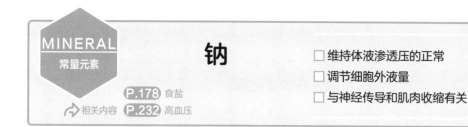

几乎所有的钠都来自盐

钠是人体中含量较多的矿物质之一。通过饮食摄入的钠会被小肠吸收，其中超过90%会经尿液排出体外。在体内，几乎所有的钠都存在于细胞外液（细胞外侧的体液，如血浆、淋巴液、细胞间质液等）中。

钠与氯相结合就是盐（氯化钠）。人体中的钠几乎都是从食盐摄入的。尤其是日本人，日常习惯使用味噌、酱油等含盐较高的调料。为此，日本人很少会出现钠或氯的摄入不足，反而是过量摄入引发的高血压问题受到广泛关注。

辅助神经传导和肌肉收缩，调节糖的吸收

钠在细胞之间的细胞间质液与血液的血浆中的含量较多。能辅助神经传导和肌肉伸缩，还具有调节糖类吸收的作用。

此外，钠能维持细胞内的渗透压（保持细胞内外侧浓度的机制），还有调节体内水分分布的作用。比如，当钠的摄入量增多时，细胞外液的浓度会增高。于是为了降低浓度，细胞外液中的水分也会相应增加。结果就是在血管中流淌的血液量增加，压迫血管壁导致血压上升。

为此，在预防和改善高血压时，首先必须减少食盐的摄入。如果减盐后感觉菜肴吃起来没有滋味，推荐加入一些鲜味或酸味等其他味道调味，或是撒入香草或辛香料增加香气。另外，还可以多吃一些富含钾的食物。钾分布于细胞内液中，具有调节其浓度的作用，能促进钠经尿液排出体外。

在炎热的夏季，大量出汗会使体内的钠大量流失。此时要注意补充盐分。

小知识 营养巧补充

控制钠摄入最有效的解决方法就是"习惯清淡调味"。请有意识地控制盐、酱油、味噌等调料的使用量。可使用以减盐为卖点的产品，也可以每次只减少一点点用量，这样做不容易察觉出味道上的变化，能帮助我们逐渐习惯清淡的味道。

另外，还可以将咸味较重的食材作为调料使用。比如，只需要把盐鲑鱼捣碎，与煮熟捣成大块的土豆一起搅拌，就是一道土豆沙拉。小银鱼干撒入沙拉中再淋一些喜欢的油，也能代替沙拉汁用于调味。

将面包或面条作为主食的人，只需要将这些食物替换成米饭就能轻松减盐。

富含钠的食物
每份食物中的含量（mg）

		含量
谷类	吐司面包（厚切1片=72g）	338（0.8）
谷类	即食中式面条（非油炸1袋=85g）	2295（5.8）
蔬菜	米糠腌白萝卜（2片=20g）	300（0.7）
水果	梅干（盐渍）（1个=10g）	720（1.8）
鱼贝类	小银鱼（30g）	510（1.2）
鱼贝类	盐鲑鱼（1块=60g）	432（1.0）
禽畜类	小香肠（3根=60g）	444（1.1）
调料	味噌（1大勺=18g）	882（2.2）
调料	浓口酱油（1大勺=18g）	1026（2.6）

＊（ ）为食盐当量（g）

面包和面条中含有较多的钠。为了减少通过主食摄入钠，推荐主食吃米饭。不论是精白米饭、胚芽米饭还是糙米饭（1小碗=150g），其中的钠含量都仅为1mg（食盐当量0g）。

钠的摄入标准（mg/天）（＊为适宜摄入量，（ ）为食盐当量（g/天））

※孕期（6.5以下），哺乳期（6.5以下）

年龄		0~5个月	6~11个月	1~2岁	3~5岁	6~7岁	8~9岁	10~11岁	12~14岁	15~17岁	18~29岁	30~49岁	50~64岁	65~74岁	75岁以上
每日目标量	男	100＊（0.3）	600＊（1.5）	（3.0未满）	（3.5未满）	（4.5未满）	（5.0未满）	（6.0未满）	（7.0未满）	（7.5未满）	（7.5未满）	（7.5未满）	（7.5未满）	（7.5未满）	（7.5未满）
每日目标量	女	100＊（0.3）	600＊（1.5）	（3.0未满）	（3.5未满）	（4.5未满）	（5.0未满）	（6.0未满）	（6.5未满）	（6.5未满）	（6.5未满）	（6.5未满）	（6.5未满）	（6.5未满）	（6.5未满）

如果摄入不足……

严重腹泻、呕吐或大量出汗又没有及时补充盐分，会出现食欲低下和痉挛等症状。夏季特别容易引发中暑。不过，在通常情况下，日常饮食中基本不会缺钠。

如果摄入过量……

较为熟悉的过量摄入问题有增加高血压和胃癌的发病风险。因为细胞外液的增加，还会出现水肿。调味较重的饮食会让人在不知不觉中摄入过量的食盐。请注意保持口味清淡。

日常饮食中的钠摄入来源 ➡ P.147

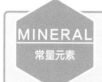

相关内容 P.232 高血压

MINERAL
常量元素

钾

☐ 保持血压正常
☐ 调节细胞内液总量
☐ 与神经传导和肌肉收缩有关

调节体液，保持健康状态

人体的细胞内液与细胞外液中（详见第29页）含有的电解质（如钠、钾、钙、镁等溶于水会形成阳离子和阴离子的物质）互不相同。细胞内液含钾（K^+）较多，细胞外液中含钠（Na^+）较多。

细胞膜上的钠钾泵负责维持细胞内侧与外侧的浓度。钠钾泵的作用是当钠进入细胞内，会相应地将一部分钠排出细胞外，而细胞外的钾增多时又会让一些钾进入细胞内。

钾被小肠吸收后，会运送到全身的细胞中，几乎全部进入细胞内侧。钾在细胞内可以维持细胞内侧的水分。

另外，钾还能与钠一起保持维持体液的渗透压、酸碱平衡，保持体内稳态（恒常性）以守护全身健康。

保持细胞、神经、肌肉的正常功能

钾是维持细胞、神经、肌肉功能正常所不可或缺的必需矿物质。钾和钠经肾脏代谢后会进入尿液并被排出体外。这时，如果体内的钾较多，就能抑制肾脏再次将钠吸收，促进钠的排出。充分补充钾，可预防和改善因钠过量而引发的高血压。

话虽如此，过量摄入钠仍会造成一些疾病的发病率增高，最重要的还是要在日常生活中注意减盐。为了身体健康，理想的做法是一边注意控制钠的摄入量，一边增加钾的摄入量，并保持良好的钾钠平衡。

许多食物中都含有钾。蔬菜、水果、薯类、海藻、豆类、禽畜类、鱼贝类等食物含钾量较高，只要有了注意补充的意识，就能轻松提高摄入量。

小知识 营养巧补充

摄入钾时需要注意的是，钾具有易溶于水的特点，容易流失在汤汁中，汆烫蔬菜时建议加入少量水之后加盖，用类似蒸的方式加热，可以减少营养流失，还可以巧妙使用微波炉加热。

西蓝花汆烫后，49%的钾会流失。使用微波炉烹饪就能几乎保留全部营养。

推荐做成汤菜，连汤带菜一起吃，有助于摄入全部营养素，比如做成加入了大量蔬菜的味噌汤。水果切开后直接吃，可以减少营养流失。因此，请每天吃一些水果吧。

另外，为了补充钾而购买蔬菜水果时，可以多买一种或多买几个。通过多买一些的行为，也能提高补充这种营养素的意识。

富含钾的食物
每份食物中的含量（mg）

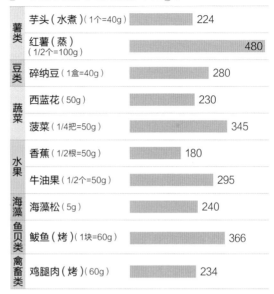

	食物	含量(mg)
薯类	芋头（水煮）(1个=40g)	224
薯类	红薯（蒸）(1/2个=100g)	480
豆类	碎纳豆（1盒=40g）	280
蔬菜	西蓝花（50g）	230
蔬菜	菠菜（1/4把=50g）	345
水果	香蕉（1/2根=50g）	180
水果	牛油果（1/2个=50g）	295
海藻	海藻松（5g）	240
鱼贝类	鲅鱼（烤）(1块=60g)	366
禽畜类	鸡腿肉（烤）(60g)	234

水果和沙拉等能生食的食物建议生吃。切开后再清洗，营养成分容易流失，请将蔬果清洗干净后再切开食用吧。

钾的摄入标准 (mg/天) (*为适宜摄入量)

※ 孕期2600以上，哺乳期2600以上

年龄		0~5个月	6~11个月	1~2岁	3~5岁	6~7岁	8~9岁	10~11岁	12~14岁	15~17岁	18~29岁	30~49岁	50~64岁	65~74岁	75岁以上
每日目标量	男	400*	700*	900*	1,000* 1,400以上	1,300* 1,800以上	1,500* 2,000以上	1,800* 2,200以上	2,300* 2,400以上	2,700* 3,000以上	2,500* 3,000以上	2,500* 3,000以上	2,500* 3,000以上	2,500* 3,000以上	2,500* 3,000以上
每日目标量	女	400*	700	900*	1,000* 1,400以上	1,200* 1,800以上	1,500* 2,000以上	1,800* 2,000以上	1,900* 2,400以上	2,000* 2,600以上	2,000* 2,600以上	2,000* 2,600以上	2,000* 2,600以上	2,000* 2,600以上	2,000* 2,600以上

如果摄入不足……

正常饮食不会引起缺钾，出现持续性的呕吐、腹泻或大量出汗会引发人体缺钾。另外服用利尿的药物也会造成钾的流失。缺乏会出现食欲不振、肌肉力量低下、心律不齐等症状。

如果摄入过量……

患有肾病等疾病使得钾无法顺利排出，会诱发高钾血症。其症状为疲劳感、心律不齐等。健康人的血清钾浓度会保持在一定范围内，通常不会出现过多症。

日常饮食中的钾摄入来源 P.147

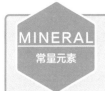

钙

☐ 强健骨骼与牙齿
☐ 与肌肉收缩有关
☐ 负责神经细胞的信息传导

相关内容 P.26 骨骼与钙

99%的钙在骨骼与牙齿中

钙是体内含量最多的矿物质。通过饮食摄入的钙经小肠被人体吸收，成人的吸收率一般为25%~30%。发育期、孕期与哺乳期等特殊时期，人体对钙的需求量更大，吸收率也会有所提高。此外，某些特定的食品成分（维生素D、乳糖、乳酸、酪蛋白磷酸肽、赖氨酸和精氨酸）也能提高钙的吸收率。相反，衰老、绝经、部分食品成分（过量的磷、膳食纤维、草酸、植酸）会降低钙的吸收率。

钙被人体吸收后，约99%被用于构成骨骼和牙齿，剩余部分则存在于血液等细胞外液中。血液中的钙离子浓度通过活性维生素D（详见第106页）进行调节。当某些原因造成血钙浓度下降时，甲状旁腺激素（PTH）会生成活性维生素D，以提高钙的吸收率。

钙在骨形成和骨吸收的反复过程中储存于骨骼中

骨骼可以储存钙。人体会反复进行骨形成（钙转变为骨骼）与骨吸收（钙从骨骼中流出），在动态中保持一定的骨量。

在生长发育期，骨形成比骨吸收更为旺盛，因此，骨量会有所增加。从青春期到20岁前后，人体的骨量达到最大值。之后，随着年龄的增长，骨吸收逐渐超越骨形成，骨量也随之逐渐减少。

女性在绝经后，雌性激素中的雌激素（能激活促进骨形成的细胞）分泌量骤降，使得骨吸收作用陡然增强，骨量大幅度减少。为此，相较于男性，女性更容易罹患骨质疏松症。这种疾病会使骨骼变脆，增加骨折的风险。想要预防骨质疏松症，最重要的是在实际骨量开始减少前，从生长发育期就注意保证营养的摄入，补充足量的钙，提高最大骨量。

小知识 营养巧补充

牛奶、乳制品、小银鱼干、豆制品、坚果、海藻等都富含钙。大量摄入钙会降低其吸收率，相比在一餐中大量补充，少量多次补钙更容易吸收。

维生素D与钙的吸收息息相关。缺少维生素D容易诱发缺钙。能带骨一起吃的小鱼干既富含钙又含有维生素D，是非常优质的补钙食材。可以将小鱼干捣碎做成拌饭料，撒在米饭或沙拉中享用。另外，加工食品中含量较高的磷、菠菜等蔬菜中的草酸和糙米中的植酸会阻碍钙的吸收，想要提高钙的吸收率，请注意避免过量摄入上述食物。

富含钙的食物
每份食物中的含量（mg）

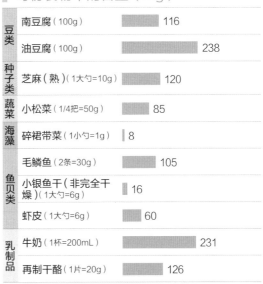

豆类	南豆腐（100g）	116
	油豆腐（100g）	238
种子类	芝麻（熟）(1大勺=10g)	120
蔬菜	小松菜（1/4把=50g）	85
海藻	碎裙带菜（1小勺=1g）	8
鱼贝类	毛鳞鱼（2条=30g）	105
	小银鱼干（非完全干燥）(1大勺=6g)	16
	虾皮（1大勺=6g）	60
乳制品	牛奶（1杯=200mL）	231
	再制干酪（1片=20g）	126

通过牛奶和乳制品补钙不仅方便易行，吸收率也比其他食品高。请每天都吃一些乳制品吧。

钙的摄入标准 （μg/天）（*为适宜摄入量、（）内为可耐受最高摄入量）

年龄	0~5个月	6~11个月	1~2岁	3~5岁	6~7岁	8~9岁	10~11岁	12~14岁	15~17岁	18~29岁	30~49岁	50~64岁	65~74岁	75岁以上
推荐摄入量 男	200*	250*	450	600	600	650	700	1,000	800	800(2,500)	750(2,500)	750(2,500)	750(2,500)	700(2,500)
女	200*	250*	400	550	550	750	750	800	650	650(2,500)	650(2,500)	650(2,500)	650(2,500)	600(2,500)

如果摄入不足……

钙对于保持骨骼和牙齿的健康至关重要。小儿缺钙会诱发佝偻病，成人缺钙则会患上软骨病，而老年人缺钙则会导致骨质疏松症。此外，缺钙会对肌肉收缩、神经传导、血液凝固等生理机能造成负面影响。

如果摄入过量……

钙过量摄入会引发高钙血症、尿路结石、铁或锌的吸收困难、便秘等。正常饮食不会造成钙摄入过量，无须担心。服用膳食补充剂时，则需注意避免摄入过量的问题。

日常饮食中的钙摄入来源 → P.147

镁

☐ 参与体内酶促反应
☐ 与肌肉收缩有关
☐ 负责神经细胞的信息传导

过量补钙会阻碍镁的吸收

人体中的镁有50%~60%以磷酸镁的形式储存在骨骼中，还有20%~30%以镁离子（Mg^{2+}）的形式分布于肌肉中。剩余的镁分布在大脑、神经组织和血液之中，人体会调节血清镁浓度，将其保持在一定范围之内。体内的镁含量降低时，会通过增加肾脏的重吸收量或从骨骼中释放一部分的方式来保持稳定的血清镁浓度。

饮食摄入的镁几乎全部被小肠（空肠和回肠）吸收，摄入过量吸收率会下降，相反，摄入量较小时，吸收率会相应提高。

另外，过量补钙会阻碍镁的吸收。较为理想的钙镁摄入比例是2：1。维生素D与镁的吸收率有关，补充镁的同时摄入维生素D，能促进镁的吸收。

作为人体酶反应的辅酶发挥作用

镁分布在全身多种细胞之中，是超过300种酶反应的辅酶。换言之，镁与人体中的多种化学反应息息相关。它不仅能保护骨骼、牙齿，还能传导神经信息，调节肌肉收缩，参与蛋白质合成、能量代谢、体液调节、激素分泌等，功能十分广泛。

另外，虽然目前尚无明确的研究成果，不过有研究指出长期持续缺镁会增加骨质疏松症及糖尿病、心血管疾病等生活方式病的发病风险。今后，为了预防生活方式病，营养学会可能会增加镁的每日目标量。

顺带一提，现在人们常常将氧化镁作为治疗便秘的药物服用（镁的氧化物）。它能够在肠道中吸收水分，让大便变软，从而缓解便秘。

小知识 营养巧补充

镁是叶绿素的主要成分，因此在深绿色蔬菜中含量较为丰富。请有意识地多吃菠菜、西蓝花等黄色和深绿色蔬菜。

此外，坚果、豆制品、未经精制的谷类（杂粮或糙米等）中的镁含量也较为可观。

芝麻可以加入任何菜肴中作为点缀。请在白灼蔬菜、米饭和味噌汤等餐品中撒入一小撮芝麻增添风味吧。

豆腐在生产的过程中，加入的"卤水（凝固剂）"不同，其含有的矿物质也有所不同。想要吃豆腐补镁，就选择使用氯化镁为主要成分的凝固剂做出的豆腐吧。购买食品时，请确认商品外包装的食品成分表。

富含镁的食物
每份食物中的含量（mg）

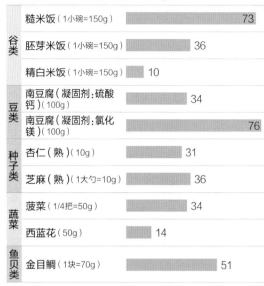

分类	食物	含量
谷类	糙米饭（1小碗=150g）	73
谷类	胚芽米饭（1小碗=150g）	36
谷类	精白米饭（1小碗=150g）	10
豆类	南豆腐（凝固剂:硫酸钙）（100g）	34
豆类	南豆腐（凝固剂:氯化镁）（100g）	76
种子类	杏仁（熟）（10g）	31
种子类	芝麻（熟）（1大勺=10g）	36
蔬菜	菠菜（1/4把=50g）	34
蔬菜	西蓝花（50g）	14
鱼贝类	金目鲷（1块=70g）	51

镁是海水中所含的矿物质，因此海产品中的镁含量十分可观。请有意识地多吃鱼类、贝类和海藻等海产品吧。

镁的摄入标准 （mg/天）（*为适宜摄入量）

※ 孕期额外增加量 +40

年龄	0~5个月	6~11个月	1~2岁	3~5岁	6~7岁	8~9岁	10~11岁	12~14岁	15~17岁	18~29岁	30~49岁	50~64岁	65~74岁	75岁以上
推荐摄入量 男	20*	60*	70	100	130	170	210	290	360	340	370	370	350	320
推荐摄入量 女	20*	60*	70	100	130	160	220	290	310	270	290	290	280	260

如果摄入不足……

许多食物都含有镁，只要饮食中没有极端偏食的情况，就无须担心会缺镁。体内严重缺乏镁的话会患上低镁血症，会引起恶心、呕吐、嗜睡、全身无力、食欲不振、肌肉痉挛等症状。

如果摄入过量……

过量服用便秘药、膳食补充剂和卤水等会引发腹泻和高镁血症（血清镁浓度过高的状态）。早期症状有头疼、呕吐、头晕、肌无力、乏力、精神萎靡等，严重时甚至会引发心脏停搏。

日常饮食中的镁摄入来源 → P.147

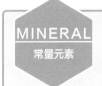

P.26 骨骼与钙质
相关内容 P.30 能量代谢

磷

☐ 构成骨骼与牙齿的材料
☐ 与能量代谢有关
☐ 构成细胞膜与核酸

食品中含有机磷，食品添加剂中含无机磷

磷以磷酸盐的形式存在于食品中，摄入后经过消化和分解在小肠被人体吸收。一般认为吸收率约为60%。

各类食品中都含有磷（有机磷），特别是富含蛋白质的食物中含量较高，每1g蛋白质中约含磷15mg。

加工食品会将磷（无机磷）作为食品添加剂使用。食品添加剂在食品成分标识中常会按照使用目的被归入某一大类中（如标识为酵母活性剂等），很容易在不知不觉间摄入较多的磷。过量摄入的磷会在小肠妨碍钙的吸收，需要特别注意。此外，一般认为钙磷的摄入比例以1：（1~2）最为理想。

磷是软组织、细胞膜、DNA和RNA等核酸的构成成分，还分布于血液中。血清磷浓度由活性维生素D（详见第106页）和甲状旁腺激素（PTH）负责调节。活性维生素D可以促进小肠吸收磷，提高血清磷浓度。而甲状旁腺激素（PTH）可以抑制肾脏对磷的重吸收，并促进磷向尿液排出，以降低血清磷浓度。

与钙结合构成骨骼与牙齿

体内约有85%的磷会与钙结合，构成骨骼与牙齿。另外，磷还会参与产生能量的糖酵解系统和三羧酸循环等多种能量代谢过程（详见第30页）。能量代谢的过程中产生的ATP是由1个腺嘌呤和3个磷酸组成的。这种物质在ATP酶的作用下水解出1个磷酸根离子变成ADP(二磷酸腺苷)时会释放出能量。人体会将这些能量用于骨骼肌的收缩，以此活动身体。

小知识 营养巧补充

人体不需要大量补充磷，反而应该注意避免磷的过量摄入。吃加工食品的频率较高时，磷（磷酸盐或磷酸）的摄入量也容易随之增高。对于需要确保足量补钙的发育期儿童和渴望保持骨量的老年人而言，应注意少吃加工食品，并有意识地多吃富含钙的食物。

另外，虽说与磷没有直接关系，但加工食品通常调味较重，吃的时候最好能搭配蔬菜，以增加菜品的分量，比如与蔬菜一起炒等。加入氽烫后的蔬菜，能让整体的味道更清淡，蔬菜中的钾也有助于促进钠的排出。

用小松菜等深色蔬菜搭配加工食品，既增加了分量，还能补钙，一举两得，不妨一试。

富含磷的食物
每份食物中的含量（mg）

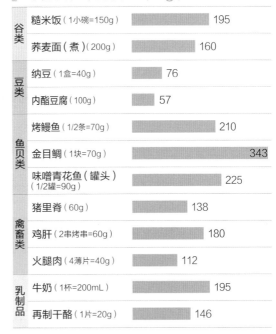

谷类	糙米饭（1小碗=150g）	195
	荞麦面（煮）（200g）	160
豆类	纳豆（1盒=40g）	76
	内酯豆腐（100g）	57
鱼贝类	烤鳗鱼（1/2条=70g）	210
	金目鲷（1块=70g）	343
	味噌青花鱼（罐头）（1/2罐=90g）	225
禽畜类	猪里脊（60g）	138
	鸡肝（2串烤串=60g）	180
	火腿肉（4薄片=40g）	112
乳制品	牛奶（1杯=200mL）	195
	再制干酪（1片=20g）	146

如果实在难以降低吃加工食品的频次，就请有意识地多补钙吧。

磷的摄入标准 (mg/天)（）内为可耐受最高摄入量

※ 孕期800，哺乳期800

年龄		0~5个月	6~11个月	1~2岁	3~5岁	6~7岁	8~9岁	10~11岁	12~14岁	15~17岁	18~29岁	30~49岁	50~64岁	65~74岁	75岁以上
适宜摄入量	男	120	260	500	700	900	1,000	1,100	1,200	1,200	1,000(3,000)	1,000(3,000)	1,000(3,000)	1,000(3,000)	1,000(3,000)
	女	120	260	500	700	800	1,000	1,000	1,000	900	800(3,000)	800(3,000)	800(3,000)	800(3,000)	800(3,000)

如果摄入不足……

日常生活中几乎不会出现缺磷的情况。不过长期持续服用含有氢氧化铝的胃酸抑制剂（胃药），会阻碍磷的吸收，容易出现食欲不振、乏力等症状。出现上述症状时，请向医生咨询。

如果摄入过量……

过量摄入磷会降低钙的吸收率，需要特别注意。另外，长期过量摄入磷还有可能引发肾功能低下和甲状旁腺激素的上升。钙也更容易从骨骼中流失。

日常饮食中的磷摄入来源 ➡ **P.148**

MINERAL
微量元素

P.220 儿童期
相关内容 P.237 贫血

铁

☐ 将氧气输送至全身
☐ 预防贫血
☐ 构成酶

动物性食品多含血红素铁，植物性食品多含非血红素铁

食品中的铁有动物性食品中含量较高的血红素铁和植物性食品中含量较高的非血红素铁。摄入的铁会以血红素铁或二价铁（Fe^{2+}）的形式在小肠被人体吸收。

因为非血红素铁大多是三价铁（Fe^{3+}），所以需要通过铁还原酶转变为二价铁才能被人体吸收。非血红素铁的吸收必须借助酶等物质的帮助，因此不难理解，相比血红素铁，非血红素铁的吸收率较低。非血红素铁和血红素铁二者的吸收率分别是2%~5%和15%~25%。

铁的吸收率在人体对铁的需求量较大的孕期、生长发育期及铁含量不足的时期（经期）等会有所提高。此外，与铁一起摄入的食品成分也会影响铁的吸收率。其中，能提高铁吸收率的重要营养成分是维生素C。维生素C能促进铁还原酶发挥作用，让非血红素铁从三价铁转变为二价铁，提高吸收率。另外，动物性蛋白也能提高非血红素铁的吸收率。

糙米中含有的植酸，菠菜中含量较高的草酸、膳食纤维，绿茶中含量较高的多酚（儿茶素类）等成分与铁一同摄入，会与非血红素铁结合，形成人体难以吸收的物质。希望改善缺铁问题时，请避免将上述食物与铁同时摄入。

铁是红细胞血红蛋白的原料，将氧气送至全身

人体中的铁还可分为功能性铁（血红蛋白、肌红蛋白、转铁蛋白）与储存性铁（铁蛋白、含铁血黄素）。大量的铁被用于构成红细胞之一的血红蛋白，这种红细胞负责将肺部吸入的氧气输送到全身各处。肌红蛋白负责在肌肉中输送和储存氧气，转铁蛋白能够将血清铁输送至全身各处。铁蛋白和含铁血黄素分布于肝、脾、骨髓中。当人体缺铁时，这些铁就会被利用起来。此外，铁还是过氧化氢酶的组成成分，在人体中发挥着重要的作用。

小知识 营养巧补充

动物肝脏、红肉、金枪鱼、贝类、蛋类、大豆和叶菜等食物富含铁。吃动物肝脏可以轻松补铁。不过大量吃肝脏的话，不论是铁还是其他营养素都容易出现摄入过量，因此，每周最多吃1次动物肝脏就足够了。

植物性食品中的非血红素铁与维生素C一起摄入可以提高吸收率。请将薯类、蔬菜和水果搭配在一起享用吧。

有研究指出，过量服用膳食补充剂等会引发严重的过量摄入的问题。而日常饮食可能会引发缺铁，却不会造成摄入过量。为了安全补铁，还是多多思考如何通过饮食来提高摄入量吧。

富含铁的食物
每份食物中的含量（mg）

分类	食物	含量
谷类	吐司面包（1片厚切=72g）	0.3
豆类	纳豆（1盒=40g）	1.3
豆类	油豆腐（100g）	5.2
蔬菜	小松菜（1/4把=50g）	1.4
鱼贝类	金枪鱼（赤身）（3片生鱼片=60g）	0.6
鱼贝类	蛤蜊（8个=20g）	0.7
禽畜类	猪肝（60g）	7.8
禽畜类	牛里脊（60g）	1.4
禽畜类	猪里脊（60g）	0.5
蛋类	鸡蛋（1个=50g）	0.8

非血红素铁 ♥ 维生素C

红肉中的红色正是铁的颜色。相同分量的肉类中，牛肉比猪肉的含铁量更高。想选购铁含量更高的肉或鱼时，请挑选红色更深的部位吧。

铁的摄入标准 （mg/天）（＊为适宜摄入量，女性[10~11岁]~[50~64岁]的推荐摄入量中，左侧为非经期，右侧为经期数值。（）内为可耐受最高摄入量）

※ 孕期（孕早期）额外增加量 +2.5，孕期（孕中期、孕晚期）额外增加量 +9.5，哺乳期额外增加量 +2.5

年龄		0~5个月	6~11个月	1~2岁	3~5岁	6~7岁	8~9岁	10~11岁	12~14岁	15~17岁	18~29岁	30~49岁	50~64岁	65~74岁	75岁以上
推荐摄入量	男	0.5＊	5.0	4.5（25）	5.5（25）	5.5（30）	7.0（35）	8.5（35）	10.0（40）	10.0（50）	7.5（50）	7.5（50）	7.5（50）	7.5（50）	7.0（50）
	女	0.5＊	4.5	4.5（20）	5.5（25）	5.5（30）	7.5（35）	8.5/12.0（35）	8.5/12.0（40）	7.0/10.5（40）	6.5/10.5（40）	6.5/10.5（40）	6.5/11.0（40）	6.0（40）	6.0（40）

如果摄入不足……

婴幼儿和孕期、经期的女性容易缺铁，需要特别注意补充。缺铁会造成缺铁性贫血。氧气难以输送到全身，引发头痛、头晕、心悸、气短等症状。请不要忽视贫血问题，应及时咨询医生。

如果摄入过量……

吃太多膳食补充剂或铁强化食品导致摄入过量时，可能会引发肠胃不适（便秘、恶心、呕吐）和铁沉积（沉积在肝、脾、心脏等器官中）。小儿铁摄入过量可能会引发重症，请注意不要随意服用膳食补充剂。

日常饮食中的铁摄入来源 ➡ P.148

锌

☐ 保持味觉正常
☐ 与蛋白质合成有关
☐ 促进多种酶的反应

与蛋白质结合发挥作用

通过饮食摄入的锌经小肠吸收（主要是十二指肠与空肠）进入肝脏。锌在体内会与蛋白质相结合，50%存在于肌肉中，剩余部分则分布在骨骼、牙齿、肝脏和肾脏等中。

锌的吸收率一般为30%左右，受摄入量及一同摄入的食物影响有所浮动。糙米、小麦麸等食物中所含的植酸会阻碍锌的吸收。菠菜中的草酸、植物性食品富含的膳食纤维和作为食品添加剂广泛用于加工食品中的磷酸盐也会影响锌的吸收。

• 锌的作用

锌参与构成人体中超过200种酶。比如，保护身体免于氧化的铜锌超氧化物歧化酶(Cu，Zn-SOD)、与核酸合成相关的DNA聚合酶和RNA聚合酶、与骨骼形成相关的碱性磷酸酶和乙醇脱氢酶等。锌能促进全身各处的化学反应，维持身体的正常生理机能。

富含锌的食物
每份食物中的含量

谷类	精白米饭（1小碗=150g）	0.9mg
鱼贝类	牡蛎（1个=20g）	2.8mg
禽畜类	牛上脑（瘦肉）（80g）	4.5mg
	牛腩（带肥肉）（80g）	2.2mg
蛋类	鸡蛋（1个=50g）	0.5mg

想吃牛肉补锌，就选择脂肪较少的部位吧！锌在红肉中含量更高。

锌的摄入标准 (mg/天) （*为适宜摄入量，（ ）内为可耐受最高摄入量）

※孕期额外增加量+2，哺乳期额外增加量+4

年龄	0~5个月	6~11个月	1~2岁	3~5岁	6~7岁	8~9岁	10~11岁	12~14岁	15~17岁	18~29岁	30~49岁	50~64岁	65~74岁	75岁以上
推荐摄入量 男	2*	3*	3	4	5	6	7	10	12	11（40）	11（45）	11（45）	11（40）	10（40）
推荐摄入量 女	2*	3*	3	3	4	5	8	8	8	8（35）	8（35）	8（35）	8（35）	8（30）

缺乏&过量

<缺乏>虽然原理还不清楚，但缺锌会引发味觉失灵、食欲不振、皮肤粗糙等问题，还会造成免疫力低下。小儿缺锌可能会造成发育不良和性腺发育不良。

<过量>正常饮食一般不会引发摄入过量。不过持续过量补锌会造成铜和铁的吸收率低下。急性锌中毒还会造成胃功能障碍、头晕、恶心等不适。

小知识 营养巧补充

牡蛎、扇贝、牛肉、蛋黄中含量较高。米饭是让人意外的锌摄入来源。糙米含有阻碍锌吸收的成分。想要有意识地补锌并提高吸收率，就吃精白米饭吧。

日常饮食中的锌摄入来源 ➪ P.148

铜

- [ ] 预防贫血
- [ ] 强健骨骼
- [ ] 促进多种酶的反应

与铁一起促进红细胞的生成

铜经小肠吸收，会进入肌肉、骨骼、肝脏、大脑、肾脏和心脏等多个组织与器官中。摄入的二价铜（Cu^{2+}）在十二指肠被铜还原酶还原为一价铜离子（Cu^+），并被人体吸收，吸收后的铜在肝脏被合成为含铜蛋白的铜蓝蛋白（铁氧化酶）并进入血液。铜蓝蛋白能促进二价铁（Fe^{2+}）氧化以合成血红蛋白，因此铜能与铁一起促进红细胞的生成。

另外，铜的吸收率会随摄入量有所波动。摄入量越多，吸收率就越低。相反，摄入量较低时，吸收率会随之提高。

● 铜的作用

铜可以与锌生成抗氧化酶铜锌超氧化物歧化酶(Cu，Zn-SOD)。此外，它还是许多酶的构成成分，可以促进氧气输送，促进电子传导与氧含量的增加，合成色素成分，参与铁和神经物质的代谢。铜能促进维护身体健康的众多重要的酶反应。

富含铜的食物
每份食物中的含量

谷类	精白米饭（1小碗=150g）	0.15mg
豆类	纳豆（1盒=40g）	0.24mg
豆类	内酯豆腐（100g）	0.13mg
鱼贝类	鱿鱼干（100g）	1.02mg
禽畜类	牛肝（60g）	3.18mg

在摄入量较多的主食（米饭）中加入杂粮，还能一并补充维生素与矿物质。

铜的摄入标准（mg/天）（*为适宜摄入量，（）内为可耐受最高摄入量）

※ 孕期额外增加量+0.1，哺乳期额外增加量+0.6

年龄		0~5个月	6~11个月	1~2岁	3~5岁	6~7岁	8~9岁	10~11岁	12~14岁	15~17岁	18~29岁	30~49岁	50~64岁	65~74岁	75岁以上
推荐摄入量	男	0.3*	0.3*	0.3	0.4	0.4	0.5	0.6	0.8	0.9	0.9（7）	0.9（7）	0.9（7）	0.9（7）	0.8（7）
	女	0.3*	0.3*	0.3	0.3	0.4	0.5	0.6	0.8	0.7	0.7（7）	0.7（7）	0.7（7）	0.7（7）	0.7（7）

缺乏&过量

<缺乏> 先天性疾病门克氏综合征的患者小肠无法吸收铜，这会导致智力低下、发育迟缓、中枢神经障碍等问题。正常饮食一般不会引起铜缺乏症。缺铜会引发缺铜性贫血、骨质异常、白细胞减少等问题。

<过量> 威尔逊氏症是一种会造成铜过量的先天性疾病。该疾病的患者无法将肝脏中的铜离子排入胆囊，造成铜的沉积，从而引发肝功能障碍、肾功能衰竭和脑神经障碍。

小知识 营养巧补充

动物肝脏中富含铜，鱿鱼和章鱼等的铜含量也较为可观。与锌一样，主食米饭是令人意外的摄入来源。相较于偶尔吃一些含量较高的食物，那些虽然含量不高但每天都会吃的食物能带来更多的摄入量。

日常饮食中的铜摄入来源 P.148

锰

☐ 促进多种酶的反应
☐ 强健骨骼
☐ 与生长发育和生殖有关

与骨形成和生长发育有关，极少量就能发挥作用

食物中所含的锰溶于胃酸，经小肠被人体吸收。锰吸收率非常低，只有几个百分点。锰的吸收率极低，而排泄率却非常高。吸收后，90%的锰会经由胆汁被排泄到大便中。一般认为人体只需要非常少量的锰，正常饮食造成锰摄入不足的可能性也微乎其微。不过，如果服用的多元维生素等膳食补充剂中含有锰，可能会引起摄入过量，需要特别注意。

另外，锰的吸收受到铁的影响，当铁的摄入量增多时，人体会难以吸收锰。而人体缺乏铁时，锰的吸收率则会相应提高。

● 锰的作用

抗氧化酶、精氨酸分解酶、乳酸脱羧酶等多种酶中都含有锰。另外，锰还能激活促进糖类和脂类代谢的酶。锰能促进遍布全身各组织的多种化学反应，研究认为锰与骨骼的形成、生殖机能和人体的生长发育也有关系。

富含锰的食物
每份食物中的含量

谷类	胚芽米饭（1小碗=150g）	1.02mg
	意式通心粉（煮）（220g）	0.77mg
豆类	南豆腐（100g）	0.41mg
种子类	核桃（熟）（10g）	0.34mg
鱼贝类	蚬（20个=20g）	0.55mg

谷类和豆腐等植物性食品富含锰。

锰的摄入标准（mg/天）〈( ) 内为可耐受最高摄入量〉　※ 孕期 3.5，哺乳期3.5

年龄	0~5个月	6~11个月	1~2岁	3~5岁	6~7岁	8~9岁	10~11岁	12~14岁	15~17岁	18~29岁	30~49岁	50~64岁	65~74岁	75岁以上
适宜摄入量 男	0.01	0.5	1.5	1.5	2.0	2.5	3.0	4.0	4.5	4.0(11)	4.0(11)	4.0(11)	4.0(11)	4.0(11)
适宜摄入量 女	0.01	0.5	1.5	1.5	2.0	2.5	3.0	4.0	3.5	3.5(11)	3.5(11)	3.5(11)	3.5(11)	3.5(11)

缺乏＆过量

<缺乏> 正常饮食不会造成缺锰。通常认为，缺锰可能会引发糖类与脂类的代谢异常、骨骼和肌肉的异常、生殖功能低下等，但目前尚无充分的研究。

<过量> 正常饮食不会出现锰的摄入过量，无须担心。植物性食品中富含锰，严格素食等饮食方式有可能会造成锰摄入过量。

小知识　营养巧补充

谷类、坚果等植物性食品中富含锰。正常饮食不需要担心锰摄入不足或过量。相较于刻意多吃富含锰的食物，保持整体饮食的营养均衡更为重要。

碘

- ☐ 甲状腺激素的原材料
- ☐ 调整基础代谢
- ☐ 与生长发育有关

➡ 相关内容 **P.176** 膳食纤维（海藻）

进入血液变为甲状腺激素

碘在胃和小肠被人体吸收后，进入血液中。随后进入甲状腺，转变为甲状腺素或三碘甲状腺原氨酸等甲状腺激素。人体中70%~80%的碘都存在于甲状腺中。

碘主要来自海藻，其主要的摄入来源是以海藻为代表的海产品。居住在沿海地区的人一般不用担心缺碘的问题。不过内陆地区的人可能就要面对碘摄入不足的问题。为了预防缺碘，很多内陆国家会使用加碘的食盐。

● 碘的作用

碘作为甲状腺激素发挥作用，能促进能量代谢，还与蛋白质合成、人体的生长发育息息相关。在孕期缺碘可能会造成死胎、流产、胎儿先天异常、胎儿甲状腺功能低下等。不仅缺碘会引起甲状腺肿大和甲状腺功能障碍，碘摄入过量也有可能引发这些问题。

富含碘的食物 每份食物中的含量		
海藻	昆布高汤（冷水浸泡）（200mL）	10600μg
	碎裙带菜（1小勺=1g）	100μg
	烤海苔（1片=3g）	63μg
鱼贝类	鳕鱼（1块=70g）	245μg
乳制品	牛奶（1杯=200mL）	33μg

昆布与柴鱼花一起煮高汤，效果更佳，能提升鲜味，令人感觉滋味醇厚，还有利于减盐。

碘的摄入标准（μg/天）（ *为适宜摄入量，（ ）内为可耐受最高摄入量）

※孕期额外增加量+110，哺乳期额外增加量+140，孕期、哺乳期可耐受最高摄入量2000

年龄		0~5个月	6~11个月	1~2岁	3~5岁	6~7岁	8~9岁	10~11岁	12~14岁	15~17岁	18~29岁	30~49岁	50~64岁	65~74岁	75岁以上
推荐摄入量	男	100*（250）	130*（250）	50（300）	60（400）	75（550）	90（700）	110（900）	140（2,000）	140（3,000）	130（3,000）	130（3,000）	130（3,000）	130（3,000）	130（3,000）
	女	100*（250）	130*（250）	50（300）	60（400）	75（550）	90（700）	110（900）	140（2,000）	140（3,000）	130（3,000）	130（3,000）	130（3,000）	130（3,000）	130（3,000）

缺乏&过量

<缺乏>无法生成甲状腺激素，促甲状腺素的分泌增加，引发甲状腺的肥大和增生（甲状腺结节）。胎儿和婴幼儿缺碘可能引发克汀病（伴随精神障碍的发育不良）。

<过量>长期大量摄入可能引发甲状腺机能低下症等碘过多症。

小知识 营养巧补充

只需要在日常饮食中吃一些海藻，就能充分摄入人体所需的碘。海带汤富含碘，可以在日常饮食中增加喝海带汤的频率。

硒

- ☐ 具有抗氧化作用
- ☐ 与甲状腺激素代谢有关
- ☐ 促进其他抗氧化成分发挥作用

与抗氧化和甲状腺激素的代谢有关

食品中所含的硒大多以硒代甲硫氨酸、硒代半胱氨酸等含硒氨基酸的形式存在。这些含硒的氨基酸会直接被小肠吸收，作为构成硒蛋白（含硒的蛋白质）的材料被人体利用。

近年的基因组分析研究发现，人体中共有25种硒蛋白。其中比较有代表性的是与抗氧化作用相关的谷胱甘肽过氧化酶（GPX）、与甲状腺激素代谢有关的碘甲腺原氨酸脱碘酶等。

硒主要通过肾脏代谢后经尿液排出体外。通过尿液排泄的量与其摄入量成正比。

● 硒的作用

GPX是防止血红蛋白氧化，延长红细胞寿命的抗氧化酶。硒具有抗氧化作用，能够抑制令身体氧化的活性氧的活动，以保护我们的身体。此外，硒还能与同样具有抗氧化作用的维生素E和超氧化物歧化酶（SOD）等物质共同发挥作用。

富含硒的食物
每份食物中的含量

谷类	意式通心粉（煮）（220g）	70μg
鱼贝类	比目鱼（1块=70g）	77μg
鱼贝类	金枪鱼（赤身）（3片生鱼片=60g）	66μg
禽畜类	牛腿肉（50g）	14μg
禽畜类	猪里脊（60g）	12μg

相同的食物，产地环境不同，
其营养素含量也会有所差异。

硒的摄入标准 （μg/天）（＊为适宜摄入量，（）内为可耐受最高摄入量）

※ 孕期额外增加量+5，哺乳期额外增加量+20

	年龄	0~5个月	6~11个月	1~2岁	3~5岁	6~7岁	8~9岁	10~11岁	12~14岁	15~17岁	18~29岁	30~49岁	50~64岁	65~74岁	75岁以上
推荐摄入量	男	15＊	15＊	10（100）	15（100）	15（150）	20（200）	25（250）	30（350）	35（400）	30（450）	30（450）	30（450）	30（450）	30（400）
推荐摄入量	女	15＊	15＊	10（100）	10（100）	15（150）	20（200）	25（250）	30（300）	25（350）	25（350）	25（350）	25（350）	25（350）	25（350）

缺乏&过量

<缺乏> 食物中的含硒量会根据土壤硒浓度及饲料含硒量而各有不同。土壤硒含量较低的地区发生的硒缺乏症有引发心肌功能障碍的克山病和软骨代谢异常症卡斯钦—贝克病。

<过量> 慢性过量摄入硒会造成硒中毒。症状有指甲变形、脱发、胃肠功能障碍、腹泻、疲劳、焦虑、末梢神经障碍等。

小知识 营养巧补充

鱼贝类和禽畜类中硒含量较高。硒可以与具有抗氧化作用的成分（β-胡萝卜素、维生素E、维生素C）相互促进抑制氧化，因此，补硒时不妨搭配黄色和深绿色蔬菜、水果和坚果等食物一起吃。

铬

☐ 保持血糖值的正常
☐ 促进胆固醇代谢
☐ 维持蛋白质的代谢

请警惕毒性较强的六价铬

铬主要分为自然界中存在的三价铬（Cr^{3+}）与人工合成的六价铬（Cr^{6+}），食物中含有的铬都是三价铬。铬在小肠被人体吸收，不过其吸收的机制尚未得到完全的研究。铬的吸收率很低，在美国和加拿大的饮食摄入标准中，只有1%左右。三价铬吸收率低，毒性也很弱，因此一般认为正常饮食不会引发铬的过量摄入。与此相对的，六价铬毒性较强，过量摄入后会累积在肾脏、脾脏、肝脏、肺部和骨骼中，并引发中毒。

● 铬的作用

4个三价铬离子结合形成的物质被称为含铬调节子（含有铬的耐糖因子），这种物质可以保持胰岛素受体酪氨酸激酶的活性，具有增强胰岛素作用的功效，有助于保持糖代谢的正常。此外，铬还与胆固醇和蛋白质等的代谢有关。人体中铬的含量十分微量（成人体内只有约2mg）。

富含铬的食物
每份食物中的含量

谷类	胚芽米饭（1小碗=150g）	1μg
薯类	土豆（煮）（1小个=100g）	2μg
豆类	南豆腐（100g）	4μg
海藻	碎昆布（8g）	2μg
鱼贝类	青花鱼（1块=70g）	1μg

铬是无须大量摄入的矿物质。
注意在日常饮食中不要偏食即可。

铬的摄入标准 （μg/天）（*为适宜摄入量，（）内为可耐受最高摄入量）　　　　　　　　　　　　　　※ 孕期10，哺乳期10

年龄		0~5个月	6~11个月	1~2岁	3~5岁	6~7岁	8~9岁	10~11岁	12~14岁	15~17岁	18~29岁	30~49岁	50~64岁	65~74岁	75岁以上
适宜摄入量	男	0.8*	1.0*	—	—	—	—	—	—	—	10（500）	10（500）	10（500）	10（500）	10（500）
	女	0.8*	1.0*	—	—	—	—	—	—	—	10（500）	10（500）	10（500）	10（500）	10（500）

缺乏&过量

<缺乏>随着年龄的增长，人体中的铬含量会逐年减少。保持正常的日常饮食就不会缺铬。

<过量>正常饮食不会造成铬摄入过量。不过，因长期过量服用膳食补充剂等造成摄入过量时，可能会引起呕吐、腹泻、腹痛等不适。此外，六价铬毒性较强，误食会引发皮炎和肺癌。

小知识 营养巧补充

谷类、豆类、海藻、禽畜类和鱼贝类等各类食物中都含有铬。一般认为，与维生素C一起摄入可以提高铬的吸收率。比如，可以吃一些富含维生素C的土豆、猕猴桃等食物。

钼

☐ 构成酶的材料
☐ 与嘌呤代谢有关
☐ 促进有害物质的无害化

存在于肝脏、肾脏中，作为酶的材料被人体利用

饮食摄入的钼会在胃或小肠被吸收。钼的吸收率很高，摄入的钼基本都会进入人体。摄入量较多时，尿排泄量也会增加。钼的内稳态机制（保持恒定的状态）不是通过吸收，而是通过经尿液排泄来维持的。即便过量摄入钼，也会快速排出体外，因此，无须担心过量摄入而引发过多症。

人体中只有微量的钼存在，主要分布在肝脏和肾脏，作为合成多种酶的原料被人体利用。

● **钼的作用**

钼是黄嘌呤氧化酶（在嘌呤合成尿酸的最终阶段发挥作用的酶）、醛氧化酶（将有害物质醛转化为羧酸的酶）、亚硫酸盐氧化酶（将具有毒性的亚硫酸盐转变为硫酸根的酶）的构成成分，作为上述酶的氧化还原酶发挥作用。人体几乎不会缺钼，不过因疾病或胃瘘等接受营养治疗时，可能会发生钼缺乏症。

富含钼的食物
每份食物中的含量

谷类	糙米饭（1小碗=150g）	51μg
	精白米饭（1小碗=150g）	45μg
豆类	纳豆（1盒=40g）	116μg
	南豆腐（100g）	44μg
种子类	花生（熟）（10g）	9μg

虽然动物性食品中也含钼，但比植物性食品中的含量少。

钼的摄入标准（μg/天）〈*为适宜摄入量，（）内为可耐受最高摄入量〉 ※哺乳期额外增加量+3

年龄		0~5个月	6~11个月	1~2岁	3~5岁	6~7岁	8~9岁	10~11岁	12~14岁	15~17岁	18~29岁	30~49岁	50~64岁	65~74岁	75岁以上
推荐摄入量	男	2*	5*	10	10	15	20	20	25	30	30（600）	30（600）	30（600）	30（600）	25（600）
	女	2*	5*	10	10	15	20	20	25	25	25（500）	25（500）	25（500）	25（500）	25（500）

缺乏&过量

<缺乏> 正常饮食即可摄入足量的钼，不会引起缺乏症。
<过量> 正常情况下不会引起过多症。不过在铜摄入量较少的同时摄入过量的钼，有引发钼中毒（血液中的尿酸值上升或出现类似痛风的症状）的风险。急性中毒会引起腹泻、胃肠功能障碍，也有造成昏迷和心力衰竭导致死亡的病例。

小知识 营养巧补充

谷类、豆类和种子类中富含钼。虽然研究认为，大量摄入钼时如果铜的摄入不足会有害健康，不过各种食物中都含有铜，因此，无须太过担心。

日常饮食中 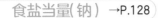 各类营养素的摄入来源 ❷

食盐当量(钠) →P.128

摄入来源的食品

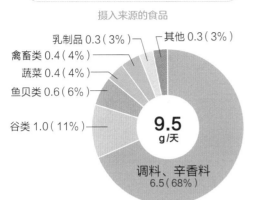

乳制品 0.3(3%) 其他 0.3(3%)
禽畜类 0.4(4%)
蔬菜 0.4(4%)
鱼贝类 0.6(6%)
谷类 1.0(11%)

9.5 g/天

调料、辛香料 6.5(68%)

2012年世界卫生组织(WHO)的建议中,成人每天的推荐食盐摄入量为5g以内。然而目前,日本人的食盐摄入量几乎是推荐量的一倍。其中,大多数钠来自调料。请选择减盐调料,控制钠的摄入吧。

钾 →P.130

摄入来源的食品

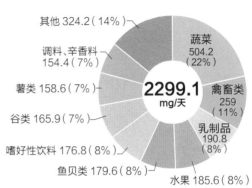

其他 324.2(14%)
调料、辛香料 154.4(7%)
薯类 158.6(7%)
谷类 165.9(7%)
嗜好性饮料 176.8(8%)
鱼贝类 179.6(8%)

2299.1 mg/天

蔬菜 504.2(22%)
禽畜类 259(11%)
乳制品 190.8(8%)
水果 185.6(8%)

蔬菜提供的钾最多,其次是禽畜类和乳制品。钾是分布于肌肉中的矿物质,因此禽畜类和鱼贝类中也含有钾。为了避免在烹饪中流失钾,炖煮时推荐做成连汤带菜一起吃的菜肴。

钙 →P.132

摄入来源的食品

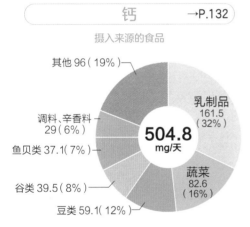

其他 96(19%)
调料、辛香料 29(6%)
鱼贝类 37.1(7%)
谷类 39.5(8%)
豆类 59.1(12%)

504.8 mg/天

乳制品 161.5(32%)
蔬菜 82.6(16%)

乳制品不仅钙含量高,在吸收率和摄入的便利性方面也十分优秀,是钙最大的摄入来源。推荐一起摄入的是鱼类和菌菇中所含的维生素D及乳制品所含的乳糖与酪蛋白磷酸肽(酪蛋白水解物)。

镁 →P.134

摄入来源的食品

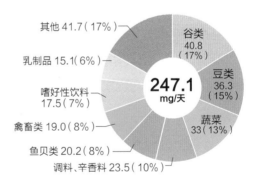

其他 41.7(17%)
乳制品 15.1(6%)
嗜好性饮料 17.5(7%)
禽畜类 19.0(8%)
鱼贝类 20.2(8%)
调料、辛香料 23.5(10%)

247.1 mg/天

谷类 40.8(17%)
豆类 36.3(15%)
蔬菜 33(13%)

镁排名前三的摄入来源分别是谷类、豆类和蔬菜。日式饮食中常吃的植物性食品的镁含量十分丰富。排名第四的摄入来源为调料、辛香料,主要来自用大豆和小麦等为原料制作而成的酱油与味噌。

＊每种食品的占比四舍五入后保留到小数点后一位,百分比合计可能不是100%。

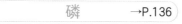

磷　→P.136

摄入来源的食品

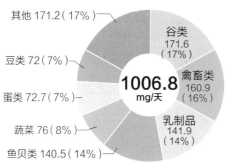

其他 171.2（17%）
豆类 72（7%）
蛋类 72.7（7%）
蔬菜 76（8%）
鱼贝类 140.5（14%）

1006.8
mg/天

谷类 171.6（17%）
禽畜类 160.9（16%）
乳制品 141.9（14%）

不用担心磷会出现摄入不足或过量的问题。不过，如果饮食中偏重于吃加工食品，就需要留意。常吃加工食品，不仅会增加磷的摄入量，也更容易出现蔬菜、海藻、菌菇、水果等的摄入减少。请有意识地多吃上述食物吧。

铁　→P.138

摄入来源的食品

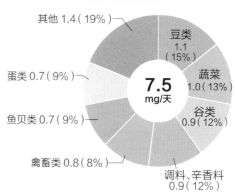

其他 1.4（19%）
蛋类 0.7（9%）
鱼贝类 0.7（9%）
禽畜类 0.8（8%）

7.5
mg/天

豆类 1.1（15%）
蔬菜 1.0（13%）
谷类 0.9（12%）
调料、辛香料 0.9（12%）

虽然动物性食品中含更易吸收的血红素铁，但从摄入来源看，植物性食品提供了更多的铁。这是因为我们日常吃的蔬菜和谷类更多。推荐月经期的女性多吃一些铁吸收率更好的动物性食品，以提高铁的摄入量。

锌　→P.140

摄入来源的食品

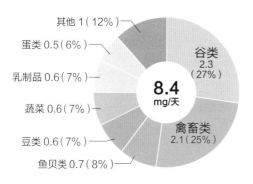

其他 1（12%）
蛋类 0.5（6%）
乳制品 0.6（7%）
蔬菜 0.6（7%）
豆类 0.6（7%）
鱼贝类 0.7（8%）

8.4
mg/天

谷类 2.3（27%）
禽畜类 2.1（25%）

从每100g食物的含量来看，牡蛎、扇贝等贝类及牛肉的含锌量较高。不过，排名第一的摄入来源却是每天都吃的谷类，其次才是更容易作为主菜登上餐桌的肉类。

铜　→P.141

摄入来源的食品

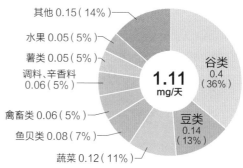

其他 0.15（14%）
水果 0.05（5%）
薯类 0.05（5%）
调料、辛香料 0.06（5%）
禽畜类 0.06（5%）
鱼贝类 0.08（7%）
蔬菜 0.12（11%）

1.11
mg/天

谷类 0.4（36%）
豆类 0.14（13%）

每天都会吃的主食谷类是铜的第一摄入来源。豆类、蔬菜、鱼贝类、禽畜类也是铜的摄入来源。铜会与多种营养素共同发挥作用，请保持膳食均衡吧。

＊每种食品的占比四舍五入后保留到小数点后一位，百分比合计可能不是100%。

功能性
成分

什么是功能性成分

肩负食品第三功能的功能性成分

食品的功能可分为第一功能、第二功能与第三功能三大类。第一功能是作为营养补给源的营养功能。本章前半部分介绍的营养素（碳水化合物、脂类、蛋白质、维生素、矿物质）都是营养补给源。第二功能是与人的嗜好相关的功能，比如，味道、气味、口感、外观等通过五感获取的信息不仅能刺激食欲，还能帮助我们分辨不可食用的东西。第三功能与补充营养或满足嗜好都不一样，是和预防疾病以及增进健康有关的功能。功能性成分正是负责第三功能的食品成分。

功效备受期待的保健食品

市面上可以买到各种保健食品，其中的功能性成分被给予厚望。不过，保健食品不是药品，不具备和药品一样的效果。然而，有的商家为了促销，对部分商品的实际效果进行了夸大宣传。虽然国家有明确的法律法规，但仍然需要消费者自己具备辨识的能力。如果认为自己或家人有必要吃保健食品来增进健康，请选择有保健食品标志的产品（在中国，即有"蓝帽子"专用标志的），看清产品标注的适宜人群和不适宜人群，并仔细阅读产品上标明的保健功能，不要在未经管理部门许可的场所购买保健食品。

> 在中国，国家批准的保健食品功能有：增强免疫力、辅助降血脂、辅助降血糖、抗氧化、辅助改善记忆、缓解视疲劳、促进排铅、清咽、辅助降血压、改善睡眠、促进泌乳、缓解体力疲劳、提高缺氧耐受力、对辐射危害有辅助保护、减肥、改善生长发育、增加骨密度、改善营养性贫血、对化学性肝损伤有辅助保护、祛痤疮、祛黄褐斑、改善皮肤水分、改善皮肤油分、调节肠道菌群、促进消化、通便、对胃黏膜损伤有辅助保护。
>
> 除了这27种，企业所宣称的其他任何功能都是违法的，且每种产品最多只能有2种保健功能，其标识的保健功能必须与批准的保健功能一致。

| 功能性
成分 | 乳酸菌 | 相关内容
P.54
肠道环境 |

肠道环境影响全身健康

肠道中生活着超过40万亿个细菌，组成了肠道菌群。研究发现，细菌的数量会随着年龄的增长不断变化，不过细菌的种类在人的一生中都不会出现太大的波动。

肠道细菌中，除了有益人体的乳酸菌、双歧杆菌等有益菌，还有会危害人体的病原菌、腐败菌等有害菌，以及当身体状态不佳、抵抗力低下时会转而变成对人体有害的条件致病菌。通常情况下，肠道细菌的平衡状态为条件致病菌最多，其次是有益菌，有害菌占比最小。

研究认为，要想保持健康，就应维持有益菌占据优势地位的肠道环境。有益菌能够产生乳酸和丁酸，维持肠道环境呈酸性，使得有害菌难以大量繁殖。

益生菌与益生元

益生菌和益生元都能增加肠道中的有益菌。在与肠道环境息息相关的微生物中，能活着到达肠道并发挥有益作用的微生物或含有该类微生物的食物被称为益生菌。能对益生菌产生正面影响的水溶性膳食纤维、抗性低聚糖、抗性淀粉等物质则被称为益生元。兼具益生菌与益生元的制剂叫作合生素。

发酵食品富含乳酸菌

乳酸菌是能够发酵糖以生成乳酸的微生物。除了酸奶和奶酪等发酵的乳制品含有乳酸菌外，米糠腌菜等腌渍食品中也富含乳酸菌。此外，味噌、酱油等发酵调料及日本酒的酿造工艺中也会使用乳酸菌。乳酸菌是将碳水化合物分解并产生乳酸的菌类的总称。它不仅能改善肠道菌群平衡，缓解便秘，还具有改善脂类代谢的功效。此外，研究认为乳酸菌可能具有调节免疫力、抑制癌症和改善过敏症状的效果，相关研究正在进行中。

[乳酸菌与双歧杆菌的特点]

研究认为，乳酸菌与双歧杆菌可能具有多种功效，目前有多项相关研究正在进行中，研究范围十分广泛，科学家对两种益生菌针对偏头痛、肝硬化、术后肺炎、幽门螺杆菌感染、特应性皮炎等疾病的功效展开探究。

	乳酸菌	双歧杆菌
栖息地	包括人类在内的动物的肠道	包括人类在内的动物的肠道
细菌形态	杆菌（杆状）、球菌（球状）	呈V字形、Y字形、棍棒状、球杆菌状、弯曲状等不规则形态和排列的杆菌
肠道以外的栖息地	牛奶、乳制品和部分发酵食品等	无
有氧环境下的生长	可生长（兼性厌氧菌）	无法生长（专性厌氧菌）
主要代谢物	乳酸	乳酸、醋酸

细菌的形态

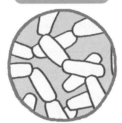
乳酸菌（杆菌）

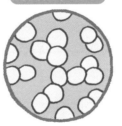
乳酸菌（球菌）

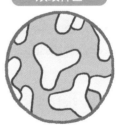
双歧杆菌

乳酸菌失活后也有效？！

许多商品会在销售中宣传，产品中有益身体的细菌能够"活着到达肠道"。细菌能否真的活着到达肠道，可以通过粪便检查看是否检出了摄入的细菌来进行确认。

然而，人体的功能存在个体差异，无法保证每个人吃下后这些细菌都能"活着到达肠道"。那么，细菌死去是否就失去了改善肠道环境的效果呢？答案是"有些细菌即便失活，也能发挥作用"。有的细菌不论是活菌还是死菌，都能发挥相同的效果。

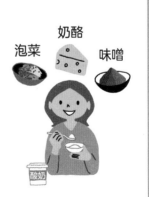
奶酪
泡菜
味噌
酸奶

多酚

植物的色素和苦味成分具有强大的抗氧化作用

多酚是植物的色素和苦味成分。这类成分既有天然的，也有人工合成的（被用作抗氧化剂），仅天然的多酚就有八千多种。

多酚可分为黄酮类化合物与非黄酮类化合物两大类。其中黄酮类、酚类化合物、缩合单宁类成分的功效备受瞩目，有多种成分都是特定保健食品认可的有效成分。这些成分具有较强的抗氧化作用，还能与维生素C、维生素E等共同发挥作用，对活性氧和自由基（通常分子中电子成对出现，带有不成对电子的则为自由基）造成的氧化具有抑制效果。

多酚备受期待的多种效果

多酚中，有一些成分的功能非常有特点。比如，异黄酮有助于维持骨骼中钙含量；儿茶素能抑制胆固醇的吸收，让脂肪更容易被消耗；绿原酸能抑制脂肪的囤积；芝麻素有助于减少血液中的低密度脂蛋白胆固醇；槲皮素能激活脂肪分解酶等。还有大量成分的功效正在研究验证的过程中，期待今后能探明更多成分的作用原理。

巧妙补充多酚的方法

介绍3个能增加多酚摄入量的小窍门。

第一，带皮吃。蔬菜和水果的外皮中富含多酚。烹饪时，推荐尽量选择能带皮一起享用的烹饪手法。

第二，勤补充。多酚具有易溶于水的特性，因此，其功效难以长时间持续。相较于一次性大量摄入，每隔3~4小时补充一些效果更佳。在正餐之间，可以安排下午茶，通过茶和咖啡补充多酚。

第三，让餐桌变得五彩缤纷。许多多酚是色素成分，因此，有意识地选择彩色的食材，能自然而然地增加多酚的摄入量。

[多酚的分类]

		多酚	含有该成分的食物举例
黄酮类化合物	黄酮醇	槲皮素	洋葱、西蓝花
		芸芦丁	荞麦面
	黄烷酮	橙皮苷	柑橘果皮
		柚皮素	柑橘果皮
	黄酮	芹菜素	芹菜、青椒
		木犀草素	茼蒿、芹菜
	异黄酮	染料木素	大豆
		黄豆苷原	大豆
	儿茶素类	儿茶素	绿茶
	花青素类	花青素	蓝莓
		茄色苷	茄子
非黄酮类化合物	酚类化合物	姜黄素	姜黄
		绿原酸	咖啡
	水解单宁	老鹳草素	中日老鹳草
		丁子芽鞣素	丁香
	缩合单宁	原花青素	可可、红葡萄酒
		茶黄素	红茶
	木酚素类	芝麻素	芝麻

什么是植化素?

植物生化素，简称植化素，是植物为了保护自己免受紫外线和昆虫的侵害产生出的多种成分。植物的色泽、香味成分、辛辣成分以及形成黏液的成分都是植化素。具体来说，类胡萝卜素、多酚、硫化物（含硫化合物）等都属于植化素。

植化素种类繁多，不同成分作用各异，它们有一个共同的功效，那就是抗氧化作用。研究认为，植化素具有强大的抗氧化作用，能对抗活性氧和自由基，避免它们伤害人体细胞的健康，其保健功效值得期待。

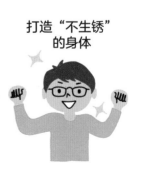

打造"不生锈"的身体

类胡萝卜素

植物性食品中鲜艳的色素成分

　　类胡萝卜素是呈黄色、橙色、红色等色彩鲜艳的色素成分。根据分子构造可以分为胡萝卜素类和叶黄素类。类胡萝卜素中，α-胡萝卜素、β-胡萝卜素、γ-胡萝卜素及β-隐黄素都是维生素A原（详见第104页），能够在人体中转变为维生素A。

　　蔬菜、水果、海藻等食物富含类胡萝卜素。类胡萝卜素的功效中，尤其引人注目的是抗氧化作用。类胡萝卜素清除特定类型的活性氧（单线态氧）的能力很强，能防止脂类等遭到氧化。另外，叶黄素还能保护视网膜，抑制光线对眼睛造成的伤害。

［ 类胡萝卜素的分类 ］

	类胡萝卜素	颜色	含有该成分的食物举例
胡萝卜素类	α-胡萝卜素	橙色	
	β-胡萝卜素	橙色	黄色和深绿色蔬菜（胡萝卜、南瓜）、红薯、杏
	γ-胡萝卜素	橙色	
	番茄红素	红色	番茄、柿子、西瓜
叶黄素类	β-隐黄素	黄色	玉米、温州蜜柑、柿子、枇杷、蛋黄
	叶黄素	黄色	南瓜、玉米、菠菜、羽衣甘蓝、蛋黄
	玉米黄质	黄色	南瓜、玉米、菠菜、红柿子椒、蛋黄
	辣椒红素	红色	辣椒、红柿子椒
	虾青素	红色	虾、蟹、鲑鱼、鳟鱼

※用颜色标记的成分是维生素A原

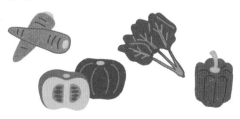

功能性
成分

硫化物（含硫化合物）

蔬菜具有的独特气味成分

硫化物是含有硫（S）的化合物的总称。这是一种香味成分，能够为食物带来特殊的气味。

十字花科的蔬菜（卷心菜、白萝卜、白菜、花椰菜、抱子甘蓝、山葵、芥菜等）与百合科葱属的蔬菜（大蒜、大葱、洋葱、韭菜等）切开或擦成泥造成其组织破裂后，在黑芥子酶和蒜氨酸酶等酶的作用下，会产生特殊的气味成分。

这些气味成分都具有很强的抗氧化作用，有助于清除会引发动脉硬化等一系列疾病的活性氧和自由基。

硫化物的种类

● 异硫氰酸盐

白萝卜和山葵中的辣味成分。异硫氰酸盐具有挥发性，随着时间的推移辣味会逐渐减弱。其杀菌作用也广为人知。

● 萝卜硫素

西蓝花芽、卷心菜、花椰菜等含有的成分。虽然尚未证明是否对人体有效，不过这种成分对癌症的预防作用备受期待。

● 蒜氨酸

在酶的作用下会转变为气味成分大蒜素。大蒜素很容易与维生素B$_1$相结合，形成易于吸收的大蒜硫胺素。

切洋葱时怎么做才能避免流眼泪？

洋葱有个其他蔬菜不具备的独特之处，那就是切洋葱时人会流眼泪。这是因为洋葱中的硫化物在生物酶"蒜氨酸酶"的作用下会转变为丙烯基次磺酸，这种成分又会在催泪成分合成酶的作用下变为催泪成分丙硫醛-S-氧化物。催泪成分具有挥发性，在用菜刀切开洋葱，组织遭到破坏时，这些成分被释放出来刺激眼睛。

想要避免流眼泪，最有效的方法是不让催泪成分合成酶发挥作用，但这很难做到，所以退而求其次，我们可以尽量避免催泪成分接触到眼睛。最佳方法是戴上游泳镜。还可以使用锋利的菜刀尽可能避免破坏洋葱的细胞，或是将洋葱冰镇后再切，以减少成分的挥发。洋葱是为美味佳肴增添风味的优秀配菜，其中含有硫化物和槲皮素等大量植化素。

类维生素物质

作用类似维生素，但摄入不足也不危害健康

如维生素的章节（详见第102页起）中介绍的，维生素是"人体无法合成"或"无法足量合成"的营养素，在人体中作为多种化学反应的辅酶发挥作用。类维生素物质是具有类似维生素功效的物质。但它们与维生素不同，有些人体能够合成，而且未能通过食物足量摄入也不会引发健康问题。

一般认为，这类成分没有必要专门服用膳食补充剂等保健品来进行补充。相反，有可能因吃太多保健品而造成摄入过量的风险。因此，请不要随意补充这些营养素。

类维生素物质的种类

- **胆碱**

  能转化成乙酰胆碱，是一种与神经传导有关的成分。以磷脂酰胆碱（卵磷脂）或鞘磷脂的形式存在于食品中。

- **肌醇**

  磷脂之一的磷脂酰肌醇的构成成分。以肌醇、植酸（植物）和磷酸肌醇（动物）的形式存在。

- **辅酶Q10（泛醌）**

  与线粒体的电子传递链相关。人体能够合成这种成分。目前，对是否应服用保健食品补充辅酶Q10，以及应该服用多大剂量，尚无明确的结论。

- **α-硫辛酸（硫辛酸）**

  含硫化合物，在线粒体内的能量代谢中作为辅酶发挥作用。

- **左旋肉碱**

  氨基酸衍生物之一，哺乳类动物可以在体内合成这种成分。与向线粒体内输送能量有关，是脂类代谢中必不可少的物质。

- **维生素P（芦丁）**

  由柑橘属生物类黄酮、芸香素和橙皮素构成。

- **维生素U**

  存在于卷心菜、白菜、甘蓝等绿叶蔬菜中。主要用于治疗和预防胃溃疡和十二指肠溃疡。

功能性成分

其他食品成分

既不是营养素也不是植化素的成分

在各种食品所含的成分中，有些成分既不是营养素也不是植化素，不过它们也会在人体中发挥重要的作用。

● 柠檬酸

柑橘类水果中富含的具有清爽酸味的有机酸。它是三大营养素转变为能量的反应（三羧酸循环）中必不可少的成分。

● 核酸

这是DNA、RNA等具有遗传信息的大分子，与细胞的增殖和成长有关。酵母、鱼白等食物中富含核酸。

● 叶绿素

色素成分之一，很容易受光照、温度和酸等的影响而分解。叶绿素在植物的光合作用中具有关键性作用。

● 辣椒素

辣椒辣味的主要成分。大量摄入可能会扰乱胃肠功能。适量摄入能够增加唾液的分泌量，有助于增进食欲。

● 胡椒碱

胡椒和咖喱粉中有荜拔等植物所含的独特辣味成分。能与芳香成分一起为菜肴增香提味。

● 薄荷醇

薄荷等植物中含有的成分。具有独特的香味和清凉感（接触皮肤后会感觉冰凉），常用于口香糖和牙膏等产品的调味。

● 咖啡因

腺苷具有镇静神经的作用。咖啡因能抑制腺苷，是一种能提神的成分。咖啡、茶、可可中含有这种成分。特别需要注意的是，功能性饮料中咖啡因含量较高，过量饮用会对人体造成伤害。因此，请注意避免过量饮用功能性饮料。

● 纳豆激酶

此为纳豆的纳豆菌在发酵中产生的酶。一般认为，纳豆激酶具有溶解血栓的作用，但其原理和效果尚不明确。与纳豆一样，在服用华法林等抗凝血剂时，应注意控制纳豆激酶的摄入量。

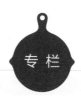

请关注食品标识

在食品标识中，生鲜食品会标注食品名称和原产地，加工食品则会标注食品名称、原材料名称、净重、最佳食用期限或保质期、保存方法、生产商信息等内容（根据食品不同，标注内容有所区别）。各个国家的食品安全法、产品质量法、食品标识管理规定等法律法规规定了食品标识的内容。

在确认食品标识时，请重点关注以下几方面内容。

①配料表按照含量从多到少的顺序排列

→假如某饼干的配料表标识是"白砂糖、小麦粉、起酥油……"，我们就可以知道这款产品中白砂糖的含量比小麦粉的含量还要多。配料表是消费者了解原材料配比的重要途径。

②营养成分表中"每100g含有"与"每1份（1袋）含有"完全不同

→净重为200g的雪饼的食盐当量，是指整袋产品所含的食盐当量，与每100g产品所含的食盐当量意义不同，二者相差一倍。

③有时食品添加剂的标识并不完整

→食品成分表中可以免去作为原材料使用的加工食品中所含的添加剂。因此，"没有标注某种添加剂"不等于"不含这种成分"。

符合某些标准的食品可以在包装上使用相应的标志，例如绿色食品、有机食品等。这类标志的种类繁多，如果遇到了不认识的标志，不妨上网查询一下这些标志究竟代表什么意思。

第**3**章

饮食与饮食方式要点

除了"不同年龄阶段的饮食技巧"和"不同疾病的
饮食技巧"两部分，
本章的其他内容均以保持成年人的身体健康为目的，
介绍饮食的方式方法。
文中涉及的摄入量均为适宜摄入量，
每个人的年龄、性别、体格与活动量各不相同，
所需的营养素摄入量也存在个体差异。
尤其是对于儿童、老年人和患有基础疾病的人群，
请向熟悉自身情况的医生或营养师咨询。

我们的饮食环境

家庭的形态发生变化，"饮食外部化"不断深入

随着时代的发展和人口负增长，过去那种一大家子人围坐在餐桌边共同进餐的家庭越来越少。在传统的三代同堂的大家庭中，由固定的人负责安排餐食，食材的烹饪手法和调味方式则由第一代传授给第二代，再继续教给第三代人的子女们。可近年来，单身、独居的人越来越多，大家只能靠自己动手，亲手准备餐食才能吃上饭。

随着社会生活方式的变化，家庭的形态，更进一步来说，日常饮食的形态也随之发生了变化。因为烹饪技能与时间缺失等原因，每天买回食材后自行烹饪开始变得难以执行，更多人开始选择外卖或外出就餐，即"饮食外部化"的趋势正愈演愈烈。

传统饮食模式逐渐消失

回顾亚洲的饮食史会发现，我们很早就形成了以米饭为主食，搭配主菜、副菜和汤的"饮食模式"。然而时至今日，这种传统的饮食模式正在逐渐消亡。

比如，近年来，随着饮食文化的西化和饮食科技的发展，点心、面包和营养辅助食品（能量棒、营养啫喱）等所谓的"轻食"开始频繁出现在人们的日常饮食中。许多人开始吃这类食物以代替传统的饮食，出现了与传统饮食模式完全不同的饮食风尚。

另外，外出就餐的机会也大大增多。街头巷尾遍布各种餐馆和连锁快餐店，让在外就餐变得愈发便捷，人们下馆子的频率明显提高了。不仅如此，从超市买了现成的餐食回家吃的情况也更为普遍。另外，随着外卖的普及，年轻人足不出户就能在家解决一日三餐。

饮食的选择变多，饮食方式越来越难以把握

不管是去线下超市还是网上购物，琳琅满目的食品都令人眼花缭乱。现在是一个不论什么食物都能唾手可得、轻松品尝的时代。然而，人们的日常饮食

是否因此变得更丰富多彩了呢？在各个家庭遵循传统饮食模式，从生鲜食材开始烹饪的时代，保持膳食均衡还相对容易做到。在现代社会，饮食的形态更多样化，餐食的选择也更多，要判断什么样的饮食方式更好已不再是一件易事。

如果购买烹饪好的食物或在外就餐，人们就无法充分掌握吃下了哪些食材、加入了哪些调料。这给保持膳食平衡增加了难度。此外，在快节奏、充满诱惑的现代生活中，饮食本身所具有的价值也相对有所降低。

本章会以这样的大环境为背景，提出切实可行的饮食方案。

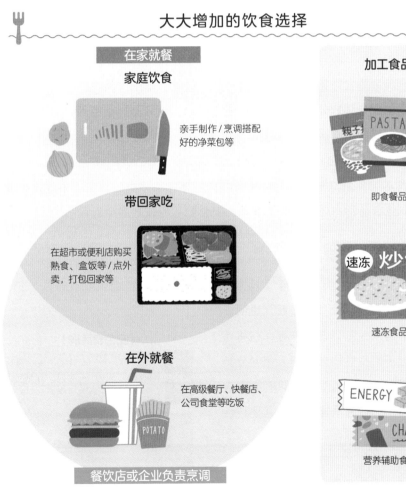

大大增加的饮食选择

在家就餐

家庭饮食

亲手制作／烹调搭配好的净菜包等

带回家吃

在超市或便利店购买熟食、盒饭等／点外卖，打包回家等

在外就餐

在高级餐厅、快餐店、公司食堂等吃饭

餐饮店或企业负责烹调

加工食品

PASTA

CURRY

即食餐品

速冻 **炒饭**

速冻食品

ENERGY

CHARGE

营养辅助食品

饮食的
构成

食品的分类

通过食品单位考量营养平衡

除了可以通过"主食""主菜"和"副菜"这种饮食的构成要素来调节营养平衡，还可以采取将食品分门别类的方法。以分类的方式审视食品，也有助于在选购食材时把握营养搭配情况。

最广为人知的分类方法是"三色食品群"。这种方法上至老年人，下到幼儿园，广泛使用于各种"饮食教育"中。顺带一提，所谓的"饮食教育"是指通过各种体验，学习饮食相关的知识，掌握选择饮食的能力，培养出能够健康饮食的人。

三色食品群将食品按照不同的功能分成红、黄、绿三大类。

【红】构成身体成分：禽畜、鱼、蛋、牛奶、乳制品、豆类等。

【黄】提供能量：米饭、面包、面条、薯类、砂糖等。

【绿】调节人体机能：蔬菜、水果、菌菇等。

"六大基础食品群"是对三色食品群进行更详细分类的方法。不过这种分类方法与三色食品群一样，无法了解某一类食物"应该吃多少为宜"。

用细致的食品分类确认日常饮食

下一页的食品分类援引自《日本食品标准成分表（2020年）》（第8版）。本书使用这种分类方法展开说明。

三色食品群与六大基础食品群都存在将营养学上具有不同特性的食物归入相同分类的情况。比如，肉类与豆制品只有在富含蛋白质这一点上存在共通之处，其他特性完全不同。

〈三色食品群〉

红	构成身体成分	禽畜、鱼、蛋、牛奶、乳制品、豆类等
黄	提供能量	米饭、面包、面条、薯类、油脂、砂糖等
绿	调节人体机能	蔬菜、水果、菌菇等

日本食品标准成分表中使用的食品分类

　　这是《日本食品标准成分表（2020年）》（第8版）中使用的食品分类。细致的分类乍看之下可能会感觉不便理解。但就结果而言，这样的分类方法其实是有助于调节营养平衡的捷径。另外，这种分类方法还能更简便地区分动物性食品与植物性食品。

食品群	营养学特点、用途等	动植物区分	代表性食品	适宜摄入量※(g)
谷类	富含碳水化合物。因摄入量较多，也是蛋白质的来源	〔植〕	大米、小麦、荞麦	520
薯类、淀粉类	主要成分是碳水化合物。另外还富含钾与维生素C	〔植〕	土豆、魔芋	50
砂糖、甜味剂	用于调味		砂糖、果酱	10
豆类	富含蛋白质。大豆的脂类含量较高，红豆的碳水化合物含量较高	〔植〕	纳豆、豆腐	70
种子类	富含脂类、蛋白质、B族维生素、维生素E	〔植〕	芝麻、花生	5
蔬菜	富含矿物质（钾、钙、铁等）和维生素（A、B_1、B_2、叶酸、C）、膳食纤维	〔植〕	菠菜、豆芽	350
水果	富含维生素C、钾、矿物质	〔植〕	橘子、蜜瓜	150
菌菇	低热量而富含膳食纤维。是维生素B_2、维生素D的摄入来源	〔植〕	香菇、平菇	30
海藻	低热量且富含膳食纤维。是钾、钙、碘的摄入来源	〔植〕	裙带菜、海带	3
鱼贝类	蛋白质、脂类含量较高。尤其富含$n-3$多不饱和脂肪酸。也是维生素D的重要来源	〔动〕	鱼、虾、蛤蜊	70
禽畜类	蛋白质、脂类含量较高。是B族维生素、磷、铁的摄入来源	〔动〕	牛肉、香肠	60
蛋类	富含蛋白质、脂类，其中胆固醇尤其可观。含有除维生素C以外的所有营养素	〔动〕	鸡蛋、鹌鹑蛋	25
乳制品	蛋白质、脂类和碳水化合物的含量均衡。除了钙，其他矿物质和维生素含量也很可观	〔动〕	牛奶、奶酪	200
油脂类	用于烹饪。原料不同，所含的脂肪酸种类也有所不同		菜籽油、黄油	18
糕点	糖类与脂类的含量较高。使用乳制品或鸡蛋的糕点蛋白质含量也较高		饼干、蛋糕	—
嗜好性饮料	既有没有热量的茶，也有果汁、酒精类饮料等，种类丰富		果汁饮料、啤酒	—
调料、辛香料	让菜肴的调味变得丰富多彩。钠含量较高		酱油、胡椒粉	40

※以单日饮食摄入能量约2500kcal的情况为例

饮食模式与健康

通过饮食模式观察饮食习惯的研究

近年来，大量研究开始关注"饮食模式"。除了针对某种营养素或食品与健康状态、疾病发病等的关联开展研究外，还有很多是**通过对饮食模式的研究来更好地评价日常饮食的整体情况**。

其中，最具代表性的是针对"地中海饮食"的保健功效展开的相关研究。大量论文指出，地中海饮食是一种健康的饮食模式（详见下文专栏）。

日本的饮食模式研究

针对日本饮食展开的研究中，有的将日本饮食分为"健康型（摄入较多蔬菜、豆制品、鱼类等）""欧美型（摄入较多禽畜类、面包、果汁等）"和"传统型（摄入较多米饭、咸鱼、腌菜、味噌汤等）"。

还有的分类方式为了更好地把握饮食整体的倾向性，以明确饮食对健康的影响，将饮食模式分成"鱼类和蔬菜较多的饮食""禽畜类和鸡蛋较多的饮食""米饭较多的饮食""面包和糕点较多的饮食"等。各类研究正在不断深入。

饮食涉及许多影响要素，无法简单地按照模式化进行推演，而且有的论证难免晦涩难懂，这就是饮食本身的复杂性。通过饮食习惯的倾向去观察日常饮食，能帮助我们更好地改善饮食。

地中海饮食的特点

地中海饮食被认为有益健康，它主要有以下几个特点。研究发现，日常饮食中越接近以下特点，癌症、心脏病和阿尔茨海默病等疾病的发病风险就越低。

- 吃较多蔬菜
- 吃较多水果
- 吃较多坚果
- 吃较多豆类
- 吃较多谷物
- 吃较多鱼类
- 摄入的单不饱和脂肪酸比饱和脂肪酸多
- 禽畜类与乳制品的摄入量少
- 适量摄入酒精

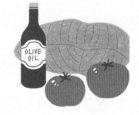

攻守平衡最为关键

一说到要注意饮食，人们往往会认为只要不吃对身体有害的食物就行了。不过，只靠减少不健康的食物（守）还不够，积极增加健康食物的摄入（攻），才能帮助我们改善自己的饮食模式。

其实，吃健康食物的人并不一定完全不吃不健康的食物。如下图所示，有的人会注意多吃蔬菜（健康），但也会忍不住喝一些含糖量较高的饮料（不健康）（属于下图中的B）。相反的，有的人虽然控制胆固醇（不健康）的摄入，但同时也不怎么吃豆类（健康）等食物（属于下图中的C）。在饮食的改善中，我们应该有意识地保持"攻守平衡"，重新审视自己的饮食习惯，不断接近下图中D的区域。

健康的食品、营养素与不健康的食品、营养素

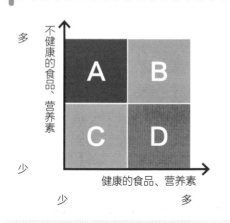

饮食模式		
好	第1名	D
	第2名	B、C
	第3名	
坏	第4名	A

健康的食品、营养素举例
（应增加摄入量）

· 水果
· 蔬菜
· 鱼贝类
· 豆类
· 种子类
· 全谷物
· 多不饱和脂肪酸
· 膳食纤维

不健康的食品、营养素举例
（应减少摄入量）

· 含糖量高的饮料
· 油炸类食品
· 加工肉类（香肠、培根等）
· 饱和脂肪酸
· 反式脂肪酸
· 胆固醇
· 食盐

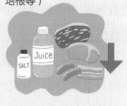

营养信息的获取途径

如何运用营养信息

当我们看电视、翻阅杂志和浏览网络媒体时会发现，现如今有关饮食和营养的信息充斥于世。比如，一听说"吃某某有益身体健康"，有的人就会想要立刻将这种食物加入日常饮食中尝试一番。与此同时，还有不少人会将这类信息转述给亲友或发布在社交媒体上，以此作为与人交流的一种方式。

然而，传说中的"某某"是否真的"有益"健康呢？想要了解事实究竟如何，我们需要知晓"以怎样的对象人群，摄入多长时间后，产生了怎样的效果"的研究方法或成果，不然就难以做出判断。

好的食物与坏的食物

没有一种食品或营养素可以用绝对的"好坏"去评价。决定一种食物被贴上"好"或"坏"的标签的，其实是这种食物的摄入量。

比如，维生素D不仅有助于维持骨骼健康，还有研究认为它能预防过敏、感染症与癌症等，具有多重功效。不过，过量补充维生素D会诱发维生素D过多造成的高钙血症。同理，牛奶是优质的补钙食品，但喝太多牛奶也会引发能量和脂类的过量摄入。

像这样，营养素与食品的好坏只有在对个人的摄入量和摄入频率进行评价时才有意义。进一步说，不同个体身体情况的不同，也会影响好坏的判定结果。

什么是营养评估

营养学的专业人士营养师进行营养和饮食指导时，会进行营养评估。这是根据对象人员的饮食和营养摄入量、身体测量结果、血液检查与尿液检查等诸多数据，对其营养状况进行判断的做法。

营养师可通过营养评估发现对象人员身体与饮食内容的问题，针对这些问题制订饮食计划，并以此向对象人员开展营养和饮食指导。**与健康和疾病治疗相关的营养及饮食信息，需要谨慎地加以对待。**

最佳的饮食方式是吃多种食物

根据食物与营养素的好坏与其摄入量密切相关的原则，可以得出一个结论，那就是将多种食物组合在一起均衡摄入，有益身体健康。

像"某某减肥法"那样只吃一种食物的做法虽然简单，但这类做法有着单一食物过量摄入和无法补充其他营养素的缺点。被广告语吸引而想当然地盲从，则有引发营养失衡的危险。

本书无法对各位读者开展个别的营养指导，不过书中尽可能地提供了各种菜肴与食物的适宜摄入量。话虽如此，书中的适宜摄入量也不可能完全适用于每一个人的具体情况。想要根据自身情况定制饮食方案，可以找营养师具体咨询。

个人摄入量不同，指导内容有所区别的实例

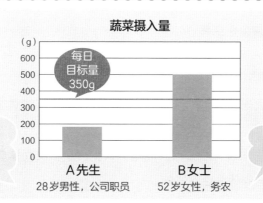

蔬菜摄入量

营养评估

1 膳食调查

通过饮食记录或饮食问询的结果，计算营养价值以算出摄入量。一般认为，要进行习惯性饮食摄入的评估，必须开展长期的膳食调查。

2 身体测量

测量身高、体重、体脂肪量、骨骼肌量、腰围等。

3 血液和尿液检查

测定血液或尿液中的蛋白质、维生素、矿物质、代谢终产物等。

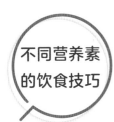

不同营养素的饮食技巧

探究营养素 **蛋白质**

每1kg体重应摄入1g

蛋白质功能众多，它不仅可构成体内的多种器官，还与免疫功能息息相关。近年来，为了维持人体的肌肉量，提倡以老年人为代表的广大人群应积极补充蛋白质。

膳食摄入标准中提供了蛋白质的推荐摄入量（可满足几乎所有人需求的量），其数值大概为每1kg体重需要1g蛋白质。不过，在实际的日常饮食中，人们常会吃一些高蛋白质的食物，因此，实际摄入量往往会超过推荐摄入量。普遍来讲，总摄入能量中约有15%来自蛋白质。

蛋白质的单日摄入量（适宜）

〈以体重53kg女性（30~50岁）为例〉

❶ 按照体重，每1kg应摄入
1.0~1.2g → 53~64g

❷ 饮食摄入标准（推荐摄入量）
→ 50g

❸ 饮食摄入标准（每日目标量）
→13%~20%……以能量
2050kcal计算→67~103g

※单日所需的能量（能量推荐摄入量）的参考值（详见第35页）。按照身体活动水平普通（Ⅱ）计算。

小心摄入过量

人们常被要求多补充蛋白质。其实，只要每餐都注意主食与主菜的搭配，我们几乎不用担心蛋白质摄入不足的问题。

相反，因为太过关注蛋白质而吃下太多肉类，反而造成了脂类与能量的摄入过量，引发肥胖等生活方式病。

摄入高蛋白质还会对肾脏造成负担。肾功能低下的人和老年人尤其要注意避免蛋白质的过量摄入。

动物性蛋白与植物性蛋白均衡摄入最重要

下一页的表格是从各食品群中摄入的平均蛋白质量的示例。其实，从所谓的高蛋白质食品群的鱼、蛋、禽畜、大豆摄入的蛋白质只占到整体摄入量的一半左右。我们还会通过谷类、薯类和蔬菜等各种食物摄入蛋白质。

一般认为，通过植物性食品摄入的蛋白质量与通过动物性食品摄入的蛋白质量基本相等最为理想。大豆的氨基酸评分（详见第98页）是满分100，它与禽

各食品蛋白质摄入量示例

食品	摄入量(g)	蛋白质量(g)		注意点
谷类(米饭)	400	10.1	【植】	摄入量大，通过其摄入的蛋白质量也比较多
谷类(面包)	120	10.4	【植】	
薯类、淀粉类	50	0.6	【植】	粉丝等淀粉类制品几乎不含蛋白质
砂糖、甜味剂	10	0.0		
豆类	70	6.4	【植】	宝贵的植物性蛋白
种子类	5	0.8	【植】	可以发现我们通过谷类与豆类以外的植物性食品也摄入了部分蛋白质
蔬菜	350	3.8	【植】	
水果	150	0.9	【植】	理想的动物性蛋白与植物性蛋白的比例是1:1。本表中，动物性蛋白为34.6g，植物性蛋白为33.8g，接近等量
菌菇	30	0.7	【植】	
海藻	3	0.1	【植】	
鱼贝类	70	13.3	【动】	不要挑食，重要的是均衡摄入鱼贝类、禽畜类、蛋类和乳制品。除了蛋白质，脂类的品质与摄入量也与这几类食品群的摄入方式息息相关
禽畜类	60	10.3	【动】	
蛋类	25	3.2	【动】	
乳制品	200	7.8	【动】	
油脂	18	0.0		
糕点	—	—		使用鸡蛋和乳制品做成的糕点蛋白质含量较高
嗜好性饮料	—	—		
调料、辛香料	40	2.2		
合计		70.6		能量约2050kcal

＊根据各食品群净重所含平均营养素量制作而成的食品构成表(反映单日各食品摄入多少为适量的一览表)示例。其中【植】代表植物性蛋白，【动】代表动物性蛋白。

畜类和鱼类一样，都是优质蛋白质的来源。不仅如此，大豆还含有膳食纤维和植化素等营养素。在补充蛋白质时，应注意避免只挑动物性食品吃。

运动人士的蛋白质摄入

研究认为，人体的蛋白质合成(饮食摄入的蛋白质以氨基酸的形式进入人体后，在体内组成肌肉与血液)所使用的蛋白质量的上限为1天每1kg体重2g。即便希望增肌，在饮食中也不建议超过这一摄入上限。

另外，运动后人体的蛋白质合成会变得旺盛。很多资讯都推荐在这时积极补充蛋白质。其实，大可不必纠结运动结束后这个时间点，在每餐中适量补充蛋白质更为重要。

探究营养素 **脂类**

20%~30%的能量通过脂类摄入

在亚洲国家，人的总摄入能量中有20%~30%由脂类提供，而在不少欧美国家这一比例高达40%。不过，亚洲人的脂类摄入量也出现了逐年增加的趋势。希望大家在日常饮食中注意避免脂类的过量摄入。同时，还要注意选择品质更好的脂类。

脂类的单日摄入量(适宜)
〈以体重53kg女性（30~50岁）为例〉

饮食摄入标准（每日目标量）
→20%~30%···以能量2050kcal※
计算→相当于通过脂类摄入
410~615kcal
1g脂类提供9kcal能量→摄入脂类
46~68g

※ 单日所需的能量（能量推荐摄入量）的参考值（详见第35页）。按照身体活动水平普通（Ⅱ）计算。

有意识地掌握从什么食物中摄入了脂类

下一页的表格是从各食品群中摄入的平均脂类量的示例。炒菜与油炸时用的烹饪油，以及蛋黄酱、沙拉酱等脂类含量较高的调料中所含的脂类，占到脂类整体摄入量的近三分之一。此外，禽畜类、乳制品、鱼类、豆类等食物也含有脂类。我们还会从面包和糕点等食物中摄入脂类。

想要减少来自烹饪油和调料的脂类摄入，可以改变烹饪手法或调味方式。希望减少来自食材的脂类摄入，则少不了更巧妙的食材选择。幸好，脂类是一种通过多花一些心思就能轻松调节摄入量的营养素。

提高饮食满足感的方法

在饮食中，油脂能改善口感，提高饮食带来的满足感。因此，倘若为了控制脂类摄入而不使用含油脂的食材，烹饪中也不加一点油，那么做出来的菜肴就会食之无味，无法给人带来满足感。

这时，不妨在食材和烹饪手法中任选其一。比如，食材选择了低脂的鸡胸肉，就可以煎制，甚至可以加一些蛋黄酱做调料。如果食材选择了脂类含量较高的猪五花肉，则可采用与蔬菜一起蒸制等不额外使用油脂的烹饪手法。避免用高脂食材搭配用油烹饪的手法，既能防止脂类的过量摄入，又能提高饮食的满足感。

各食品脂类摄入量示例

食品	摄入量(g)	脂类量(g)	注意点
谷类（米饭）	400	1.3	米饭脂类含量低，是低脂饮食的好伙伴
谷类（面包）	120	6.6	点心面包与咸味夹心面包含脂类较多
薯类、淀粉类	50	0.1	
砂糖、甜味剂	10	0.0	
豆类	70	4.7	植物性脂类的摄入来源。富含不饱和脂肪酸
种子类	5	2.4	
蔬菜	350	0.6	在低脂饮食中也能放心吃的食品。不过，要注意避免过量摄入与这类食物搭配的沙拉酱和烹饪油
水果	150	0.5	
菌菇	30	0.0	
海藻	3	0.0	
鱼贝类	70	5.2	不同种类的鱼贝，脂类含量不同。富含DHA、EPA
禽畜类	60	10.0	可通过选择肉的部位、去除肉皮和肥肉减少脂类的摄入
蛋类	25	2.5	蛋类中的脂类都在蛋黄中
乳制品	200	7.8	可选择低脂奶或零脂肪酸奶调节摄入量
油脂	16	15.3	本项包括炒菜用油、油炸用油和黄油等
糕点	—	—	西式甜点与油炸糕点中脂类含量较多
嗜好性饮料	—	—	
调料、辛香料	40	3.3	本项包括蛋黄酱和沙拉酱等
合计		60.3	能量约2050kcal

＊根据各食品净重所含平均营养素量制作而成的食品构成表（反映单日各食品摄入多少为适量的一览表）示例。

   ## 有哪些调节脂类摄入量的小窍门？

1 改变烹饪和调味的方法

比如在烹饪猪肉时，不要热炒或油炸，而是以蒸、炖煮、架在烤网上烤制等不额外用油的烹饪手法。做油炸菜肴时，食材外面挂的面糊越厚，吸入的油就越多。减少油脂的要点是挂尽可能轻薄的面糊。干炸、中式挂面糊油炸、日式天妇罗、西式裹面包糠油炸这几种烹饪手法的吸油量依次增加。

此外，可以将一半的蛋黄酱替换为番茄酱，用无油的沙拉汁等，以减少来自调料的脂类摄入。

2 改变食材

鸡肉去皮、猪肉去肥肉可以有效减少脂类的摄入量。另外，相比五花肉，请选择猪腿肉或里脊肉等脂类含量较少部位。容易不知不觉吃下的是肉末中的脂类。请选择瘦肉或鸡肉做成的肉末，脂类含量更低。

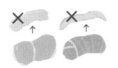

3 注意面包和糕点

起酥类的面包与油炸面包等品种，一个就含有近20g的脂类。有奶油夹心的面包脂类含量也不少，而果酱、豆沙馅的面包脂类含量相对较低。

一袋薯片含有20~30g脂类。吃巧克力、蛋糕、派类等食品时请注意确认营养成分表。

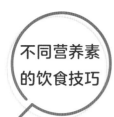

不同营养素
的饮食技巧

探究营养素 **饱和脂肪酸、胆固醇**

为预防生活方式病注意避免过量摄入

很早就有研究指出，饱和脂肪酸与胆固醇的摄入量增加后，血液中的低密度脂蛋白胆固醇会有所增加。

为了预防心肌梗死、脑卒中等动脉硬化类疾病，应注意避免饱和脂肪酸与胆固醇的过量摄入。

动物性食品中饱和脂肪酸含量较高

菜籽油等植物性食品中也含有饱和脂肪酸，不过禽畜类和乳制品等动物性食品中的饱和脂肪酸含量更高。因此，将动物性食品（禽畜类）的菜肴换成豆制品菜肴，将拿铁咖啡中的牛奶换成豆奶，就能很好地控制饱和脂肪酸的摄入量。近年来，禽畜类的替代食品"大豆素肉"的市场增长十分迅猛。

还有一种方法可以在吃肉的同时减少饱和脂肪酸的摄入，那就是将咖喱牛腩中的牛腩肉换成脂类含量较低的牛腿肉，用低脂酸奶代替普通酸奶。减少油脂的摄入，就能相应地减少饱和脂肪酸的摄入。

> **饱和脂肪酸、胆固醇的单日摄入量**（适宜）
> 〈以体重53kg女性（30~50岁）为例〉
> **饱和脂肪酸**
> 饮食摄入标准（每日目标量）→7%以下（18岁以上人群）…以能量2050kcal※计算→16g以下
> **胆固醇**
> 为预防动脉硬化类疾病→推荐摄入量**小于200mg**
>
> ※单日所需的能量（能量推荐摄入量）的参考值（详见第35页）。按照身体活动水平普通（Ⅱ）计算。

▌每1g脂类中脂肪酸的组成

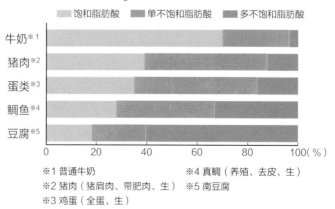

※1 普通牛奶 ※4 真鲷（养殖、去皮、生）
※2 猪肉（猪肩肉、带肥肉、生） ※5 南豆腐
※3 鸡蛋（全蛋、生）

胆固醇的摄入量控制在每天200mg以内

人体能够合成胆固醇（详见第48页、第94页），因此，血液中的胆固醇含量并非完全由饮食摄入的胆固醇所决定。不过，血液中的胆固醇含量偏高，可能是人体的调节机能低下所致。请尽可能保持单日摄入的胆固醇在200mg以内。

植物性食品中不含胆固醇，我们只通过动物性食品摄入这种成分。

其中，鸡蛋、内脏等食物的胆固醇含量尤为突出。如果有频繁、大量摄入这类食物的饮食习惯，就会对胆固醇的摄入量造成较大的影响。尤其是鸡蛋，1个鸡蛋（中等大小，约50g）就含有大约200mg的胆固醇。只要不吃鸡蛋，即便增加禽畜类和鱼贝类的摄入量，也能较为轻松地将胆固醇的摄入量控制在200mg以内。另外，蛋黄酱中也含有鸡蛋，一大勺（12g）蛋黄酱含有17mg胆固醇。请参考以下示例，避免过量摄入蛋类。

除了以上介绍的食物，西式甜点和面包中的胆固醇含量也较高。比如，1个奶油面包（110g）含有108mg胆固醇，一个奶油泡芙（70g）含有140mg胆固醇。因此，请少吃一些甜点吧。

▌改变摄入食材部位

		能量（kcal）	脂类（g）	饱和脂肪酸（g）
炒猪肉	猪外脊肉（带肥肉）80g	198	15.4	6.27
↓ 改变部位	猪里脊80g	94	3.0	1.03
↓ 猪肉→换成豆腐	南豆腐120g	88	5.9	0.95
牛奶	200g	122	7.6	4.66
↓ 换成低脂奶	低脂奶200g	84	2.0	1.34
↓ 换成植物性食品	豆奶200g	88	4.0	0.64

▌达成胆固醇200mg/天的食物选择示例

有鸡蛋		（mg）
鸡蛋	1/2个	93
鲑鱼	60g	35
鸡肉（鸡腿肉、带皮）	60g	53
普通牛奶	150mL	18
合计		199

无鸡蛋		（mg）
鲑鱼	80g	47
鸡肉（鸡腿肉、带皮）	80g	71
普通牛奶200g	180mL	22
蛋黄酱	1/2大勺	8
合计		198

探究营养素 碳水化合物

超过一半的能量来自碳水化合物

碳水化合物是三大营养素中摄入量最多的营养素。人体使用的热量中，有一半以上来自碳水化合物，这种营养素是饮食的支柱。糖类会以糖原的形式储存在肌肉和肝脏中，但储存量并不大。因此，在每一餐中适量补充碳水化合物十分重要。

大脑只能利用葡萄糖提供的能量。而在消耗的能量中，大脑占到了总消耗量的25%。假设人体摄入了2000kcal能量，大脑则使用了其中的400kcal（糖类约100g）。这也是为什么糖类的最低摄入量参考标准为100g。

限制糖类的摄入后，体内的葡萄糖含量不足时，脂肪组织会向肝脏释放出脂肪酸，以产生酮体。酮体可在紧急情况下为大脑提供能量，但人体内的酮体过量增多会使体内环境呈现酸性，从而引发酮症酸中毒。

碳水化合物的单日摄入量（适宜）

〈以体重53kg女性（30~50岁）为例〉

饮食摄入标准（每日目标量）
→50%~65%…以能量2050kcal[※]计算→相当于通过碳水化合物摄入
1025~1333kcal
1g碳水化合物提供4kcal能量
→摄入碳水化合物**256~333g**

[※]单日所需的能量（能量推荐摄入量）的参考值（详见第35页）。按照身体活动水平普通（Ⅱ）计算。

优先选择含有多糖的食物

果汁和糕点中所含的单糖和二糖甜度较高，而淀粉等"多糖"则是甜度较低的碳水化合物。谷类、薯类、豆类等食物不仅富含多糖，还含有大量的膳食纤维及多种其他营养素。虽说单糖、二糖和多糖同属碳水化合物，但它们的性质差异巨大，请优先选择含有多糖的食物。

单品料理的碳水化合物含量较高

在餐馆吃饭或点外卖时，盖浇饭、咖喱饭、炒饭、拉面等单品料理方便快捷。不过，这类餐品的碳水化合物含量都比较高。相比这类单品料理，选择套餐或荤素搭配的盒饭，不仅能更好地控制碳水化合物的摄入量，还能通过其他营养素（蛋白质等）获得饱腹感，咀嚼蔬菜则有助于避免进食过快。

各食品"碳水化合物"摄入量示例

食品	摄入量(g)	碳水化合物量(g)		注意点
谷类(米饭)	400	148.2	◎	100g米饭约含37g碳水化合物
谷类(面包)	120	59.6	◎	不要吃太多用小麦粉和大量砂糖做成的面包
薯类、淀粉类	50	8.8	◎	
砂糖、甜味剂	10	9.5	◎	调味清淡也能减少砂糖的用量
豆类	70	3.3		豆类中,大豆的碳水化合物含量较低
种子类	5	1.2		
蔬菜	350	19.6		
水果	150	24.6	◎	
菌菇	30	1.8		富含碳水化合物的食品较少。
海藻	3	0.2		控糖减肥法盛行,与这类饮食方法很容易分辨出哪些食物不能吃有关。
鱼贝类	70	1.5		想要控糖,请首先减少糕点与嗜好性饮料的摄入吧
禽畜类	60	0.3		
蛋类	25	0.1		
乳制品	200	14.0	◎	注意含糖的酸奶和乳饮料
油脂	16	0.0		
糕点	—	—	◎	含大量单糖
嗜好性饮料	—	—	◎	果汁重量的约10%是砂糖
调料、辛香料	40	7.1		酱汁和烤肉酱等调料中碳水化合物的含量较高
合计		299.8		能量约2050kcal

＊根据各食品净重所含平均营养素量制作而成的食品构成表(反映单日各食品摄入多少为适量的一览表)示例。
◎表示摄入量较多的食物。

什么是升糖指数(GI)

　　GI是衡量食物中碳水化合物对血糖浓度影响的一个重要指标。吃下基准食物(葡萄糖、白面包、米饭等)的餐后血糖上升度数值记为100,各种食物的升糖度对基准食物的比例(%)就是升糖指数。GI值较高的食物进食后血糖值上升较快,引发胰岛素的大量分泌,可能会增加体脂肪。

GI值(★以葡萄糖液为100计算)

白面包	75	白米饭	73	意大利面	49
乌冬面	55	玉米脆片	81	粥	78

★GI值低于55的食物为低GI食物,56~69的为中GI食物,超过70的为高GI食物。

不同营养素的饮食技巧

探究营养素 **膳食纤维**

女性的目标摄入量是每天18g

男性的目标摄入量是每天21g

大量研究指出，膳食纤维的摄入量与肥胖、高脂血症、糖尿病、高血压等生活方式病的发病有关。相关研究认为，理想的膳食纤维摄入量为每天24g，现在的每日目标量是综合考虑现代人的摄入情况后制定的。

通过各种食物补充水溶性、

不可溶性膳食纤维

说到含有膳食纤维的食物，首先浮现在脑海中的往往是蔬菜、海藻与菌菇。其实，膳食纤维的摄入来源中，主食谷类占到近四成之多。在增加膳食纤维的摄入量时，主食与配菜双管齐下才能事半功倍。

通过均衡摄入多种食物，可以收获水溶性膳食纤维与不可溶性膳食纤维的双重保健功效。膳食补充剂与保健食品中所含的"抗性糊精"是人工合成的膳食纤维。这类食物中的膳食纤维是否具有与天然食物一样的长期效果，尚未得到科学证明。

膳食纤维的单日摄入量(适宜)
〈以体重53kg女性(30~50岁)为例〉

每日
目标量 $=$ 1天
18g以上

	男性	女性
18~64岁	21g以上	18g以上
65岁以上	20g以上	17g以上

 增加来自主食的摄入量

将白色的碳水化合物替换成棕色的碳水化合物，能增加膳食纤维的摄入量。

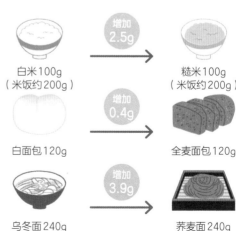

白米100g
（米饭约200g） 增加2.5g → 糙米100g
（米饭约200g）

白面包120g 增加0.4g → 全麦面包120g

乌冬面240g 增加3.9g → 荞麦面240g

各食品"膳食纤维"摄入量示例

食品	摄入量(g)	膳食纤维量(g)		注意点
谷类(米饭)	400	5.8	◎	相比精白米,吃糙米与胚芽米更好
谷类(面包)	120	2.7	◎	相比白面包,吃全麦面包更好
薯类、淀粉类	50	1.4	◎	补充膳食纤维的好帮手
砂糖、甜味剂	10	0.0		
豆类	70	1.5	◎	推荐吃能带皮整粒吃下的纳豆或煮豆子
种子类	5	0.4	◎	建议少量多次补充
蔬菜	350	6.7	◎	为了增加摄入量,建议带皮烹饪
水果	150	2.0	◎	富含果胶
菌菇	30	1.2	◎	推荐增加摄入量
海藻	3	0.1	◎	可以多吃裙带菜、海发菜等便于烹饪的食材
鱼贝类	70	0.0		
禽畜类	60	0.0		
蛋类	25	0.0		
乳制品	200	0.0		
油脂	16	0.0		
糕点	—	—		
嗜好性饮料	—	—		
调料、辛香料	40	0.5		
合计		22.3		能量约2050kcal

足量的植物性食品可以增加膳食纤维的摄入量。在植物性食品中,多吃精制程度较低的食物、带皮蔬菜和整粒豆类能进一步增加摄入量。

减少主食(谷类)会影响膳食纤维的摄入。如果日常饮食以吃菜为主,应注意膳食纤维摄入不足的问题

＊根据各食品净重所含平均营养素量制作而成的食品构成表(反映单日各食品摄入多少为适量的一览表)示例。
◎表示摄入量较多的食物。

 增加来自配菜的摄入量

　　蔬菜也能提供大量的膳食纤维,请每天都吃一些蔬菜吧。另外,在吃豆类时,不要只吃豆腐等豆制品,应同时搭配一些带皮且颗粒完整的纳豆或煮豆子等食物,蔬果尽可能地带皮吃。像这样吃带皮完整的食物被称为"全食",是最大限度获得植物性食品营养的饮食方式。

注意避免海藻的摄入过量

　　海藻富含膳食纤维,应该在日常饮食中有意识地适量补充。不过,羊栖菜含有一定的砷。昆布的碘含量较高,有吃太多昆布引发甲状腺功能低下的病例。

　　通常适量吃海藻不会引发健康问题,不过也要注意避免只吃海藻的"偏食"问题。

不同营养素的饮食技巧

探究营养素 **食盐**

日本人食盐摄入过量

食盐摄入过量，在全球范围内，尤其对东亚人的寿命（健康寿命）影响较大。

在日本，单日平均食盐摄入量达9.7g，远超日本标准规定的健康人每日目标量的6.5~7.5g [《中国居民膳食指南（2022）》推荐每日摄盐量应少于5g]。

日本推荐食盐的单日摄入量
饮食摄入标准（每日目标量）
成年男性　7.5g以内
成年女性　6.5g以内
为了预防高血压和慢性肾病的重症化，建议男性和女性的每日食盐摄入量控制在6g以内。
食盐当量与钠含量的关系
钠（mg）×2.54* ÷1000=食盐（g）
*从钠含量换算食盐当量的系数

健康与食盐的摄入量

为了预防高血压和慢性肾病的重症化，必须有意识地减盐。此外，在预防脑卒中、心肌梗死等动脉硬化类疾病方面，减盐也至关重要。出现腿脚水肿的问题时，请审视自己的日常饮食，确认是否吃下了太多的盐（钠）。钾具有促进钠排出体外的作用（详见第130页），只要肾功能正常，请多吃一些蔬菜、水果、薯类等食物吧。

一般认为，为避免食盐摄入不足，每天至少应摄入1.5g盐。在夏季、大量出汗的运动员或在户外工作时，也应在补充水分的同时补充适量盐分。

 减少加工食品的摄入

盐是加工食品必不可少的原料。盐能提高食物的保存性和风味，增加保水性，在食品加工中发挥着重要的作用。日常烹饪中如果使用了加工食品，在吃的同时也会摄入一部分盐。请减少加工食品的食用量，或选购减盐的产品吧。

	食盐含量
乌冬面1份（240g）	0.7g
竹轮1根（20g）	0.4g
牛角面包1个（40g）	0.5g
火腿1片（20g）	0.5g
薯片1袋（60g）	0.5g
奶酪1片（14g）	0.4g
韩式泡菜（30g）	0.9g

一餐的食盐当量小于2.2g的食谱搭配示例

使用加工食品（含盐）

		食盐当量
奶酪吐司		
吐司面包（2片）	120g	1.4g
切片奶酪（1片）	14g	0.4g
黄油	★	
香肠（2根）	40g	0.8g
沙拉		
番茄	50g	0.0g
西蓝花	50g	0.0g
黄瓜	20g	0.0g
沙拉酱	★	

不使用加工食品（含盐）

		食盐当量
米饭	200g	0.0g
味噌汤		
豆腐	40g	0.0g
南瓜、葱	40g	0.0g
味噌	1/2大勺	1.2g
纳豆		
纳豆	40g	0.0g
酱油	1/2小勺	0.4g
高汤时蔬		
菠菜	80g	0.0g
酱油	1/2小勺	0.4g

★食材中的食盐当量为2.6g，超出目标值的2.2g。因此不使用黄油和沙拉酱。

食材所含的食盐当量为0g，用味噌和酱油做清淡调味，合计食盐当量为2.0g。

 小贴士

盐少许（拇指、食指捏一小撮）约0.6g
盐一小撮（拇指、食指、中指捏一小撮）约1g

设计减盐食谱时，将本身含盐的加工食品所含的盐一并纳入考量十分重要。如果食谱使用加工食品，应注意避免同时使用多种加工食品，并保持调味清淡。

STEP 2 注意调味清淡

可减少调料的用量，或使用减盐调料。不过，调味太淡会减弱饮食带来的满足感，可以运用柑橘类、香草、油脂的风味，用盐分以外的味道来增加菜肴的口感。新鲜蔬菜带有清香和自然的甜味，新鲜的禽畜类和鱼类肉质鲜美细腻，清淡调味也能美味享用。

STEP 3 用心搭配餐品

吃面条（含汤）一餐会摄入5~6g盐。味道较浓的汤类一份就含有近2g食盐。因此，吃面时最好不要喝汤。另外，焖饭、焗饭这类对米饭整体进行调味的餐品也容易造成盐的过量摄入。

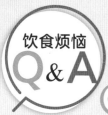

饮食烦恼 Q&A

担心蔬菜摄入不足

 uestion

我很担心自己平时蔬菜吃得太少了。常买的盒饭里，蔬菜只有卷心菜丝和一些小咸菜。我的兴趣是去不同的拉面店探店。拉面中的蔬菜只有笋丝和大葱。

在家做饭时，我常做的也是麻婆豆腐、生姜炒猪肉片等蔬菜较少的菜肴。平时，我会时不时地喝一些蔬菜汁。请教教我如何才能吃更多的蔬菜。

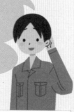

30多岁，男性（独居），生产管理工作

Answer

1 蔬菜含有维生素、矿物质、膳食纤维、植化素等营养素，有预防生活方式病的功效。

2 请以每天吃350g为目标，多吃蔬菜吧。若以一小碗蔬菜为一份计算，每天应该吃五份。

3 掌握有助于大量摄入蔬菜的食谱，了解便于烹饪的蔬菜种类，并将它们加入自己的日常饮食中。

4 蔬菜汁在食品加工的过程中会损失大量的膳食纤维、维生素和矿物质。一般不可作为蔬菜的替代食物。另外，这类产品往往还含有大量的糖类，需要特别注意。

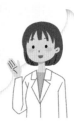

将蔬菜的力量加入餐桌

吃蔬菜时，我们必须充分咀嚼，这样有助于获得饮食的满足感，防止过量进食。膳食纤维不仅能调理肠道环境，还能抑制血糖值上升，促进胆固醇排出体外。蔬菜中的钾具有促进多余的钠排出体外和抑制血压上升的效果。

南瓜等蔬菜中所含的 β-胡萝卜素、维生素E、维生素C，以及番茄所含的番茄红素都具有抗氧化作用，能清除活性氧，对动脉硬化、心肌梗死、癌症等疾病具有一定的预防作用。

蔬菜巧摄入!

吃蔬菜多多的汤菜
增加蔬菜能减少汤汁的分量,帮助减盐。

常备只需清洗就能生吃的蔬菜
不用烹饪或只需简单烹饪就能端上餐桌的蔬菜。

巧用冷冻蔬菜或切好的净菜
不妨使用菠菜、西蓝花等预处理后冷冻的蔬菜。

加热后再吃
蔬菜加热后体积缩小,能轻松增加摄入量。推荐能突显蔬菜清甜口感的蒸蔬菜。

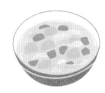 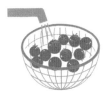 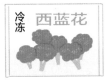

不同菜肴、蔬菜的摄入量参考

*1份 = 蔬菜约70g

份*	菜肴	蔬菜的种类
0.5	配菜	卷心菜
0.5	茄子味噌汤	茄子、葱
1	芝麻拌菠菜	菠菜
1	高汤小松菜	小松菜、胡萝卜
1	胡萝卜炒牛蒡	牛蒡、胡萝卜
1	炖白胡萝卜	白萝卜干、胡萝卜、干香菇
1	小份沙拉	绿叶生菜、番茄、黄瓜
1.5	炖南瓜	南瓜
1.5	蔬菜猪肉汤	白萝卜、牛蒡、大葱、胡萝卜
1.5	白萝卜小鱼干沙拉	白萝卜、红叶生菜、小番茄、紫甘蓝、胡萝卜
2	普罗旺斯炖菜	茄子、西葫芦、洋葱、番茄
2	蔬菜多多汤面	卷心菜、豆芽、青椒、胡萝卜
2	八宝菜	白菜、胡萝卜、鲜香菇、葱、笋、嫩豌豆
2~3	砂锅菜	白菜、茼蒿、大葱、金针菇、香菇、胡萝卜
2~3	蔬菜温沙拉	藕、牛蒡、大头菜、胡萝卜、卷心菜

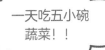
一天吃五小碗蔬菜!!

请搭配多种不同种类的蔬菜,并以每天吃350g为目标来摄入蔬菜吧。按一小碗蔬菜(70g)为一份计算,每天应吃够五份。其中理想的比例是黄色和深绿色蔬菜占三分之一(约120g),其他蔬菜占三分之二(约230g)。

黄色和深绿色蔬菜不仅含有 β-胡萝卜素,还富含叶酸、维生素K等营养素。准备蔬菜佳肴时注意一下色彩搭配。

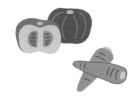

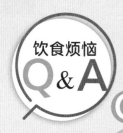

饮食烦恼 Q&A 想挑战全谷类

uestion

前几天，我在使用有机食材的咖啡馆吃午餐，吃了糙米饭。我原本以为糙米的口感较粗，不好吃，没想到在店里吃到的糙米饭口感很不错，滋味十足。我留心观察后发现，平时购物的店家开始将盒饭中的白米饭换成大麦饭，面包店里也摆出了成排的全麦面包。

听说这类偏棕色的米饭和面包叫作全谷物，我想在日常饮食中引入这类食物。请问有什么注意事项吗？

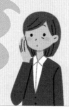

40多岁，女性（与母亲同住），公司行政

Answer

1 相比精制谷物，全谷物含有更多的维生素、矿物质和膳食纤维。

2 研究表明，增加全谷物的摄入量，能降低以糖尿病为代表的多种疾病的发病率与死亡率。

3 想要在日常饮食中轻松引入全谷物，不妨从在精白米中加入一部分全谷物开始。还可以尝试市售的速食食品。

4 相比精制谷物，全谷物不易消化。对于幼儿和老年人，在精制谷物中加入少量全谷物即可。

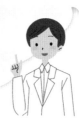

什么是全谷物（whole grain）

我们日常吃的谷物是禾本科植物的种子，以大米、小麦最为常见，还有大麦、燕麦等。

这类种子由外皮、胚芽和胚乳三部分组成。大米的外皮叫"米糠"，小麦的外皮叫"麦麸"。处理谷物时会进行精制，去除胚乳以外的部分。而保留外皮或胚芽的谷物一般统称为全谷物。

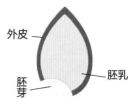

外皮

胚乳

胚芽

全谷物的种类与功效

糙米：保留米糠和胚芽。

发芽糙米：糙米发芽而成。

胚芽精米：去除米糠，保留胚芽。

全麦粉：含有麦麸和胚芽。

大麦：虽经过精制，但其胚乳部分富含膳食纤维，性质类似全谷物。

相比精制后的谷物，全谷物含有更多的膳食纤维、维生素和矿物质，能抑制血糖值的上升，促进胆固醇排出，还具有抗氧化的作用。

世界各地的多项研究指出，日常饮食中吃更多的全谷物，与降低生活方式病和癌症等疾病的发病率和死亡率有一定的关联性。欧美的饮食指南中，也推荐吃更多的全谷物。

尝试引入全谷物吧！

 将白米饭替换成糙米饭、杂粮饭

家里的电饭锅如有"糙米模式"，不妨尝试使用。需要注意的是，与精白米相比，糙米吸水需要更长的时间，煮饭的时间会更久。还有一些小包装的糙米、杂粮产品，一小包正好加入一次煮饭所需的白米中。此外，加热即食的糙米饭或大麦饭速食食包也很方便。

 尝试吃全麦意大利面

吃全麦意大利面是在日常饮食中轻松导入全谷物的好方法。只需将平时吃的面条换成全麦意大利面即可。它比普通面条更有嚼劲，还能防止过量进食。

 尝试制作全麦面包

家中如有面包机，可以尝试用全麦粉或在高筋面粉中混入糙米粉来制作全麦面包。快来品尝一下亲手做的独家全麦面包的滋味吧。

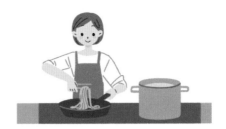

每100g所含营养素的比较

	精白米	→	糙米	小麦粉（精白）	→	小麦粉（全麦）
维生素B$_1$（mg）	0.08	→	0.41	0.21	→	0.34
钾（mg）	89	→	230	130	→	330
铁（mg）	0.8	→	2.1	0.9	→	3.1
锌（mg）	1.4	→	1.8	0.7	→	3.0

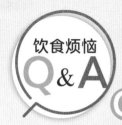

饮食烦恼 Q&A 吃鱼更有益健康吗

uestion

在餐馆和公司食堂吃午餐时，我总会选择以肉菜为主的套餐。相比鱼，我更喜欢吃肉。如果主菜是鱼，我总会觉得这顿饭吃了好像没吃似的。

不过，我妈妈说"一定要多吃鱼，鱼类的油脂有益身体健康，鱼还富含维生素D"。妈妈常会在晚餐做炖鱼、煎鱼等鱼类主菜。我虽感激妈妈的一片心意，但也常常暗想要是吃肉该多好。鱼类的营养与禽畜类有什么不同？我一定要多吃些鱼吗？

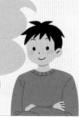

20多岁，男性（与父母同住），服务业

Answer

1 鱼贝类在营养学上的特点主要体现在其所含的油脂上。鱼贝类富含多不饱和脂肪酸，具有预防动脉硬化等疾病的作用。

2 鱼贝类是维生素D的主要摄入来源。维生素D不仅有益骨骼健康，还与免疫机能等生理功能有关。

3 推荐每周吃一块鱼。

4 如果单独吃鱼感觉不够满足，可以通过烹饪技巧提高鱼类菜肴带来的满足感。例如，做成砂锅炖菜，或与其他食材搭配在一起，包上锡纸做成烤鱼等。

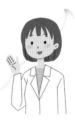

鱼类的营养与健康功效

鱼贝类所含的蛋白质与禽畜类一样，都是氨基酸评分为满分100的优质蛋白质。不过，鱼贝类中的脂类与禽畜类中含量较高的饱和脂肪酸有所不同，鱼贝类富含DHA、EPA等多不饱和脂肪酸。研究指出，这类脂肪酸具有预防动脉硬化、心血管疾病和阿尔茨海默病等疾病的效果。

此外，鲑鱼、鳟鱼、秋刀鱼等富含维生素D，推荐带皮一起吃。维生素D能提高钙的吸收率，还能调节免疫力和预防癌症，功效十分广泛。

不同脂类含量的鱼贝类中的营养成分

不论什么品种的鱼类，每100g约含蛋白质20g。而在脂类含量上，不同品种的鱼类存在着很大的差异。吃脂肪含量较多的鱼，能增加优质油脂多不饱和脂肪酸的摄入量，但也会增加能量摄入。另外，虾、鱿鱼和贝类等鱼贝类虽然脂含量较低，胆固醇含量却较高。一般认为，适宜的摄入量是每天吃1小块鱼。

＊每100g含量

		能量 （kcal）	脂类 （g）	n-3系多不饱和 脂肪酸（g）	胆固醇 （mg）	维生素D （μg）
鱼类（低脂↑↓高脂）	鳕鱼	72	0.1	0.07	58	1.0
	比目鱼	89	1.0	0.35	71	13.0
	竹荚鱼	108	3.0	0.89	56	7.9
	鲑鱼	124	3.7	0.92	59	32.0
	鲷鱼	129	4.6	1.16	65	5.0
	金枪鱼（赤身）	153	6.7	1.87	53	4.0
	六线鱼（干）	161	8.3	2.14	86	4.6
	青花鱼	211	12.8	2.12	61	5.1
	鲴鱼	222	13.1	3.35	72	8.0
	秋刀鱼	277	21.7	5.38	54	11.0
鱼贝类	虾	78	0.2	0.07	170	0.0
	蟹	59	0.2	0.11	44	0.0
	鱿鱼	76	0.3	0.18	250	0.3
	章鱼	70	0.2	0.11	150	0.0
	蛤蜊	27	0.1	0.03	40	0.0
	瑶柱	66	0.4	0.12	33	0.0

 ## 多多吃鱼吧！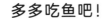

 1
使用已经处理好的食材
可以使用切好的鱼块做菜。很多卖鱼店和超市都能提供去除鱼鳃、清理内脏等预处理的服务。

 2
巧用生鱼片和罐头
生鱼片能直接端上餐桌。鱼类罐头（金枪鱼罐头、青花鱼罐头等）和小银鱼干等食材也推荐在家中常备。

 3
活用鱼类熟食
推荐选购便利店和超市有售的速冻预制炖鱼、烤鱼。

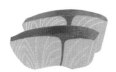

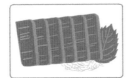

味噌青花鱼

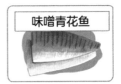

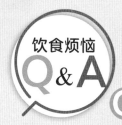

饮食烦恼 Q&A 想增加豆制品的摄入

uestion

常听人说大豆中的异黄酮有益健康。最近，我开始出现了一些疑似更年期的症状，打算借此机会调整自己的饮食。为此，我尝试在菜肴中加入大豆做的菜。可是丈夫和儿子都喜欢吃肉，不喜欢大豆做的菜。我有时会在早餐吃纳豆，或将豆腐做成味噌汤喝，可只吃这些是不是不够呢？

请教我一些全家人都喜欢的豆制品烹饪法吧。

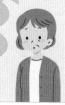

50多岁，女性（一家四口），兼职工作

Answer

1 大豆不仅富含植物性蛋白，还含有膳食纤维和多酚等抗氧化物质。

2 如果平时吃肉较多，可将一部分肉菜替换成大豆。

3 不仅要吃豆腐，还推荐吃颗粒完整的纳豆和煮豆子，每天在两顿饭中加入豆类食物最为理想。

4 大豆素肉、大豆奶酪等新型食品也不妨一试。

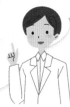

大豆的营养与健康功效

大豆是豆类中蛋白质与脂类含量较为丰富的食材。氨基酸评分可以反映蛋白质的品质，而大豆的氨基酸评分为满分100。不仅如此，其所含的脂类大多是有益健康的不饱和脂肪酸。因此，大豆可谓是货真价实的健康食品。除了钾、铁、维生素B_1、维生素E等营养素，它还含具有抗氧化作用的异黄酮和皂苷等成分。

多吃大豆有助于降低癌症与生活方式病的发病，大豆既能提供蛋白质，又具有植物性食品的优点。如果担心生活方式病的风险，不妨将部分禽畜类替换成大豆吧。

豆制品的营养成分比较

　　大豆与豆制品在日常饮食中常被做成副菜。因此，单次的摄入量往往偏少。建议提高食材的使用频率，以增加摄入量。整粒吃的煮豆子和纳豆能补充膳食纤维（下表中红字）。凝固豆腐常用含钙的凝固剂，其钙含量较为丰富（下表中蓝字）。用豆腐二次加工做成的冻豆腐和油豆腐也是同理。大豆与豆制品种类繁多，不妨尝试各种不同类型的产品吧。

		能量 （kcal）	蛋白质 （g）	脂类 （g）	膳食纤维 总量（g）	钙 （mg）	铁 （mg）	维生素B$_1$ （mg）
煮大豆	40g	65	5.6	3.7	3.4	32	0.9	0.07
纳豆1盒	40g	76	5.8	3.9	2.7	36	1.3	0.03
黄豆粉	10g	45	3.4	2.5	1.8	19	0.8	0.01
豆奶	100g	44	3.4	1.8	0.2	15	1.2	0.03
南豆腐（凝固剂：硫酸钙）1/3块	100g	73	6.7	4.5	1.1	150	1.5	0.09
冻豆腐 泡发100g	16g	79	8.0	5.2	0.4	101	1.2	0.00
油豆腐1/2片	15g	57	3.5	4.7	0.2	47	0.5	0.01
炸豆腐1/2块	100g	143	10.3	10.7	0.7	240	2.6	0.07
蔬菜豆腐丸子2个	50g	112	7.6	8.4	0.7	135	1.8	0.02

大豆巧摄入！

　　在冰箱中常备开袋即食的纳豆和豆腐。搭配不同的调味汁以丰富口味。

　　油豆腐也是豆制品，购入油豆腐后可以切开冷冻保存。做味噌汤或高汤时蔬时直接加入，方便快捷。冷冻毛豆也能作为快手菜肴端上餐桌，推荐在家中常备。

3

　　用水煮大豆罐头或速食包，可以用于炖菜、沙拉和美式猪肉炖豆。还可以切碎像肉馅那样使用。

4

　　蒸黄豆和煮大豆也十分美味，推荐尝试。虽然需要提早浸泡一晚，比较花功夫。但是这样做绝对会让你发现大豆前所未有的美味。使用电炖锅不需要看着火，更加方便。

　　可以在菜肴中用豆奶（原味）来代替牛奶。加入奶汁炖菜或焗饭里都十分美味。

6

　　试试大豆素肉、大豆奶酪和植物奶等新型食材吧。以往的大豆素肉是用榨取大豆油后的脱脂大豆做成的。有的人不喜欢它的味道。现在加工工艺改进，采用发芽大豆制作，成品的口感更近似真肉，也更为美味。

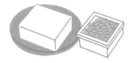

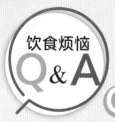

饮食烦恼 Q&A

米饭（大米）是敌还是友

Question

学校的同学们在吃饭时会减少套餐中的米饭，或者干脆只吃菜不吃饭。我有一段时间想要减肥，也尝试过不吃米饭。然而不吃米饭后，虽然体重有所下降，但很容易疲劳，还出现了便秘的问题，于是很快又恢复吃米饭了。而且我原本就很喜欢吃白米饭。

爸爸对我说："米饭是能量之源，学生一定要多吃米饭。"可他自己却因为血糖偏高而减少了米饭的摄入量。我很困惑，米饭究竟怎么吃才好呢？

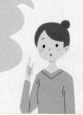

20多岁，女性（一家三口），大学生

Answer

1 通过米饭等谷类可获得一天所需能量中约一半的能量。

2 米饭的优点是含优质蛋白质（氨基酸评分93）、膳食纤维，而且不含盐。

3 "适量"吃米饭，与自身的年龄和日常的身体活动水平相吻合非常关键。

4 主食吃糙米等"棕色"米饭，并搭配副食一起入口，能抑制血糖值上升，有助于预防便秘。

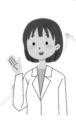

少吃米饭有益减肥吗

减少日常摄入的米饭量，能简单有效地减少能量摄入，因此，不少人会尝试"不吃米饭减肥法"。这种方法确实能在短时间内达到体重减轻的效果，但因为饱腹感不强，很难长期坚持。不仅如此，米饭中所含的其他营养素对身体也十分重要，因此，不推荐大家尝试这类减肥法。减肥时，应首先审视自己的饮食习惯，看是否还有其他引发能量摄入过量的习惯。如果仍然希望减少米饭的摄入量，也应保证每餐吃半碗饭。其余半碗饭的能量请不要用禽畜类来替代，而是吃蔬菜和大豆等植物性食品进行替代。同时，还要注意避免脂类的过量摄入。

不同摄入能量对应的米饭量参考

米饭吃多少才是适量

对我们亚洲人而言,米饭是提供主要能量来源的"主食"。随着日常饮食变得越来越丰富多彩,畜类、鱼类摄入量与日俱增,而主食的摄入量则在不断减少。还有一些人开始将面包和面条等作为主食来吃,或是为了预防生活方式病,减少了主要能量供应源主食的摄入量。

以日本人为例,一年的平均大米消费量从1962年的118.3kg下降到了2018年的53.6kg。

在整体饮食提供的能量中,来自谷类的能量占比叫作"谷类供能比"。这一指标的理想值是40%~50%。

单日能量 摄入量	一餐的米饭 摄入量
1600kcal*1	150g
1800kcal*2	170g
2000kcal*3	190g
2200kcal*4	210g
2400kcal*5	230g
2600kcal*6	250g

按照单日能量摄入的45%来自米饭计算,每餐应摄入的米饭量。

*1 50~74岁女性(Ⅰ)、75岁以上女性(Ⅱ)
*2 30~49岁女性(Ⅰ)、65~74岁女性(Ⅱ)
*3 18~64岁女性(Ⅱ)、65~74岁男性(Ⅰ)
*4 50~64岁女性(Ⅲ)、50~64岁男性(Ⅰ)
*5 30~49岁女性(Ⅲ)、65~74岁男性(Ⅱ)
*6 50~64岁男性(Ⅱ)
※( )内为身体活动水平(详见第35页)。

米饭的优点

饮食的定海神针

米饭可以与任何菜肴搭配。适量吃米饭,能更好地保持三大营养素的均衡摄入。

减盐好帮手

与面包、面条不同,米饭不含盐。搭配菜肴一起吃,可在口中调节咸淡。

可摄入优质蛋白质

大米的氨基酸评分为93,小麦则为58。大米是非常优质的食材。

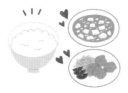

预防便秘

吃米饭能增加吃下食物的体积,有助于增加便量,促进通便。

很少引发食物过敏

相比小麦、荞麦,米饭很少引发食物过敏。

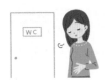

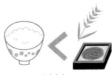

过敏

如果在意血糖问题

精白米是经过高度精制的大米,具有易消化吸收的优点。不过精制会造成米糠与胚芽中膳食纤维的流失,容易引发血糖值的上升。如果担心血糖问题,不妨用糙米或胚芽精米来代替精白米。另外,吃饭时,每一口不要只吃白饭,而是将菜与饭一同入口,这样吃也有助于抑制血糖值的上升。

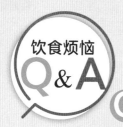

饮食烦恼 Q&A 吃水果会导致甘油三酯升高吗

uestion

> 亲戚每个季节都会送来水果，我自己也很喜欢通过品尝时令水果感受四季的更迭。然而，我的一个好朋友却不怎么吃水果，还告诉我"吃水果会长胖""吃水果会导致甘油三酯升高"。
>
> 英国有句谚语，"一天一苹果，医生远离我"。日本也有古谚语说"柿子红了，医生的脸绿了"。因此，我认为水果是有益身体健康的。请问我可以继续吃水果吗？

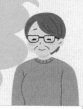

60多岁，女性（主妇，两口之家）

Answer

1 水果富含维生素、矿物质、膳食纤维、多酚、类胡萝卜素等多种营养成分。

2 水果具有抗氧化作用，能改善肠道环境，还能预防高血压、脑卒中、心肌梗死、癌症等生活方式病。

3 吃水果不可过量，以每天吃150~200g为宜。

4 相比吃糕点类的食物，吃水果能减少能量的摄入，还能补充膳食纤维与维生素。

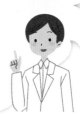

水果的营养与健康功效

水果因甘甜可口，常被认为是嗜好性食品。加之日本的水果价格较高，所以日本人将水果当作有益健康的食物的意识较为淡薄。不像其他国家那样，会为了保持身体健康而积极地吃水果。

水果所含的糖类有果糖、葡萄糖和蔗糖等。其中，果糖不会直接造成血糖值的上升。因此，水果类食物的GI值并不高。不过，水果确实也能提供能量，摄入量过大还是会引发肥胖问题。另外，过量摄入水果可能会造成血液里的甘油三酯量增多。在吃水果时要注意适量（每天150~200g）。

含不同能量的各种水果的营养成分

《饮食结构指南》(详见第45页)中，推荐每天吃2份(200g)水果。150g水果大约是三分之一个苹果加一个蜜柑的分量。以下表格按照糖类由少到多的顺序，罗列了一些常见水果。担心糖类摄入过多，就请选择表格中排名靠前的水果吧。

*每100g含量

		能量 (kcal)	碳水化合物 (g)	膳食纤维 总量(g)	维生素C (mg)	钾 (mg)	100g的 参考量
低糖↑↓高糖	草莓	31	8.5	1.4	62	170	7个
	西瓜	41	9.5	0.3	10	120	小1/10个
	西柚	40	9.6	0.6	36	140	1/2个
	橙子	42	9.8	0.8	40	140	1个
	桃子	38	10.2	1.3	8	180	1/2个
	蜜瓜	40	10.3	0.5	18	340	1/5个
	梨	38	11.3	0.9	3	140	1/2个
	蜜柑	49	12.0	1.0	32	150	大个1个
	猕猴桃	51	13.4	2.6	71	300	大个1个
	菠萝	54	13.7	1.2	35	150	1/8个
	苹果	53	15.5	1.4	4	120	1/2个
	葡萄	58	15.7	0.5	2	130	12粒
	柿子	63	15.9	1.6	70	170	1/2个
	香蕉	93	22.5	1.1	16	360	1根

相比糕点，吃水果更健康！

水果的GI(升糖指数)值
★以葡萄糖为100计算

苹果	36	橙子	43
香蕉	51	菠萝	59
芒果	51	西瓜	76

水果与糕点都是含有碳水化合物的甜味食物。不过，因为糕点的脂类含量更高，所以糕点所含的能量往往更高。水果不仅无须担心摄入脂类带来的额外能量，还含有能帮助人体排出钠离子的钾。此外，水果水分含量较高，重量虽重，但能量并不是很高，是一种"低能量密度"的食物。偶尔不妨用水果代替糕点，享受水果下午茶吧。

▌糕点与水果的营养成分比较

		能量 (kcal)	碳水化合物 (g)	膳食纤维总量 (g)	维生素C (mg)
苹果1/2个	100g	53	15.5	1.4	4
巧克力 1/2块	25g	138	14.0	1.0	0
米果2块	50g	184	42.0	0.3	0
冰激凌1个	100g	217	22.2	0.1	0
长崎蛋糕1块	50g	156	30.9	0.3	0

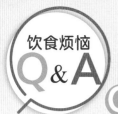

乳制品摄入过量了吗

Question

前几天，同事在咖啡馆点单时选择了豆奶咖啡欧蕾，她说"牛奶会造成胆固醇升高，所以要把牛奶换成豆奶"。不仅如此，因为孩子对牛奶过敏，所以她家做菜也不用牛奶。

而我家却常常吃乳制品，还会做白酱意面、焗饭等使用奶酪的餐品。我从小被教导牛奶能强健骨骼，是重要的食物，因此，一直都在有意识地摄入乳制品。我是不是应该控制乳制品的摄入呢？

40多岁，女性（有2个孩子），护理工作

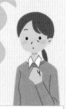

Answer

1 牛奶和乳制品是钙与蛋白质的重要摄入来源。

2 过量摄入乳制品，会相应地增加脂类、饱和脂肪酸、胆固醇的摄入量。

3 推荐每天喝200mL牛奶（100mL牛奶、1盒酸奶、1块再制奶酪中任选2类）。

4 有血脂问题的人可以喝低脂奶或植物奶。

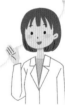

牛奶的营养与健康

牛奶除了含有蛋白质和钙，还均衡地含有脂类、碳水化合物与矿物质。牛奶的加工制品（乳制品）被广泛用于烹饪和糕点制作中。

牛奶是宝贵的钙摄入来源。为了保持骨骼健康，我们常会提倡多喝牛奶。酸奶则具有调节肠道环境的功效。不过，大量摄入乳制品会造成能量摄入过多。喝牛奶需注意保持适量，既不摄入过多也不缺乏是最理想的。牛奶中还含有饱和脂肪酸和胆固醇，有血脂问题的人请选择低脂奶。

乳制品的营养成分比较

每天喝200mL牛奶为宜，如果吃了80g酸奶，牛奶的摄入量则可减半。每100g牛奶或酸奶约含钙100mg，还含有较多的饱和脂肪酸。请注意控制奶油奶酪和鲜奶油等高脂类乳制品的摄入量。

			能量（kcal）	蛋白质（g）	胆固醇（mg）	脂类（g）	饱和脂肪酸（g）	钙（mg）
从这3项中选2个	牛奶	100mL	61	3.0	12	3.5	2.33	110
	酸奶	80g	45	2.6	10	2.2	1.46	96
	再制奶酪	18g	56	3.9	14	4.4	2.88	113
高脂	奶油奶酪	18g	56	1.4	18	5.4	3.65	13
	鲜奶油	50g	202	0.8	32	19.8	13.14	25
低脂	低脂奶	100mL	42	3.4	6	1.0	0.67	130
	茅屋奶酪	18g	18	2.4	4	0.7	0.49	10

 # 尝试喝一些植物奶吧！

从环境保护、动物保护和可持续性发展的角度出发，近年来出现了减少牛奶消耗量的新潮流。植物奶是用种子类、谷物、豆类等做成的牛奶的替代品。植物奶与牛奶不同，其钙含量并不高。不过这类产品也能加工制作成酸奶和奶酪。植物奶不仅能加入饮品调味，还能用于制作奶汁炖菜和糕点等。

就像调制豆奶在加工的过程中会加入油脂和砂糖来调节口味一样，其他植物奶也分别添加了不同的原料。请尽量选择不额外添加甜味，突显主要原材料风味的植物奶吧。

豆奶
分为非调制豆奶和调制豆奶

杏仁奶
富含维生素E
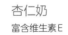

燕麦奶
富含膳食纤维

谷物奶
低热量，低脂肪

椰奶
脂类含量较高，糖类含量较低

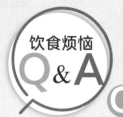

饮食烦恼 Q&A 感觉自己做饭好麻烦

Question

下班回到家，又累又饿，这时还要做饭，让我感到不堪重负。而且一人份的饭菜本来就很难做，从车站到我家的路上也有没有营业时间较晚、便于购物的超市。不仅如此，做完饭还要清洗厨具，收拾碗筷，我也不想做这些家务。

为此，我总会在下班后去便利店买一些油炸的熟食。最近，我想到自己的皮肤问题很可能是饮食造成的。可因为工作实在太忙，我暂时无法改变自己的日常饮食。虽然明白自己做饭对身体更好……

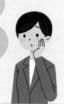

30多岁，女性（单身），销售工作

Answer

1 购买食材、烹饪、清洗餐具这一系列的行为是为了生存必不可少的劳作。

2 自己做饭可以美味地享用放心、健康的食物。

3 不用做油炸或复杂的菜肴，完全可以选择简便易做的家常菜。

4 巧妙利用食材的送货上门服务和智能烹饪家电，目标是不勉强自己，轻松养成自己做饭的习惯。

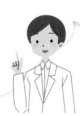

请认真思考饮食的意义

认真对待日常饮食，能帮助我们保持良好的生活节奏。思考饮食的意义，是重新审视我们整体日常生活的好机会。

自己做饭的优点是能使用自己选择的食材，对食材的新鲜度、产地等相关信息的把握更清楚，更让人放心。同时，自己做饭可以依照自己的口味来调味，或选择更健康的烹饪方式。最重要的是自己做饭可以吃到刚出锅的饭菜。刚出锅的饭菜，即便只是简单烹饪的，也分外美味可口。虽然在现代社会，每天的工作异常忙碌，但请大家为饮食保留必要的时间和精力，请让饮食回归到自己的把控中吧。

享受做饭、坚持做饭的诀窍

不勉强，享受烹饪

不用每天、每餐都做十分精致的菜肴。可以时不时地将市售熟食与自己做的菜肴搭配起来，放下负担，享受美食。

巧妙使用便捷的厨具

缩短加热时间的高压锅、不用看火候的电炖锅等厨具虽然价格较高，但确实方便实用。另外，瓦斯炉用的烤盘平底煎锅也十分方便。

调整烹饪的流程

提前完成电饭锅设定、煮取高汤、处理蔬菜等烹饪的准备工作，能缩短烹饪时间，减轻负担。

选用优质食材，滋养身心

要想将简单的菜肴做得美味，选用品质优良的调料十分重要。推荐选用价格稍贵的调料。另外，用精美的餐具装盘，能让用餐变得更愉快。

 ## 烹饪步骤中的各种烦恼与解决对策

	【烦恼】	【解决对策】
购买食材	· 没时间买菜 · 冰箱里食材不全 · 无法彻底将食材用完	· 巧妙使用食材送货上门、线上超市（常用食材可以加入收藏）等服务 · 在冰箱冷冻层中常备禽畜类、鱼类和蔬菜等食材 · 了解一周或半周能使用的食材及其分量
烹饪	· 没时间做饭 · 没有精力、体力做饭 · 不擅长烹饪 · 想不出食谱	· 使用配好的净菜产品（节省买菜时间） · 在周末等空闲时间做常备菜或将食材预处理 · 使用高压锅和微波炉等烹饪 · 用心做好一菜一汤 · 在网上提前查好想要制作的食谱
收拾碗筷	· 洗碗很麻烦 · 处理垃圾很麻烦	· 使用洗碗机 · 食材腌制时装入保鲜袋中、切菜用剪刀剪，可以免去砧板、大碗和菜刀等工具的清洗工作

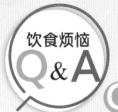

饮食烦恼 Q&A 常吃市售的熟食和盒饭

 Question

午餐一般都是在餐馆吃，或购买便利店的盒饭在公司吃。晚餐不是吃一份牛肉盖饭解决，就是在超市买些即食的食物对付一下。最近，我的体重增加了，体检也发现甘油三酯和低密度脂蛋白胆固醇偏高，不禁让人担心起来，整天吃市售的熟食和盒饭对身体不太好吧？

我也知道在便利店可以买到小份沙拉和一些速食的蔬菜料理，但我不知应该如何挑选。

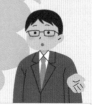

40多岁，男性（单身），销售工作

Answer

1 市售的熟食和盒饭含有较多的碳水化合物、脂类和盐，而且不少餐品中蛋白质与蔬菜较少。

2 为了保证营养均衡，可以自行搭配一些单品或自己组合多个单品。请注意补充豆类与蔬菜。

3 了解并记住自己一餐吃多少量为宜，以此作为选购食物的参考标准。

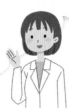

市售熟食、盒饭的营养学特点

这类食物往往含有较多的脂类和碳水化合物，而蛋白质、维生素、矿物质、膳食纤维的含量则较低。这一方面是因为富含碳水化合物的谷类及油脂类的原材料价格相较于禽畜类、鱼类和蔬菜较为低廉，同时这类食材也往往更容易烹饪，并且能突显出餐品的分量感。另一方面，为了追求口味和食物的耐保存性，这类食物的含盐量一般也都较高。

其实，便利店中有益健康的食物也在不断增加。每一种商品都附有营养成分标识。还有许多能一餐吃完的小份食物，方便快捷，非常适合独居等各种不同生活方式的人群。

掌握什么食物吃多少为宜！

STEP 1 计算每一餐的能量与营养素摄入

〈以30~50岁男性（体重约68kg，身体活动水平Ⅱ）为例〉※身体活动水平详见第35页。

①计算单日的能量和各营养素的适宜摄入量 → ②除以3，得出每一餐的分量

能量 …自己的单日能量推荐摄入量（详见第35页）÷3

① 2700 kcal → ② 2700 kcal ÷ 3 = **900kcal**

蛋白质 …推荐摄入量（不会出现蛋白质缺乏的摄入量，详见第97页）÷3

① 65g → ② 65 g ÷ 3 ≈ 22 → **22~30g**

> 目标摄入量（能量的13%~20%，本示例中应为88~135g）的最小值88g除以3，得出约30g。→ 设定一定的范围，定为"22~30g"

脂类 …单日目标量（能量的20%~30%，详见第80页）÷9÷3

① 2700 kcal × 0.2 = 540 kcal   540 kcal ÷ 9 = 60g → ② 60 ÷ 3 = 20g

2700 kcal × 0.3 = 810 kcal   810 kcal ÷ 9 = 90g → ② 90 ÷ 3 = 30g

→ **20~30g**

碳水化合物 …单日目标量（能量的50%~65%，详见第80页）÷4÷3

① 2700 kcal × 0.5 = 1350 kcal   1350 kcal ÷ 4 ≈ 338g → ② 340 ÷ 3 ≈ 113g

① 2700 kcal × 0.65 = 1755 kcal   1755 kcal ÷ 4 ≈ 438g → ② 440 ÷ 3 = 146g

→ **113~146g**

食盐 …单日目标量（详见第128页）÷3

①低于7.5g → ② 7.5 ÷ 3 = 2.5 → **低于2.5g**

〈你的摄入参考量〉 ※按照上文方法计算，将结果填入下面的空格中

能量（　　　）kcal　　　蛋白质（　　　）g

脂类（　　　）g　　　碳水化合物（　　　）g

食盐（　　　）g

★记住自己的参考量，并在买菜时作为参考吧。

STEP 2 选品

只吃盒饭或三明治难以保持营养均衡，请增加其他的食物或将盒饭中的米饭剩下一些。组合几款单品有助于更均衡地摄入营养。

STEP 3 有意识地"加道菜"

知道自己缺乏哪些营养素，就加一道富含这一营养素的小菜吧。

【想要补充蛋白质】

·豆腐、纳豆　　·炖鱼或煎鱼　　·关东煮

·烤鸡肉串　　·酸奶

【想要补充维生素、矿物质】

·沙拉或蔬菜条、切块蔬菜

·冷冻蔬菜（秋葵、西蓝花、菠菜等）

·蔬菜或豆类的汤　　·关东煮　　·凉拌蔬菜或煮蔬菜

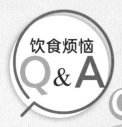

饮食烦恼 Q&A   晚餐时间太晚

uestion

平时下班时间比较晚，导致晚饭吃得也晚。吃完立刻睡觉感觉对身体不太好。可我又没办法早下班。为了身体健康，我能做些什么来改善这种情况呢？

50多岁，男性，技术工作

Answer

1 夜晚和睡眠中人体的代谢降低，身体处于容易囤积脂肪的状态。

2 不妨在傍晚时间段吃一些点心，或调整晚餐的食物，选择清爽低脂的菜肴。

较晚的晚餐对身体带来的影响

晚餐时间较晚可能会引发肥胖和代谢综合征。睡眠中人体的代谢降低，脂类不容易燃烧消耗，对糖类的处理也比较缓慢，容易造成高血糖。人体中的一种蛋白质——Bmal1在产生核心生物钟基因（在体内形成昼夜节律）的同时，会促进脂肪的囤积。研究发现，这种蛋白质在夜晚10点到凌晨2点之间最为活跃。

减轻身体的负担

在午餐与较晚的晚餐之间的时间段吃一些饭团等餐点，减少晚餐的进食量，帮助身体减轻负担。

较晚的晚餐除了要减少进食量外，还应注意避免摄入太多的糖类和脂类。米饭可以只吃半碗，不要吃油炸或热炒等较为油腻的菜肴，推荐选择清淡的菜肴。另外，也请避免在晚餐时一边小酌一边吃饭。

■ 晚餐吃得晚，血糖值容易升高

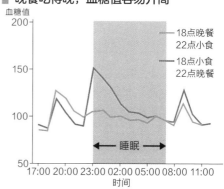

在Bmal1活跃的时间段吃东西会让脂肪更容易囤积，建议晚餐最晚也应在9点左右吃完。

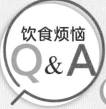

居家办公造成饮食不规律

uestion

居家办公越来越频繁，解决午餐问题让人烦恼。去公司上班时，我会在公司食堂选择每天不同的套餐，居家办公时总是吃方便面或面包对付一口。不知是不是因为营养不均衡的缘故，我的体重似乎有所增加。

30多岁，女性，公司职员

Answer

1　居家办公很容易造成能量摄入过量、摄入不足以及营养失衡等情况。请将原本用于通勤的时间用来烹饪吧。

2　应注意避免以糖类和脂类为主的饮食，在规划食谱时注意蛋白质和维生素等营养素的摄入。

顺应日常饮食的变化

开始居家办公后，日常饮食发生了巨大的变化。常常听人说，因为居家办公吃了更多的零食，结果长胖了。原本正常上班时，有不少人能在公司食堂或附近的餐饮店吃到主食与副食一应俱全的午餐，居家办公后无法吃到这样的餐食，结果出现了营养失衡。

居家办公时，许多人打乱了往常的生活节奏，还出现了不吃早餐、不再运动、丧失食欲等问题，导致体重下降。

健康居家生活的关键在于适度运动的同时吃好一日三餐。

居家办公的日子里，午餐吃什么？

即食食品和面包等食品含有较多的糖类和脂类，却缺乏蛋白质、维生素和矿物质。每天中午都准备营养均衡的午餐确实很辛苦，不过我们可以稍稍花一些心思，改善自己的饮食。

1　晚餐多做一些

晚餐多做一些菜，将吃剩的菜保存起来。

2　制作便当

将原本用于通勤的时间用来制作午餐便当。

3　冷冻食品也不错

吃冷冻食品可以选择营养比较均衡的产品，或搭配有大量蔬菜的面类。

4　使用便捷的家电

用电炖锅的预约功能，正好在午餐时间出锅享用。

目标体重与目标能量

用BMI评价体格

肥胖是指体脂肪过量囤积的状态。在判定是否肥胖时，必须要测定体脂肪量。在测定时，我们常会使用身体质量指数BMI。这一指数能反映体脂肪的情况，测算也较为简便。研究指出，BMI为22左右时最不容易罹患疾病。常会使用这一数值来推算标准体重。

控制体重时，人们会以标准体重作为参考。不过近年来，也出现了将BMI设定为22~25这样范围较为宽泛的设定方式。

〈BMI的计算方法〉

$$BMI = 体重(kg) \div 身高(m) \div 身高(m)$$

〈身高160cm、体重68kg为例〉

$$68(kg) \div 1.6(m) \div 1.6(m) = 26.6(kg/m^2) \leftarrow BMI值$$

	判定为
BMI 不满18.5	体重过轻
BMI 18.5~24	正常
BMI 超过24	超重

〈标准体重的计算方法〉
※BMI=22

$$标准体重(kg) = 身高(m) \times 身高(m) \times 22$$

例）$1.6(m) \times 1.6(m) \times 22 = 56.3kg$

〈体脂率〉

	标准值
男性	10%~19%
女性	20%~29%

体脂肪在体重中的占比

体重

去脂体重 （包含肌肉、骨骼、水分）	体脂肪量

★体型无法反映体脂率

有时，也有BMI较低但体脂肪较多（隐性肥胖），脂肪囤积在肝脏引发脂肪肝等情况。此外，还有BMI较高，其实是肌肉量较多而体脂肪较少的情况。仅凭BMI在正常范围，是无法断定身体健康状况的。在保持正常体重的同时，我们不仅要关注摄入的能量总量，更要考虑供能营养素的构成。

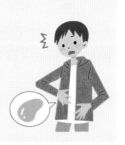

最近，我们可以利用体重计轻松测定体脂率。这种体重计测算的是体脂肪量在整体体重中的占比。

什么是能量收支

体重是由摄入能量与消耗能量的平衡所决定的，这一平衡叫能量收支。体重没有变化时，说明摄入的能量与使用的能量相当。当我们希望对体重进行增减时，就必须调整能量收支的平衡。

消耗的能量是基础代谢量（详见第32页）、身体活动消耗的能量与食物诱导性产热的合计。其中，增加身体活动量能最有效地增加消耗的能量。另外，还可以通过增加肌肉量提高基础代谢来增加消耗能量。

可在实际操作中，只增加消耗的能量是很难减轻体重的，同时还必须要减少摄入的能量。

保持肌肉量

减轻体重时，我们的目标是在尽可能不减少肌肉量的同时减轻体重。

运动可以在增加消耗能量的同时保持肌肉量，还能缓解精神压力。饮食方面，应少吃含有砂糖和油脂的嗜好性食品，并确保摄入足量的蛋白质、维生素和矿物质，保持较为平稳的代谢，从而健康有效地减轻体重。一定要饮食和运动两手抓，让能量收支倾向于支出略大于收入。

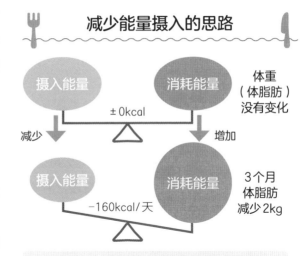

减少能量摄入的思路

摄入能量 ── 消耗能量 ── 体重（体脂肪）没有变化

±0kcal

减少 ── 增加

摄入能量 ── 消耗能量 ── 3个月体脂肪减少2kg

−160kcal/天

要减去1kg体脂肪，必须消耗7200kcal能量。

比如，体重68kg的人想要在3个月内减少3%（2kg）的体重，每天需要减少的能量：7200kcal×2÷90天=160kcal/天。相比只通过饮食减少160kcal，饮食上减少80kcal，同时活动量增加80kcal，合计减少160kcal的方案更轻松，也更健康。

罐装咖啡　1罐	70kcal	←通过饮食减少
蛋黄酱　　1大勺（12g）	80kcal	
可乐　　200mL	92kcal	

| 普通步行 40分钟（体重60kg） | 80kcal | ←通过运动减少 |
| 骑自行车 30分钟（体重50kg） | 80kcal | |

如何减少能量摄入

可以供能的营养素

蛋白质、脂类和碳水化合物能够在人体中转化为能量，因此又被称为"供能营养素"。蛋白质被人体吸收后，会在体内重新合成各种需要的蛋白质，不过在能量供给不足时，蛋白质也会被用于供能。

下一页的表格梳理了各食品群的单日摄入总量与由此提供的能量（示例）。这一示例与大家的日常饮食相比较，肯定存在着一些差异，也许有不少人会觉得其中米饭和面包的摄入量偏多。在此基础上加入果汁、酒精类饮料和糕点，摄入的能量就更多了。

低脂饮食vs.低碳饮食

低脂饮食是基于为了降低体脂肪，必须减少饮食中的脂类摄入的思路而来的饮食方式。脂类1g含有9kcal的热量，减少脂类摄入能有效地降低摄入能量。

与此相对的，低碳饮食的思路则是减少饮食中碳水化合物的摄入，让身体处于糖类摄入不足的状态，引导身体分解体脂肪供能，从而降低体脂肪。含有碳水化合物的食物有米饭、面包、薯类等，很容易分辨，也很容易控制摄入量。因此，这是一种简便易行的饮食法。

有大量研究验证了低碳饮食和低脂饮食对减轻体重的效果。事实上，研究人员并未得出哪一种饮食方法更有效的结论。低碳饮食能在短时间内减轻体重，不过也有减重后体重反弹的趋势，从长期来看其效果与低脂饮食以及其他饮食法并无太大差异。另外，无法坚持这类饮食方法的案例也较多。

综合来看，就现状而言，科学家认为体重的变化是由能量的摄入总量决定的。因此，想要减轻体重，必须减少日常饮食中摄入的碳水化合物和脂类，以此减少能量摄入。

还需考虑能量以外的营养素摄入

将构成单日摄入能量约2050kcal的各食品群的分量全部减半，摄入能量随即减少到约1025kcal。可这样一来，蛋白质、维生素、矿物质等的摄入量也会减半，无法满足人体所需。要在保持人体机能健康的状态下减少能量摄入，就必须思考应优先减少哪些食物的摄入量。

首先，建议重新审视糕点、果汁、酒类、烹饪使用的砂糖、油脂和调料类的摄入。相比少吃一些米饭，少吃禽畜类中的肥肉能大大降低能量摄入。请尝试将西冷牛排换成菲力牛排，不吃猪肉的肥肉部分，肉馅只选瘦肉吧。

各食品群的能量摄入量示例

食品	摄入量（g）	能量（kcal）	参考量的示例
谷类（米饭）	400	672	稍大饭碗 2 碗
谷类（面包）	120	342	6 片装吐司面包 2 片
薯类、淀粉类	50	38	土豆 1/2 个
砂糖、甜味剂	10	37	砂糖 1 大勺
豆类	70	81	纳豆小盒装 1 盒、豆腐 1/7 块
种子类	5	27	芝麻 1 大勺
蔬菜	350	88	生蔬菜用双手捧起满满 1 捧
水果	150	96	1/3 个苹果、1 个蜜柑
菌菇	30	5	蟹味菇 1/6 盒
海藻	3	1	羊栖菜干品 1 大勺
鱼贝类	70	111	1 块鱼肉
禽畜类	60	138	鸡腿肉 1/4 块
蛋类	25	38	1/2 个
乳制品	200	159	1 盒牛奶
油脂	18	140	菜籽油 1.5 大勺
糕点	—	—	
嗜好性饮料	—	—	
调料、辛香料	40	70	
合计			2043 ≈ 2050

＊根据各食品净重所含平均营养素量制作而成的食品构成表（反映单日各食品摄入多少为适量的一览表）示例。各食品净重所含平均营养素量参考《国民健康营养调查（2019年）》制作。

基于本表的晚餐食谱示例

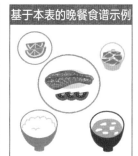

米饭、味噌汤（豆腐、小松菜）、黄油煎鲑鱼（配番茄）、醋拌凉菜（黄瓜、裙带菜）、橙子

从果汁、酒精类饮品、糕点等摄入的能量几乎不含其他有价值的营养素，为此这类能量又被称为"空热量"。摄入等量的能量时，推荐吃一些营养密度较高的食物。

引发肥胖的习惯，你属于哪一类

改变进食行为，更容易减轻体重

一般来说，体重居高不下的人都摄入了过多的能量。这背后，有一些共通的进食行为和饮食方式。

也有不少人觉得想要瘦下来，就必须精细地计算热量来确定进食量，而自己无法做好如此复杂的计算。

其实，有不少人只需改变进食行为，就能减轻体重。

引发肥胖的习惯可以分成四大类

在此，将容易长胖的进食行为类型分成A、B、C、D四大类，本篇会分别介绍造成体重增加的饮食方式和各自的减重建议。请辨别自己属于哪一种类型，并了解瘦身的诀窍吧（可能会同属某两个类型）。

当然，除了按照下文介绍的方法改变进食行为，增加白天的活动量也十分重要。

开展体育运动当然好，还可以通过不坐电梯走楼梯，少乘坐交通工具多走路，或是在家中多走动等方式增加活动量。

A
吃撑型

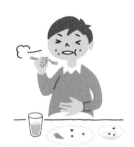

吃撑型是这样的！

- 渴望饱腹感，一定要吃到饱。
- 一边吃饭一边喝饮料帮助吞咽。咀嚼次数少，吃饭很快。
- 夹菜后马上吃掉，不停地夹，不停地吃，不知道究竟吃了多少。
- 喜欢比较肥的肉和油炸菜肴。
- 喜欢喝酒，每次喝酒必吃下酒菜。

改变你的进食行为吧！

① 吃饭注意细嚼慢咽。减少每一口的进食量，一口咀嚼30次。

② 每吃一口就搁下筷子，不要不停地夹菜。

③ 将食材切得大块一些，烹饪时注意保留食物的嚼劲。

④ 把饭碗换小一号。菜肴盛在大盘中时，先夹出要吃的分量，不再追加。

B
零食型

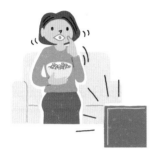

C
一心两用型

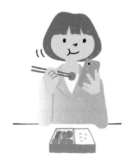

D
应酬型

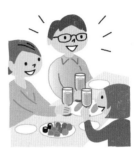

零食型是这样的!

- 平时不吃点什么总感觉"嘴馋想吃东西"。
- 养成了频繁吃糖果、巧克力和饼干等食品的习惯。
- 喜欢果汁或加糖咖啡等热量高的甜味饮料。
- 容易忘记自己吃下的零食。

一心两用型是这样的!

- 一边工作、刷手机、玩游戏，一边吃饭。
- 觉得自行准备餐食、布置餐桌再吃饭好麻烦。
- 不重视饮食，觉得只要能填饱肚子吃什么都行。
- 为了快速简单地解决，常吃方便面或便利店的盒饭等。

应酬型是这样的!

- 因公因私交际广泛，应酬较多。
- 喜爱美食，喜欢寻找美味的餐饮店。
- 应酬时通常难以控制和调整进食量。常喝含酒精的饮品，使得胃口大开，更难自我控制。

改变你的进食行为吧!

①意识到自己吃零食已经成了习惯，相信自己能改变这个习惯。

②不买就没有零食可吃，先做到不买。同时向身边人说明要戒零食，不再接受别人给的零食。

③用热量较低的水果代替零食。

④增加刷牙的次数，保持口腔中清爽的感觉。

改变你的进食行为吧!

①转变思维，开始重视饮食。

②在公司，不在自己的办公桌上吃饭，吃饭时不在身边放智能手机。

③偶尔尝试挑战自己做饭带饭。

④选购便利店午餐时，自行组合几款单品，享受美食。

改变你的进食行为吧!

①尽可能减少外出就餐的次数。

②购置便捷的烹饪家电，提高自己做饭的频率。

③在外就餐时注意减少米饭的摄入量。

④一边聊天一边吃饭，很难意识到自己吃了多少。不妨放下筷子，专注于交谈。

蛋白质是减肥的好帮手

减肥与蛋白质的关系

进食后，身体的能量代谢变得旺盛（即"食物诱导性产热"），在三大营养素中，摄入蛋白质时的能量代谢最为旺盛。因此，摄入蛋白质有助于提升能量的消耗量。

吃下碳水化合物和脂类也能产生饱腹感，不过研究发现摄入蛋白质后能最大限度地获得饱腹感。吃一些蛋白质来代替碳水化合物，能很好地控制能量摄入。这就是许多人反映吃蛋白质能减轻体重的最大原因。

另外，富含蛋白质的禽畜类和大豆中，还富含B族维生素和磷等。这些都是人体代谢必不可少的营养素。摄入蛋白质能预防人体代谢所需营养素的缺乏。

蛋白质杠杆假说

2005年，当时在牛津大学任教的辛普森教授提出假说称，人体会在蛋白质达到需要摄入量前吃个不停，即"蛋白质杠杆假说"。博士认为，蛋白质是对于生存而言必不可少的营养素，蛋白质的摄入得到满足后，食欲会得到抑制，人也会因此结束摄食行为。

即便吃下再多富含糖类和脂类的薯片和果汁，食欲仍然难以得到满足。结果就是摄食行为一发不可收拾，最终导致摄入过多的能量。相反，吃下含有适量蛋白质的饮食，食欲更容易得到满足，从而防止能量的过量摄入。

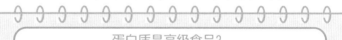

蛋白质是高级食品？

辛普森教授和他的团队分析了超市销售的食品所含的三大营养素量与其价格之间的关系。研究发现，食品的蛋白质含量越高，或是碳水化合物含量越低，价格就越高。换言之，想要摄入足够的蛋白质，就必须花更多的钱用于购买食品。

有些食品虽然碳水化合物含量较高，但也含有较为可观的蛋白质，比如谷物片、意大利面、面包等，我们可以用较低廉的价格购买到这类食品。然而，总吃上述食品，食欲无法得到满足。

饮食预算有限时，我们应减少糕点和嗜好性饮料的开销，挑选能满足食欲且富含蛋白质的食品。

如何增加蛋白质的摄入

如果担心自己存在蛋白质摄入不足的问题，不妨购买无须烹饪、开袋即食的豆腐、纳豆、奶酪、沙拉鸡胸肉、冷冻毛豆等食品，在正常饮食的基础上增加这类小食。

但选购时请务必注意避免高脂肪或高盐分的食品，因为这类食品很容易造成能量摄入过量和水肿问题。

补充蛋白质同样须确认蛋白质的摄入标准（详见第97页），适量补充。

减肥中的饮食示例

30多岁 女性（身高156cm、体重60kg）

早餐	酸奶（含糖）苹果	
午餐	便利店购买 三明治 沙拉 红茶饮料（含糖）	为了控糖，主食吃得较少。
点心	巧克力1小块	
晚餐	1/2碗米饭 照烧鸡肉（搭配西蓝花） 海藻沙拉 味噌汤（菠菜、油豆腐）	

能量	1130kcal
蛋白质	42g（推荐摄入量50g）
维生素B₁	0.45mg（推荐摄入量1.1mg）

50多岁 男性（身高170cm、体重80kg）

早餐	1/2片吐司面包 咖啡（加糖、奶）	
午餐	在外就餐 咖喱饭 卷心菜沙拉	
点心	零卡碳酸饮料	
晚餐	烧酒 饺子 高汤煮小松菜 味噌汤（油豆腐、茄子）	晚上为了喝酒，不吃米饭。

能量	1600kcal
蛋白质	37g（推荐摄入量65g）
维生素B₁	0.58mg（推荐摄入量1.3g）

＊减肥中，应注意避免B族维生素的摄入不足。

 要点解说

❶两人摄入的能量均接近自身的基础代谢量。在不勉强自己的前提下减少能量摄入十分重要。缺乏蛋白质是因为没吃足够"主食"和"主菜"。米饭和面包等主食也能提供蛋白质。不吃主食是蛋白质摄入不足的原因之一。

❷早餐时间有限，请尽量凑齐主食与副食。适量吃主食，选择能吃到足量"主菜"的"套餐型"餐食十分重要。无法吃到足量的主菜时，不妨自行搭配三明治与豆奶，或选含有金枪鱼、豆腐等食材的沙拉来搭配咖喱饭。

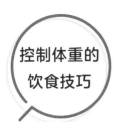

什么是"超加工食品"

按照加工程度进行食品分类

常见的食品分类，会根据食物中含量较多的营养素的特点来进行分类。而巴西的蒙泰罗教授则独辟蹊径，他认为将全麦面包与含糖的玉米脆片都视作谷类是不合理的，于是提出了根据食品的"加工程度"进行分类的"NOVA食品分类系统"。

如下页所示，这一分类系统将食品分成4类，并认为第4类的超加工食品会给人体健康带来负面影响。蒙泰罗教授的研究指出，人们不再吃由生鲜食物烹饪而成的菜肴，转而吃起了超加工食品，这是威胁人体健康的原因。

超加工食品的特点与健康

超加工食品不论在何时何地，即便没有齐全的烹饪工具，也能方便摄食。不仅如此，人们通过大众媒体频繁接触这类商品的广告。部分超加工食品非常有亲切感，甚至是我们从小吃到大的食品。

超加工食品的能量密度（单位重量所含的能量）较高，还含有大量的反式脂肪酸、糖和盐。这类食品往往价格较低，使用廉价的加工油脂和淀粉生产，还会加入食品添加剂。而其中的蛋白质、膳食纤维和微量营养素的含量则微乎其微。

虽然加工食品也是必要的存在……

亚洲国家和地区自古就有进行食品加工的传统，酱油、味噌、豆腐等都是通过食品加工做成的。食品加工不仅让饮食变得丰富多彩，还能提高食品的耐储存性，是有助于保证食材供给稳定的好技术。

近年来，不少产品在制造中会使用购买者不熟悉的原材料，或采用全新的加工技术。比如，油脂棕榈油、由廉价淀粉制成的甜甜的转化糖浆，这些都是消费者日常无法接触到的原材料。吃加工食品时，我们很可能无法充分掌握自己究竟吃进去了什么。在反思是否过于依赖加工程度较高的食品的同时，今后在吃加工食品时，也请多留意产品的原材料和营养成分等信息。

研究发现，吃超加工食品越多，糖的摄入量就越高，因此，这类人群的肥胖、高血压、代谢综合征、高脂血症症的发病风险就越高。

在巴西，加工食品的消费已成为重大的社会问题。巴西的官方饮食指南中也参考了NOVA的4类食品分类。

①请多多使用"第1类"中的植物性食品。

②在烹饪中请少量使用"第2类"中的调料。

③限制"第3类"的使用，饮食以"第1类"为主，少量搭配"第3类"。

④请避免摄入"第4类（超加工食品）"。

了解这种食品分类的方式，也将对我们的日常饮食生活起到很好的作用。

蒙泰罗教授的"NOVA食品分类系统"

第1类
未加工或最小限度加工的食品

生的未经调味的蔬菜、水果、豆类、种子类、谷类、禽畜类和鱼贝类，以及将这类食品进行冷冻、干燥、粉碎等最小限度加工制成的食品。

第2类
调料

用于对第1类食品进行烹饪和调味。如植物油、黄油、猪油、玉米淀粉、甘蔗制成的砂糖、蜂蜜、枫树糖浆、岩盐、食盐等。

第3类
加工食品

使用2~3种食材，加工程度较低的加工食品。如罐头装或瓶装的蔬菜、水果、豆类、鱼类。加入盐和糖调味的坚果。熏肉、奶酪、刚出炉的面包(非工业化生产的面包)等。

第4类
超加工食品

碳酸饮料、膨化食品、冰激凌、巧克力、糖果、饼干、蛋糕、蛋糕粉、谷物片。即食的意大利面、派类糕点、比萨，以及其他加热即食的食品。炸鸡块、香肠等加工肉类。方便面、速食汤等。

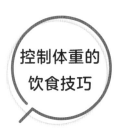

饮酒注意事项

饮酒是引发肥胖的原因之一

虽说不是每一个喝酒的人都一定肥胖，但喝酒确实是造成体重增加的原因之一。

首先，饮酒后，酒本身所含的能量会增加整体摄入的能量。每1g酒精约含7kcal能量，酿造酒还含有糖类，能量就更高了。其次，饮酒时看到食物，更容易勾起"想吃"的欲望。饮酒更容易产生空腹感，会增加进食量。另外，有研究指出，酒精会抑制体内脂肪的燃烧，可能具有增加体脂肪的作用。

酒的种类与适量

酒主要分两大类，一类是用大麦、葡萄、大米等发酵酿制而成的酿造酒，另一类是用酿造酒加热后冷凝做成的蒸馏酒。酿造酒有啤酒、葡萄酒、日本酒等，蒸馏酒有威士忌、白兰地、日本烧酒等。相比蒸馏酒，酿造酒的度数较低，但含有来自酿酒原料的糖类。

不同种类的酒，其酒精浓度（度数）各不相同，饮酒量不等于喝下的酒精量。日本对于"适量饮酒"的标准是日平均摄入酒精量约20g（相当于啤酒约500mL）。

〈含约20g纯酒精的酒类的营养价值〉

			能量（kcal）	碳水化合物（g）
啤酒	1大罐	500mL	195	15.5
日本酒	1小杯	160mL	163	5.8
日本烧酒	1/2小杯	70mL	142	0.0
威士忌	双份1杯	60mL	140	0.0
葡萄酒	2杯、1/4瓶	200mL	136	3.0
罐装果酒	1罐	350mL	179	10.2

〈含酒精量（g）的计算公式〉

酒量（mL）×[酒精度数（%）÷100]×0.8[*]

[*]0.8是酒精比重（同等体积的酒精对水的质量比）

例）1大罐啤酒的酒精含量　500×[5÷100]×0.8=20g

饮酒与健康问题

少量饮酒能愉悦心情，有一定的放松效果。然而，大量饮酒会引发各种健康问题。

·代谢酒精的肝脏会出现脂肪肝、肝炎，甚至最终引发肝硬化。

·酒精能提高血压，会增加心力衰竭、脑出血等心血管疾病的风险。

·酒精代谢会产生乙醛，这种物质会诱发癌症。

·增加尿酸生成量，减少排出量，容易引发高尿酸血症（痛风）。

不仅如此，饮酒会造成睡眠质量低下，而睡眠不足反过来又会导致饮酒量的增加。因此，适度饮酒对保持良好的生活习惯至关重要。

饮酒造成体重增加的原因及应对方法

 酒类所含的能量较高

不可忽略酒类中酒精与糖类所含的能量。

减少饮酒量，降低饮酒频率。请每周设定2天养肝日吧。还可巧用无酒精饮料代替酒类。另外，饮酒时请一边喝水，一边慢慢喝酒。不要在家中囤太多酒。

养肝日

 能量较高的下酒菜

下酒菜大多是高盐分、高蛋白质的食物。尤其是啤酒等酒类，适合搭配脂类含量较高的菜肴。胃口大开后，进食量也增加了。

减少饮酒量之后

下酒菜多吃毛豆、凉拌豆腐、蔬菜等不用油烹饪的植物性食品。不要吃油炸食品，可以适量吃点烤肉和生鱼片。

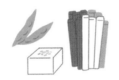

 在较晚的时间段饮酒

酒精会降低体内的脂肪代谢，使得脂肪更容易囤积。饮酒后常会一不小心就吃喝到深夜，结果造成睡眠中代谢水平的进一步下降。

避免在较晚的时间段饮酒，在结束饮酒到睡眠之间确保一定的间隔时间。

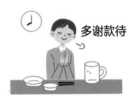
多谢款待

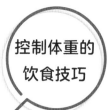

控制体重的
饮食技巧

糕点与含糖饮料的摄入方法

糖类的过量摄入会引发肥胖和龋齿

2015年，世界卫生组织（WHO）提出，因为游离糖的过量摄入会引发肥胖和龋齿，所以建议将其摄入量控制在能量摄入总量的5%。游离糖包括单糖和二糖，精白糖、蜂蜜、糖浆、果汁和浓缩果汁中含有这类物质（不包括水果、蔬果、牛奶中所含的天然糖类）。以单日摄入能量为2000kcal计算，5%约为25g（相当于约8条砂糖）。

 糖类相关标识的区别

各标识的定义依据食品标识的相关标准规定。在下面的定义中，若无特别标注，食品为每100g所含的量，饮料为每100mL所含的量。

标识	定义
零糖*	糖类含量低于0.5g
低糖（减糖）	与其他同类食品相比，减少5g以上的糖类（饮料则减少2.5g），且减少的糖类含量占整体糖类含量的25%以上
与糖类相关的"控糖""减肥""轻糖"等标识	糖类含量低于5g（饮料则低于2.5g）
零卡*（无热量）	热量低于5kcal
低热量（减少热量）	与其他同类食品相比，减少40kcal以上的热量（饮料则减少20kcal），且减少的热量占整体热量的25%以上
与热量相关的"控制热量""减肥""轻热量"等标识	热量低于40kcal（饮料则低于20kcal）

＊即便标有"零"的字样，也不代表"完全不含"。

以"零卡""低糖"为卖点的商品，为了减少砂糖等糖类的使用，往往会加入较多的人工甜味剂，以增加甜味，提高满足感。有些研究指出，人工甜味剂有助于体重管理和血糖管理。不过2014年发表的论文提出，人工甜味剂会使肠道菌群发生改变，使得血糖值更容易上升。此外，人工甜味剂强烈的甜味可能会让人对"甜味"更为执着，应注意避免过量摄入这类成分。

含糖饮料所含的糖类

请注意含糖饮料中的糖类

（罐装咖啡185mL／其他200mL）

	能量（kcal）	糖类（g）*
可乐	92	22.8
汽水	82	20.4
橙汁浓缩还原	92	22.0
苹果汁 果汁含量30%	92	22.8
运动饮料	42	10.2
罐装咖啡	70	15.4

* 使用减差法计算得出的可利用碳水化合物数值。

推荐饮料

零卡饮料
茶、咖啡（黑咖啡）、花草茶

想要清爽一下时
碳酸水

补充电解质时
不喝含糖量较高的运动饮料，选择经口补水液

补充维生素时
不喝果汁，而是吃完整的水果（能同时补充膳食纤维）

 ## 糕点所含的糖类

注意糕点中所含的糖类！

	能量（kcal）	糖类（g）*
长崎蛋糕（1块）	156	30.9
铜锣烧（1个）	263	53.9
仙贝（3片）	165	24.8
奶油泡芙（1个）	156	16.6
巴斯克奶酪蛋糕（1块）	299	22.8
甜甜圈（1个）	258	40.9
华夫饼（蛋奶）（1个）	96	14.8
奶油布丁（1个）	116	13.5
曲奇饼干（3块）	107	14.1
水果糖（7块）	117	29.4
牛奶巧克力（1/2块）	138	14.1
橙子果冻（1个）	79	17.8
蒟蒻果冻（3个）	81	14.4

* 使用减差法计算得出的可利用碳水化合物数值。

推荐点心

坚果
无盐、无油直接烘烤的坚果

水果
西柚、草莓等含糖量低的水果

含水量高的点心
果冻、琼脂、果子露等

自制冻酸奶
在无糖酸奶中加入蜂蜜和牛奶，装入容器中冷冻

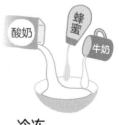

冷冻

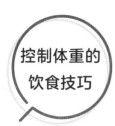

想要增加体重

健康地增加体重

想要减轻体重不容易，想要增加体重同样也不是一件轻而易举的事。在减轻体重时，我们需要注意在确保摄入足够营养素的同时减少能量的摄入。增加体重时也是同理，有意识地补充必要的营养，才能健康地增加体重。

想增加体重时的确认事项

当体重无法按照预期稳步增加时，有可能是身体出现了一些未能察觉的问题。定期接受体检也是健康管理的必修课。

1 肠胃疾病

肠胃炎等疾病会降低食欲，造成人体的消化吸收功能低下。有肠胃问题时，饮食中要注意细嚼慢咽。此外，消化吸收时需要肠胃有充足的血液流通。饭后马上开始体育运动或工作，会让血液流向肠胃以外的器官，不利于消化。时间较短也无妨，饭后请休息一下吧。

2 精神压力

承受精神压力时，交感神经会处于兴奋状态，而与消化液分泌和肠胃蠕动相关的副交感神经则受到抑制，容易造成食欲低下。另外，承受精神压力会促进能量代谢，消耗掉更多的能量。因此，精神压力也是引发营养不良的原因之一。最重要的是不要持续积累精神压力。

健康地增加体重吧！

POINT **1**
早餐

不吃早餐或在早餐时只吃少量食物对付一下，是单日能量摄入不足的原因之一。早晨通常食欲不佳，不妨改善生活节奏，将起床时间稍稍提前，以确保早晨有充足的时间，这样就能以更悠闲的心情吃早餐了。

有时单日摄入的蛋白质总量虽然差不多，但往往在晚餐时吃下更多的蛋白质。请注意避免这种情况，尽可能保持三餐摄入的蛋白质量相近。有研究指出，三餐等量摄入蛋白质可以提高肌肉蛋白质合成的速度（摄入的蛋白质转化为肌肉的速度变快）。另外，为了在增加体重的同时增加肌肉量，请在早餐时确保主菜的摄入，吃一些鸡蛋、大豆、鱼贝类和禽畜类等吧。

均衡摄入蛋白质

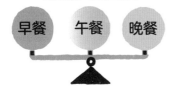

POINT **2**
加道菜

难以增加体重的人往往偏爱清爽、简单的食物。在选择饮食时，要随时保持"加道菜"的意识。比如，点荞麦面时不要只吃清汤面、荞麦蘸面，可加入炸牡蛎、炸大虾等。吃吐司时不要只抹黄油，可以加些蔬菜做成吐司比萨。像这样，逐渐增加能量摄入。

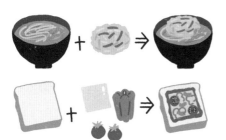

24小时肌肉蛋白质的合成速度

（%/时间）

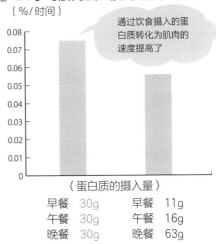

通过饮食摄入的蛋白质转化为肌肉的速度提高了

〈蛋白质的摄入量〉

早餐	30g	早餐	11g
午餐	30g	午餐	16g
晚餐	30g	晚餐	63g

POINT **3**
加餐

如果通过一餐无法摄入足够的食物，不妨增加饮食的次数，以增加能量摄入。将加餐当作日常饮食的一环。不要吃零食、糕点和果汁，理想的加餐应选择能充分补充营养的食物。

加餐示例

饭团 1个	170kcal
面包 1个	90kcal
酸奶 1盒	45kcal
切片奶酪 1片	55kcal
香蕉 1根	90kcal
玉米浓汤 1杯	100kcal

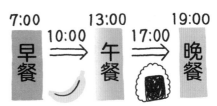

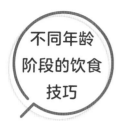

孕期、哺乳期

为人生最初的1000天提供好营养

研究认为，从胎儿期到2岁的1000天所获得的营养，会对今后的健康产生巨大影响。国际上也对这一时期格外关注。这种学说的依据是，当母体营养不良引发子宫内的营养不良时，不仅胎儿的发育会受到影响，成年后罹患高血压、糖尿病等生活方式病的风险也会增高（DoHaD理论）。

在孕期，请带着与肚子里的宝宝一起吃饭的意识，注意保持健康的日常饮食吧。

瘦孕妇与胖孕妇

怀孕前BMI指标为"体重过轻"的孕妇，宝宝出现低体重儿和宫内发育迟缓的危险性较高。相比体型适中的孕妇，偏瘦的孕妇通常需要增加体重，可以在正常的饮食之间进行加餐。

怀孕前BMI指标为"肥胖"的孕妇，容易患上妊娠期糖尿病和妊娠高血压综合征，宝宝也有更大的概率发育为巨大儿，生产时往往需要进行剖宫产手术。请参考主治医生的建议，密切关注孕期体重的增长量，避免超重。

妊娠反应和贫血

在孕早期，有时会出现俗称的"孕反"，主要表现为食欲不振、恶心、呕吐等，症状因人而异。可准备一些适口性较好的食物，在能进食时少量多次摄入。有的孕妇会对饭菜的气味感到反胃。凉面、凉拌豆腐、水果等食物口感较好，在这种情况下更容易入口。

孕中期到孕晚期，血液中的血红蛋白值会出现下降，这是自然现象。这个时期需要注意补铁。瘦肉能量较低又富含铁。除了禽畜类和鱼类，豆类、蔬菜、海藻也含有铁。另外，维生素C能促进铁的吸收。在补铁时，均衡摄入各种食品群的食物十分重要（关于贫血的内容，可参考第237页）。

〈 孕期、哺乳期应增加摄入的
能量和营养素 〉

	能量 （kcal）	蛋白质 （g）	铁 （mg）
孕早期	+ 50	+ 0	+ 2.5
孕中期	+ 250	+ 5	+ 9.5
孕晚期	+ 450	+ 25	+ 9.5
哺乳期	+ 350	+ 20	+ 2.5

〈 孕期的体重增长参考值 〉

怀孕前的BMI		推荐体重增长量
18.5以下	体重过轻	12~15kg
18.5~25	正常	10~13kg
25~30	肥胖（1度）	7~10kg
超过30	肥胖 （2度以上）	个别化应对 （一般上限为5kg）

＊日本产科妇科学会（2021年3月修订）
＊肥胖根据BMI指数可分为1~4度。

孕期中的特别注意事项

叶酸

为了预防胎儿的神经管闭合受阻（二分脊椎或无脑症等），应在怀孕前1个月到怀孕3个月期间，增加来自食品的叶酸摄入量。在此基础上，还推荐通过营养辅助品平均每天摄入400μg叶酸。

汞

汞含量较高的鱼贝类的摄入应加以控制。比如，牡蛎、扇贝、金枪鱼、剑鱼、鲭鱼等的每周摄入量应控制在80g左右。

食物中毒

弓形虫和李斯特菌引起的食物中毒可能会影响胎儿，请避免吃生肉、生火腿或未经充分加热的乳制品、烟熏三文鱼等。上述食物需充分加热后才能放心食用。

维生素A

有研究指出，过量补充维生素A可能会增加胎儿畸形的风险。怀孕不满3个月或正在备孕中的女性请勿连续大量食用肝脏等维生素A含量较高的食物。

为了母体的恢复与母乳的分泌

哺乳期妈妈的饮食不仅能促进母体的恢复，还是帮助分泌母乳的重要因素。有不少妈妈希望能尽快恢复到怀孕前的身材，但请不要操之过急，应注意保证饮食的营养均衡。母乳喂养时体重减轻较快。如果采用母乳喂养搭配婴儿奶粉，那么额外摄入350kcal则会偏高，请根据自己的体重变化，调节食量和增加的能量摄入。

妈妈吃下的食物会影响母乳的成分。尤其是维生素D，如果母乳缺乏维生素D，会诱发宝宝得佝偻病和低钙血症。为了预防这类疾病，请避免鱼类摄入不足（关于维生素D的内容，可参考第106页）。

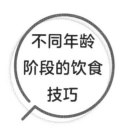

婴幼儿期

不仅吸收营养，还是感受爱意的时期

婴幼儿期摄入的营养对身体的生长发育至关重要。婴儿与给予母乳（或婴儿奶粉）和食物的人进行情感交流，是他们与他人构建信赖关系的重要机会。给宝宝喂食时，需要营造出愉快与幸福感满满的氛围。

母乳是婴儿的最佳营养食物。母乳能被人体快速消化吸收，对肠胃造成的负担较小，并且含有多种必需脂肪酸。母乳的另一大优点是含有能预防感染的免疫球蛋白。不仅如此，不论何时何地，妈妈都能为宝宝提供温度适宜的母乳，母乳喂养带来的经济负担也相对较轻。

而婴儿奶粉是以牛奶为原料加工而成的。在加工中，会对牛奶进行各种改良，使其更接近母乳。婴儿奶粉的优点是富含普通母乳中含量普遍偏低的维生素K、维生素D和铁等营养物质。近年来，液体奶也在逐渐普及。

月龄5~6个月开始添加辅食

随着婴儿的生长发育，只喝母乳（或婴儿奶粉）逐渐无法满足必需营养的摄入。因此，在月龄5~6个月，就可以开始准备帮助宝宝逐步添加辅食。这一时期，宝宝可能会对家人吃饭的场景表现出兴趣。他们不仅会观察父母吃饭，有时小嘴还会跟着做出咀嚼的动作。按照下页表格逐渐添加辅食后，到了月龄

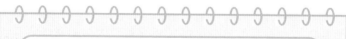

添加辅食时的注意点

● **不可喂食蜂蜜**

蜂蜜有引发婴儿肉毒素中毒的风险，在1岁前不可喂食蜂蜜。肉毒素的耐热性较好，充分加热后的蜂蜜也不可喂食给婴幼儿。

● **食物过敏**

有的父母会担心引发孩子的食物过敏，考虑延迟喂辅食。然而，尚无科学依据表明这样做能预防过敏，推荐从月龄5~6个月开始逐步添加辅食。如果出现疑似食物过敏的症状，请及时向主治医生咨询。

添加辅食的参考方案

	以下内容仅供参考，请根据宝宝的食欲和生长发育情况进行调整。			
	月龄5~6个月	月龄7~8个月	月龄9~11个月	月龄12~18个月
饮食参考	根据宝宝的情况，从1天喂1次辅食开始。母乳或婴儿奶粉能喝多少就喂多少	形成1天吃2次辅食的规律。为了让宝宝感受各种味道和口感，逐渐增加食物的种类	重视饮食规律，调整为一日三餐。通过与父母共同进食，积累饮食相关的愉快体验	保持一日三餐的饮食规律，并着手调整生活节奏。让宝宝用手抓取食物，增加自主进食的乐趣
烹饪形态	顺滑、完全磨碎的状态	能用舌头抿碎的软硬度	能用牙床抿碎的软硬度	能用牙床咬碎的软硬度
每次的辅食参考量				
I 谷类(g)	从米糊开始入手，并尝试碾碎的蔬菜等食物。习惯后，可尝试碾碎的豆腐、白肉鱼、蛋黄等	粥50~80	粥90或软烂的米饭80	软烂的米饭90或米饭80
II 蔬菜、水果(g)		20~30	30~40	40~50
鱼(g)		10~15	15	15~20
或肉(g)		10~15	15	5~20
III 或豆腐(g)		30~40	45	50~55
或鸡蛋(个)		蛋黄1~全蛋1/3	全蛋1/2	全蛋1/2~2/3
或乳制品(g)		50~70	80	100

引自：日本厚生劳动省《哺乳、辅食的指导》（2019年修订版）。可根据本国营养指导灵活调整。

12~18个月时，宝宝将从食物中获得大部分的能量和营养。

从添加辅食到幼儿饮食

12～18个月后，需增加喂食食物的种类。不过此时，儿童的咀嚼能力、消化吸收的能力以及味觉都与成人存在很大的不同。当孩子出现对食物的偏好时，或许是因为食物的软硬度不合适或调味太浓。不妨将食物做得软烂一些，切得更小块一些，将幼儿的饮食看作辅食的延伸，带着这样的意识为孩子准备餐食。

这一时期，孩子需要摄入的能量和营养素比较多。而孩子一餐能吃下的食物有限，因此，适当加餐至关重要。加餐时，不要只给孩子吃糕点和果汁等甜味零食，应当将加餐视作日常饮食的一部分，吃一些水果、乳制品、蒸红薯等食物。

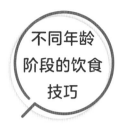

儿童期、青春期

这个阶段的目标是让孩子养成自立的饮食习惯

到了上小学的年纪，幼儿期有过的饮食问题和食物过敏等会大大减少。在这一时期养成良好的饮食习惯，将会是受益终生的财富。

随着生活习惯的改变，孩子开始逐步面临需要自己管理饮食的情况。如小学生在放学回家的路上会买点心吃，初中生会因社团活动或出游而离开父母走出家门，高中生开始兼职打工等。此外，孩子还会通过互联网获得饮食相关的信息，有的孩子会去尝试极端的减肥方式。因此，这一时期也比较容易出现营养失衡的问题。即便孩子不在身边，父母也应关注子女的饮食与营养状况。

女孩在10~11岁，男孩在12~13岁会进入快速发育的"生长高峰期"。身体所需的能量和营养素摄入量会从小学高年级开始接近并超过父母。在这一关键期，一定要注意确保足量的饮食，促进身体发育，提高骨量。

摄入优质蛋白质和脂肪，重点关注钙、铁缺乏

蛋白质的摄入在发育期十分重要。现如今，人们通过禽畜类摄入的蛋白质量远超鱼类和大豆。多吃鱼和大豆，能避免饱和脂肪酸的过量摄入，增加多不饱和脂肪酸的摄入量。因此，请有意识地补充优质脂肪吧。

这一时期的另一个值得关注的问题是缺钙和缺铁。请适量补充乳制品，在饮食中注意主食、主菜和副菜的搭配组合。

这一时期，孩子接触外食、市售熟食的机会有所增多。请帮助孩子养成口味清淡的饮食习惯，避免过量摄入食盐。

〈逐渐超越父母的饮食摄入标准〉

		能量 （kcal）*	蛋白质 （g）	钙 （mg）
儿童期 （10~11岁）	男	2250	45	700
	女	2100	50	750
青春期 （15~17岁）	男	2800	65	800
	女	2300	55	650
父母 （30~49岁）	男	2700	65	750
	女	2050	50	650

＊以身体活动水平Ⅱ为例（详见第35页）

请关注！这一时期的饮食问题

不吃早餐

升入初中后，每天吃早餐的孩子越来越少。这与生活作息的紊乱有关，比如为了赶作业、刷手机、玩游戏推迟就寝时间，早上起不来，无法在上学前确保从容吃早餐的时间。

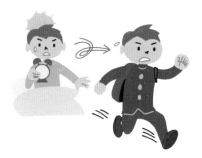

预防贫血

贫血大多为缺铁性贫血。这一时期，女孩开始出现月经，同时也容易因减肥而无法通过饮食获得足够的营养。贫血时，除了出现容易疲劳、头痛、心悸等身体上的症状，还会出现焦虑等精神方面的不适。

生活方式病

儿童也会因肥胖出现高血压、2型糖尿病、脂肪肝、高脂血症、高尿酸血症等健康问题。为了避免在成年后继续出现肥胖问题，在未成年阶段及时纠正非常重要。与成年人不同，儿童不需要接受严苛的能量摄入限制，可以等身体长高后自然变瘦。请在日常饮食中少吃糕点、果汁等高糖类食品，确保蛋白质、维生素和矿物质的足量摄入。

进食障碍

这一时期容易出现神经性厌食症或贪食症。有的孩子因恐惧长胖，开始采取极端的饮食限制，反复进食和催吐。出现这类症状的原因是多方面的，如同学关系、亲子关系造成的精神压力，或是不科学的减肥方式等。

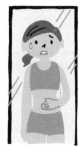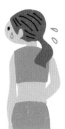

青少年运动员

保持最基本的健康饮食原则，每天吃早餐，注意通过加餐补充营养，主食、主菜和副菜搭配均衡，保证乳制品和水果的摄入。请尽可能通过日常饮食补充蛋白质，避免膳食补充剂的过量摄入。

小儿代谢综合征的诊断标准
（6~15岁）（日本厚生劳动省标准）

❶ 腰围	初中生大于80cm，小学生大于75cm
❷ 血清总脂	甘油三酯大于120mg/dL 且/或 高密度脂蛋白胆固醇不足40mg/dL
❸ 血压	收缩压超过125mmhg 且/或舒张压超过70mmhg
❹ 空腹血糖	大于100mg/dL

判定标准：符合❶且❷~❹中满足2项，即可诊断为代谢综合征。

注：腰围/身高比大于0.5即认定为符合项目❶。

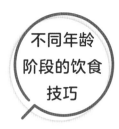

青年期、壮年期

饮食的优先级容易降低

到了青年期（20~29岁），我们开始作为大学生或社会人进入社会生活中。因为环境的变化，这一时期，人们比较容易感受到精神压力。另外，初高中时期有学校提供的餐食和父母监护人制作的饭菜。步入社会后，年轻人失去了这些条件，同时又无法自主做好饮食管理，从而引发日常饮食的紊乱。

进入壮年期（30~44岁），我们的身体情况逐渐稳定，但年过40后容易出现体力不支、易疲劳等问题。人们在职场的责任变重，在家庭则有育儿的重任，不规则且忙碌的生活让人们无法对饮食给予充分的重视。

饮酒与外出就餐的机会增多

近年来，在日常饮食中，不吃早餐的人逐年增多。依赖外卖、预制食品的人越来越多。不仅如此，人们保持营养均衡也变得越来越难。饮酒的机会增多后，还需注意饮酒量的问题。此外，男性还要关注肥胖问题，有些女性则要避免体重过轻。

与其他年龄段相比，这一时期，蔬菜、水果、豆类等通常推荐多吃的食品群的摄入机会减少。在最年富力强的人生阶段，我们更应注意提高饮食的质量。而养成更好的饮食习惯，也能为中年和老年阶段的健康打好基础。

经前期综合征与饮食的关系

经前期综合征（PMS）是月经前的3~10天里出现的精神性症状和生理不适，在月经来潮后可得到缓解或消除。精神性症状有情绪不稳定、焦虑、抑郁等，生理不适有潮热、食欲不振、暴饮暴食、头晕等。

想要缓解上述症状，除了尽可能地减轻精神压力，还需注意饮食健康。一般认为，应控制盐、咖啡因和酒精的摄入。此外，有研究指出，吃太多的快餐、油炸食品，喝太多的果汁，会提高PMS的发病率。

请注意！这一年龄段的身体特点

男性多肥胖

　　30岁后，基础代谢随着年龄的增长逐年下降，加之工作繁忙等原因，许多人活动身体的机会大大减少。可与之相对的，人们的进食量却不减反增，进而容易引发肥胖问题。

　　对于肥胖症患者，推荐在3~6个月的时间内，减去当前体重的3%（如目前体重为70kg，则应减重2.1kg以上）。

女性注意体重过轻、营养不良

　　平时感到的各种不适可能无法归咎到某一个原因上，不过人体的诸多不适或许与营养不良有关。相关症状可能是缺铁性贫血引发的，或是缺乏蛋白质造成的肌肉力量低下，也可能是缺乏维生素、膳食纤维，或是过量摄入食盐引起的。

　　请确保日常饮食中主食、主菜与副菜的均衡搭配。米饭可以逐渐增加饭量。

牙周病

　　牙周病是细菌侵入牙齿与牙龈的间隙，在牙龈引起的炎症。症状恶化后，甚至会侵蚀支撑牙齿的骨骼。研究发现，30~40岁的人群中，每3人就有1人患有牙周病。这种疾病不仅会造成牙齿脱落，还与糖尿病、心肌梗死、脑梗死、骨质疏松症等全身的疾病相关。

　　有研究指出，碳水化合物和脂类的过量摄入，蛋白质以及维生素C、维生素B_{12}的摄入不足容易引发牙周病。如果已经出现牙周病，不妨借此机会审视并调整自己的饮食习惯吧。另外，请注意补充蛋白质、维生素C和维生素A，这些都是生成牙肉组织胶原蛋白必不可少的营养素。

▋ 肥胖症治疗方针

肥胖症
▼
设定减去现有体重3%以上重量的减重目标
▼
定期测定体重和腰围
▼
肥胖症治疗饮食
25（kcal）× 标准体重（kg）
＝单日的摄入能量

行为治疗

运动疗法的导入

▼达成目标　　　　　▼未达成目标

继续现有治疗方案　　强化肥胖症治疗饮食

导入药物治疗
（如果出现2个以上的
特定健康问题）

引自：《肥胖症治疗指南2016》
※ 标准体重以身高（m）^{2}×22计算。一般在3~6个月后评估各项治疗的效果。

▋ 与体重过轻有关的症状

贫血

头痛　　　　　肩颈僵硬

疲劳　　　　　　　　　体寒

水肿　　　　　　　　容易感冒

口腔溃疡　　　　皮肤粗糙

便秘

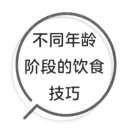

中年期

身体机能下降，疾患增多

人到中年，生理机能进一步下降，尤其是呼吸功能（肺活量、换气量）、肾功能和心脏功能下降较为明显。同时，在这一阶段，各种疾病也逐渐显现出来。根据生活方式病相关的指标，不少人需要接受各种各样的治疗。

这一时期的中年人大多奔波忙碌，承受的精神压力较大。因此，定期参加体检，出现令人关注的症状后尽早就医，接受妥当的治疗非常重要。

参加健康体检进行健康管理

日本政府推行针对40~74岁被保人为对象的健康体检与保健指导。其中，对于腰围超标的内脏脂肪型肥胖人群，根据其目前的血糖、血压、血脂、吸烟等生活方式病的风险因子，由医生、保健医师或管理营养师分别给予"信息提供""明确健康动机""提供支援"等保健相关的指导。

在明确健康动机与提供支援中，会针对个人制订生活方式病的改善目标，并在一定时间后评估目标的达成情况。如果借口工作太忙对身体出现的问题放任不管，往往会造成病情的进一步恶化。如果有必要进行改善，请一定要积极地行动起来。

更年期特有的症状

随着卵巢功能的低下，女性月经停止（绝经）前后的约10年时间被称为更年期。这一时期，雌性激素（雌激素）锐减，使得骨质疏松症、高脂血症等疾病的发病风险上升，同时出现潮热、疲劳、情绪不稳定等（即"更年期综合征"）症状。均衡的饮食、适度的运动、充分的睡眠等良好的生活习惯有助于缓解症状。当症状较为严重时，请前往医院就诊。

除了女性，男性也会出现更年期的症状。可以前往相关科室门诊就医。

通过简易更年期指数（SMI）判断更年期症状

简易更年期指数（SMI）

简易更年期指数（SMI）可用于判断更年期症状的严重程度。请就10项内容选出对应的分数，通过10项分数的总和做出判断。

症状	症状的严重程度（分数）			
	强	中	弱	无
1 面部潮红	10	6	3	0
2 容易出汗	10	6	3	0
3 腰部、手脚容易发冷	14	9	5	0
4 气短、心悸	12	8	4	0
5 入睡困难，或睡眠较浅	14	9	5	0
6 易怒，容易焦躁	12	8	4	0
7 心烦，有时陷入抑郁	7	5	3	0
8 常常头疼、头晕、恶心	7	5	3	0
9 容易疲劳	7	4	2	0
10 肩颈僵硬，腰痛，手足疼痛	7	5	3	0

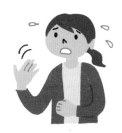

判断＆说明（自行打分的结果）

0~25分	正在平稳度过更年期，目前没有问题。请每年参加1次体检
26~50分	保持均衡饮食，开展适量运动，生活中不要勉强自己，继续积极预防更年期综合征吧
51~65分	建议前往医院就医，进行药物等适当治疗，或接受生活指导和心理辅导
66~80分	需要接收长期（超过半年）有计划的治疗
81~100分	请接受各项精密检查。如果患有更年期综合征，应前往医院就医，接受长期有计划的治疗

引自：《简易更年期指数的背景与相关解说》（小山嵩天）《日本更年期医学会杂志》第6卷第1号 P93（1998年）

更年期与豆制品、异黄酮

异黄酮的分子结构与雌性激素中的雌激素十分相似，因此又被称为植物性雌激素。大豆中的异黄酮主要有黄豆苷原、染料木素、黄豆黄素，50%的日本人可通过肠道细菌将黄豆苷原代谢转化为雌激素活性更强的雌马酚。而这一成分常作为膳食补充剂对外销售。

绝经后，缺血性心血管疾病的发病风险升高，吃豆制品有助于降低这类疾病的风险。异黄酮的膳食补充剂虽然能缓解更年期的潮热症状，但其对骨量减少的改善效果尚未得到验证。绝经后，在饮食中增加豆类食物，有益女性健康。

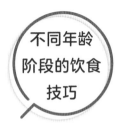

老年期

通过饮食延长健康寿命

在这一时期，为了尽可能抑制衰老造成的身体机能低下，延长健康寿命，做好营养管理至关重要。

老年人常会因为味觉减退、咀嚼吞咽的功能及消化吸收能力的低下而导致进食量的下降。此外，意志减退、不安等精神性的原因也会造成食欲低下。出现营养不良的问题后，肌肉量和肌肉力量随之下降，使得老年人容易摔倒，免疫机能的低下则会在出现感染症时导致重症化。

前期高龄者（65~74岁，相对于75岁以上的后期高龄者而言）主要有两类人群。其一是需要控制肥胖等生活方式病的人，其二是逐渐出现营养不良问题的人。在70岁前后，需要将饮食的重心从预防生活方式病切换到预防营养不良上来。如果不便购物和烹饪，请接受生活支援，以保持完善的饮食环境。

摄入足量蛋白质，预防营养不良

请保持三餐规律，吃足量的食物。蛋白质的摄入量与年轻时一样，以体重为参考基准。如果咀嚼吞咽能力减弱，吃肉类食物较为吃力，不妨将肉切成薄片或使用绞肉。不过，补充高蛋白质食物的同时，需留意这类食物对肾功能带来的影响。

维生素D不仅影响骨量，还有助于维持肌肉量，因此备受推崇。请在日常饮食中适量吃鱼，并多晒太阳。减盐虽然重要，但有的老年人会因清淡的调味进一步丧失食欲。另外，在这一阶段，一些老年人对口渴不敏感，还容易脱水。请在固定时间喝水，注意补充水分。

〈理想BMI的范围〉

18~49岁	$18.5 \sim 24.9 \, kg/m^2$
50~64岁	$20.0 \sim 24.9 \, kg/m^2$
65~74岁	$21.5 \sim 24.9 \, kg/m^2$
75岁以上	$21.5 \sim 24.9 \, kg/m^2$

※针对老年人的指标设定得偏高。

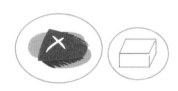

注意咀嚼、吞咽功能低下

这一阶段，以往常吃的菜肴和食物可能会变得难以下咽。因咀嚼、吞咽功能低下，老年人容易出现误吸，并由此引发窒息或误吸性肺炎。吃起来容易呛到的液态食物，最好先进行处理，增加黏稠度，便于安全吞咽。另外，还可以在烹饪时将食材切得更小块、煮得更软烂，做成盖浇饭，或做成在口中更容易粘合成团的餐品。

患上阿尔茨海默病后，患者往往会出现忘记吃饭或对进食毫无兴趣等情况，使进食量进一步下降。针对预防阿尔茨海默病的营养学研究正在分析维生素、n-3类脂肪酸、抗氧化物质等成分，这类营养素可能有助于预防阿尔茨海默病。

不易吞咽、容易误吸的食物

黏稠度较低的饮品	水、茶、果汁、汤
入口后容易在口中散开的食物	面包、全熟白煮蛋、煎鱼、坚果、豆渣、肉末
难以咀嚼的食物	魔芋、鱼糕
容易粘在口腔里的食物	海苔、裙带菜、年糕
纤维较多、较硬的食物	牛蒡、竹笋、苹果、豆芽
酸味较强、容易呛到的食物	柠檬、醋拌凉菜、橙汁

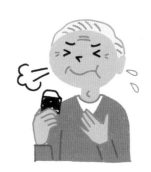

什么是骨骼肌减少症

肌肉量随着年龄的增长不断减少，且出现肌肉力量（握力等）低下或是身体能力（步行速度等）低下时，会被诊断为"骨骼肌减少症"。患上骨骼肌减少症后，活动度和食欲出现低下，丧失活力，很容易造成营养不良。这也是老年人难以应对各类健康问题的诱因。

手指圈测试

请用手指圈环，测试小腿肚的粗细（肌肉量）。

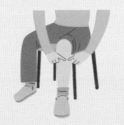

如果能正好圈住小腿肚或指尖无法相触，骨骼肌减少症的患病危险较低。相反，如果圈住后手指与小腿肚之间还有空隙，患有骨骼肌减少症的可能性就比较高了。

参考：东京大学高龄社会综合研究所

糖尿病、高血糖

高血糖会引起并发症

患上糖尿病后，血糖值会上升。这是人体一种名为胰岛素的激素分泌量减少或无法发挥应有作用导致的。糖尿病主要分两种。1型糖尿病多在幼年期发病，症状为胰岛素无法正常分泌。2型糖尿病多在中年期发病，是遗传、肥胖和不良生活习惯等诱发的。在此，我们主要探讨2型糖尿病。

2型糖尿病会出现口渴、多饮多尿、体重减轻等自觉症状。不过在大多数情况下，2型糖尿病是在体检中发现血糖值或糖化血红蛋白（HbA1c）较高，前往医院就诊时确诊的。高血糖的状态长期持续，可能会诱发肾炎、视网膜病变、神经功能障碍、心肌梗死或脑卒中等并发症。

目标是保持适量的能量摄入

糖尿病在治疗中会采用药物疗法或运动疗法，不过最基本的治疗方式是饮食疗法。胰岛素功能低下的原因之一是肥胖，吃太多也会引发高血糖，因此，保持适当的体重十分关键。

单日摄入能量的参考以中等活动水平为例，应设定在（30~35）kcal × 目标体重（kg）。比如，目标体重为60kg，则摄入1800~2100kcal。不用说，在保持这一能量摄入的同时，还需确保三大营养素的均衡配比，并满足维生素、矿物质的必要摄入量。

〈糖尿病的判断标准〉

糖尿病	①早晨空腹时的血糖值	126mg/dL（7.0 mmol/L）以上
	②75g葡萄糖耐量试验2小时后血糖值	200mg/dL（11.1 mmol/L）以上
	③随时血糖值	200mg/dL（11.1 mmol/L）以上
	④HbA1c	6.5%以上
正常	⑤早晨空腹时血糖值	110mg/dL（6.1 mmol/L）以下
	⑥75g葡萄糖耐量试验2小时后血糖值	140mg/dL（7.8 mmol/L）以下
临界	既不属于"糖尿病"，也不属于"正常"	

＊只要符合①~④中的任意一项，即可判断为糖尿病。同时满足⑤和⑥时才可判定为正常。

＊本表根据日本糖尿病学会糖尿病指导手册绘制。

各种饮食疗法

按顺序吃法

有研究指出，相比米饭，先吃蔬菜、肉类等能抑制血糖值的上升。这种饮食疗法行之有效的原理是：①减缓吃下的食物从胃部向肠道移动的速度，让肠道吸收葡萄糖的速度变得更稳定；②先吃菜能促进胃部消化道激素的分泌，从而增加胰岛素的分泌量。

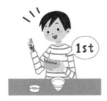

低升糖指数（GI）法

GI是衡量食物中碳水化合物对血糖浓度影响的一个重要指标（详见第175页）。低GI食物就是不易引起血糖值上升的食物。有研究指出，吃糙米、全麦面包、意大利面、荞麦面等低GI食物，能更好地抑制血糖上升。而且低GI食物大多富含膳食纤维，还有助于降低血液中的胆固醇值。

碳水计算法

基于"决定血糖值上升的最大因素是碳水化合物的含量"这一思考，精确计算饮食中的碳水化合物（糖类）。糖尿病饮食大多注重控制整体的能量摄入，而碳水计算法则重点关注糖类，是一种以有效控制血糖为目标的饮食疗法（并非"限制"糖类的摄入量）。

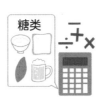

使用食品交换表

这是使用超过50年的糖尿病饮食疗法资料。食品交换表以80kcal为1单位，只要从6个食物组中选择标注单位份数的食物，就能搭配出能量适中、三大营养素配比均衡又能满足维生素、矿物质必要摄入量的一餐。

为了预防并发症

为预防糖尿病引发的并发症和糖尿病的重症化，糖尿病患者需要在饮食上有所取舍。高血压容易进一步诱发视网膜病变、肾炎和动脉硬化，因此，需要减少盐的摄入（高血压患者每天的食盐摄入量应低于5g）。而患有高血脂症很容易造成动脉硬化，应少吃胆固醇和饱和脂肪酸含量较高的食物。与此相对的，膳食纤维具有抑制血糖值上升、促进胆固醇排出的作用，请确保每天摄入20g以上的膳食纤维。

血糖值的波动过大会伤害血管，这也是造成并发症的原因。吃饭时细嚼慢咽非常重要。可以参考上面介绍的饮食疗法，力所能及地做好预防措施。

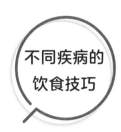

不同疾病的饮食技巧

脂质代谢异常

血液中的脂类增多

脂类在血液中为了溶于水，会以与蛋白质相结合的形态存在。这一形态的物质被称为脂蛋白（详见第94页）。脂质代谢异常是由脂蛋白代谢异常引发的，同时也是心肌梗死、脑卒中等动脉硬化类疾病的诱因。

低密度脂蛋白负责将肝脏合成的胆固醇输送到全身。血管膜遭到大量被氧化的低密度脂蛋白的侵入会变厚变硬，这种现象被称为动脉粥样硬化。与此相对的，高密度脂蛋白会从全身回收胆固醇，运回肝脏，能预防血液中胆固醇的增加。

首先应改善肥胖

如果脂质代谢异常的同时还存在肥胖问题，应调整能量的摄入，减重至正常体重。这样做既有助于降低低密度脂蛋白胆固醇和甘油三酯，还能提高高密度脂蛋白胆固醇的含量。因此，请先从减少能量的摄入总量入手吧。

改善肥胖时，究竟应该减少饮食中的脂类还是碳水化合物呢？答案与血液中脂质的种类有关。减少饮食中的脂质摄入能降低低密度脂蛋白胆固醇，而控制碳水化合物的摄入则能降低甘油三酯，提高高密度脂蛋白胆固醇的含量。

〈 脂质代谢异常的判断标准（空腹时采血）〉

低密度脂蛋白胆固醇	140mg/dL（3.62mmol/L）以上	高低密度脂蛋白胆固醇血症
	120~139mg/dL（3.10~3.59 mmol/L）	临界高低密度脂蛋白胆固醇血症
高密度脂蛋白胆固醇	40mg/dL（1.04mmol/L）以下	低高密度脂蛋白胆固醇血症
甘油三酯	150mg/dL（1.7mmol/L）以上	高甘油三酯血症

引自：日本厚生劳动省生活方式病预防网

过去，高胆固醇血症的诊断标准是"总胆固醇值超过220mg/dL"。这一指标是低密度脂蛋白胆固醇与高密度脂蛋白胆固醇的总和，无法明确究竟需要降低多少低密度脂蛋白胆固醇。而在现在的诊断中会区分究竟是"低密度脂蛋白胆固醇较多的情况"，还是"高密度脂蛋白胆固醇不足的情况"，从而进行有针对性的治疗。

请注意这些细节！

如果低密度脂蛋白胆固醇偏高

1 将饱和脂肪酸在摄入能量中的占比减少至7%以内。

2 减少反式脂肪酸的摄入。

3 胆固醇摄入量控制在1天200mg以内。

4 增加水溶性膳食纤维的摄入。

有效的饮食方式

控制禽畜类中肥肉、动物性脂肪（黄油、猪油、牛油等）、乳制品、内脏、蛋类的摄入。多吃黄色和深绿色蔬菜、大豆和豆制品。

如果甘油三酯偏高

1 控制碳水化合物的摄入。

2 避免过量饮酒。

3 避免过量摄入水果和含有果糖的果汁、雪糕等。

4 增加$n-3$系多不饱和脂肪酸的摄入量。

改变喜欢饮酒和喝果汁的习惯。另外，减少米饭的摄入量，多吃鱼类主菜。

如果高密度脂蛋白胆固醇偏低

1 控制碳水化合物的摄入。

2 减少反式脂肪酸的摄入。

不要吃太多的米饭、面包和面条。同时避免摄入含有反式脂肪酸的面包、糕点、冰激凌、速冻的油炸预制食品等，有意识地多吃蔬菜类菜肴。

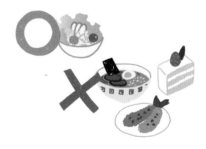

请多吃植物性食品

改善脂质代谢异常有助于预防动脉硬化类疾病。请有意识地在饮食中选择能预防动脉硬化类疾病的饮食方式。多吃含有抗氧化物质等功能性成分的蔬菜、水果、海藻、大豆或豆制品，有助于降低动脉硬化类疾病的风险。不过，注意别吃太多富含糖类的水果。

日式饮食模式不仅肥肉、动物性脂肪的摄入量较低，还能均衡且低盐地摄入大豆、鱼类、蔬菜、海藻、菌菇、水果和未经精制的谷类，可利用于预防动脉硬化类疾病的日常饮食中。

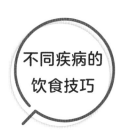

高血压

与遗传和生活习惯有关

高血压会造成心脏收缩力增强，在体内流淌的血液量增多，血管弹性下降，血管管径变窄等各种问题。病因不明的"原发性高血压"的发病与遗传和生活习惯有关。

高血压会增加心血管疾病和脑卒中等动脉硬化类疾病的发病风险，为控制血压，改善生活习惯十分重要。高血压的自觉症状有肩颈僵硬、头晕和头疼等。治疗通常采用饮食疗法和运动疗法。研究认为，适度的运动和禁烟有助于降血压。如果尝试上述疗法仍无改善，则需配合药物治疗。

〈 血压值的分类 〉

分类	诊室血压（mmHg）			家庭血压（mmHg）		
	收缩压		舒张压	收缩压		舒张压
正常血压	< 120	且	< 80	< 115	且	< 75
正常高值血压	120～129	且	< 80	115～124	且	< 75
高值血压	130～139	且/或	80～89	125～134	且/或	75～84
1级高血压	140～159	且/或	90～99	135～144	且/或	85～89
2级高血压	160～179	且/或	100～109	145～159	且/或	90～99
3级高血压	≥180	且/或	≥110	≥160	且/或	≥100
单纯性收缩期高血压	≥140	且	< 90	≥135	且	< 85

引自：日本厚生劳动省生活方式病预防网

饮食的注意事项

1 一天食盐摄入量控制在5g以内

众所周知，食盐摄入过量容易诱发高血压，减盐有助于改善高血压问题。请将一天的食盐摄入量控制在5g以内。即便无法立刻达到这个目标，在目前摄入量的基础上有所减少也很重要。测定食物盐含量的盐度计已十分普及，不妨尝试使用。

2 积极补钾

钾能促进钠的排出，推荐在日常饮食中积极补充钾元素。为预防生活方式病，成年人钾的每日目标量为男性3000mg以上，女性2600mg以上。多吃蔬果十分重要。不过，如果存在肾功能障碍的问题，请先向主治医生咨询。

3 改善肥胖、控制饮酒

肥胖会增加体内的血液量，提高血压。另外，动脉硬化进一步恶化后，也容易诱发高血压。改善肥胖和脂质代谢异常等生活方式病非常重要。过量饮酒会使血压升高，单日酒精摄入量请控制在男性20～30mL，女性10～20mL。

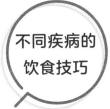

不同疾病的饮食技巧

高尿酸血症、痛风

尿酸结晶沉积在关节

通过饮食摄入以及在体内合成的嘌呤经过人体代谢所产生的代谢终产物就是尿酸。

尿酸通过肾脏和肠道排泄，以保证在体内维持一定的含量。体内的尿酸含量过高而造成的疾病叫作高尿酸血症。血液中的血清尿酸值超过7.0mg/dL（416μmol/L）时，尿酸会出现结晶化现象，从而引发高尿酸血症。而这些结晶沉积在关节和耳垂等部位引起的类似急性关节炎的症状就是痛风。

男性的痛风发病率是女性的10倍，尤其容易与高血压、糖尿病等生活方式病一起发病。

尿酸难以排泄的重要原因

多种原因造成了体内尿酸含量的增高，主要有尿酸的"产生量（生成量）增多"（占1成），尿酸的"排泄量低下"（占6成），或同时出现"产生量增加，排泄量下降"（占3成）。

为了减少尿酸的产生，应避免过量摄入嘌呤、会在体内促进尿酸产生的酒精以及糖类。尤其要注意避免吃富含嘌呤的鱼贝类、禽畜类当下酒菜小酌。即便是嘌呤含量较低的威士忌也会因其中的酒精促进体内尿酸的生成。尿酸排泄能力低下可能与肥胖有关。胖人体内的胰岛素分泌量较高，而这种激素会阻碍尿酸的排泄。

〈食品100g中的嘌呤含量参考〉

含量	主要食品
极多（300mg以上）	鸡肝、鱼肝、小鱼干、保健品（含DNA/RNA、啤酒酵母、小球藻、蜂王浆）
较多（200~300mg）	猪肝、牛肝、鲣鱼、日本对虾、太平洋磷虾、腌鱼（秋刀鱼）
中等（100~200mg）	多种禽畜类、鱼类、西蓝花芽、菠菜（苗）
较少（50~100mg）	部分禽畜类、鱼类、加工肉类、西蓝花、花椰菜
极少（50mg以下）	各种谷类、各种蔬菜、蛋类、乳制品

脂肪肝

原因是酒精与营养过剩

肝脏细胞过量储存甘油三酯的状态被称为"脂肪肝"。脂肪肝可分为酒精摄入过量引起的酒精性脂肪肝，以及无明确饮酒史的非酒精性脂肪性肝病（NAFLD）。酒精会对脂质的代谢造成影响，而过量进食则让大量脂肪囤积在肝脏，最终形成脂肪肝。相反，极端营养不良也可能诱发脂肪肝。这是由于体内的蛋白质不足，使得肝脏中的脂肪无法通过脂蛋白输送到全身引发的。

脂肪肝通常没有自觉症状，只会感到倦怠或易疲劳。脂肪肝在临床诊断时会综合影像检查（超声波检查、CT检查）与血液检查[谷草转氨酶（AST）、谷丙转氨酶（ALT）、碱性磷酸酶（ALP）、胆碱酯酶、γ – GTP]的结果再做出诊断。

不仅要减少脂类，还要控制碳水化合物

如果患上的是酒精性脂肪肝，首先要禁酒，调整日常饮食。患上NAFLD时，通常会同时患肥胖、糖尿病、高脂血症、高血压等代谢综合征。这类患者在日常饮食中需要调整食量，将体重控制到目标体重。许多人误以为得了脂肪肝必须在饮食中减少脂类的摄入。其实，过量摄入的碳水化合物（尤其是蔗糖等糖类）会刺激胰岛素的分泌，导致肝脏中的脂肪合成量增加。在减少能量摄入时，应比例得当地同时减少脂类与糖类，从而减轻体重，促进脂肪肝的改善。

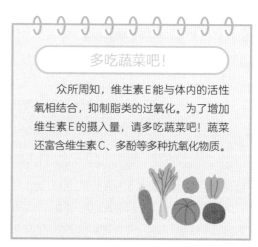

多吃蔬菜吧！

众所周知，维生素E能与体内的活性氧相结合，抑制脂类的过氧化。为了增加维生素E的摄入量，请多吃蔬菜吧！蔬菜还富含维生素C、多酚等多种抗氧化物质。

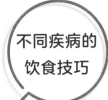

不同疾病的
饮食技巧

肠胃疾病

胃溃疡

胃溃疡是胃酸严重腐蚀胃壁引发的疾病，与十二指肠溃疡并称消化性溃疡。主要病因是胃黏膜感染了幽门螺杆菌，此外止痛药的副作用也会诱发胃溃疡。其症状有腹部、心窝有疼痛感。胃溃疡多在餐后，而十二指肠溃疡容易在空腹时感到疼痛。

● 饮食注意点

限制对消化有一定负担的脂类和膳食纤维的摄入。同时保持规律的日常饮食，在固定时间进餐。另外，还应避免吃辣味、辛香料较多、酸味较强的食物，并避免饮酒。

功能性消化不良

功能性消化不良是指虽然没有检查出胃癌、胃溃疡等疾病，但持续出现心窝疼痛和胃胀的情况。调查发现，在体检中有1~2成的人出现了这类症状。主要致病原因除了胃功能低下，还有精神压力过大、胃酸分泌过多、遗传、感染幽门螺杆菌、生活作息混乱等。

● 饮食注意点

患者往往存在睡眠不足等生活作息混乱，暴饮暴食等日常饮食失调的问题。改善生活节奏，不吃高热量、高脂肪的食物非常重要。

胃食管反流

胃食管反流是胃酸反流进入食道，引发胃灼热（俗称烧心）、反酸等不快的自觉症状，或造成食道黏膜溃烂。有时还有咽痛、咳嗽等症状。做食道内窥镜检查，发现食道、胃黏膜出现溃烂、炎症，则为反流性食道炎。无明显症状，则为非糜烂性反流病（NERD）。胃食管反流在肥胖人群中较为高发，改善肥胖有助于改善相关症状。

● 饮食注意点

避免过量进食，避免吃刺激胃酸分泌的高脂肪食物，不在临睡前进食十分重要。

巧克力和碳酸饮料、咖啡、辛香料、柑橘类水果会松弛食道与胃的连接处,增加胃酸分泌。请避免食用上述食物。

肠易激综合征

虽然没有在大肠检查出肿瘤和炎症,但存在腹痛和肠胃不适的症状,便秘或腹泻等排便异常的情况持续数月之久。出现这类症状时,很有可能患上了肠易激综合征。这种疾病可分为腹泻型、便秘型和兼具腹泻、便秘两种症状的类型。

➜ 饮食注意点

保持三餐规律,避免暴饮暴食和夜间大量进食,注意营养均衡。另外,避免精神压力过大,保证充分的睡眠与休养。

腹泻型

在饮食中控制脂类与膳食纤维的摄入量,不吃会刺激肠道的冰饮、碳酸饮料、辛香料。牛奶和乳制品可能使症状恶化。酒类也会刺激肠道蠕动,加重症状。治疗中需要禁酒。

便秘型

症状为痉挛性便秘,请保持低刺激性的饮食。

便秘

一般认为,每周排便次数不足2次的状况持续12周为便秘。"迟缓性便秘"表现为肠道的蠕动机能低下,大便通过肠道的时间延长。"痉挛性便秘"表现为肠道过度蠕动,使得大便无法顺畅地通过肠道。"直肠性便秘"表现为出现想排便的刺激却被身体无视,过度使用泻药导致难以感知排便刺激。此外还有肠道疾病引起的"器质性便秘"。主要症状有腹部不适,长期便秘还会引发食欲不振和焦虑。

➜ 饮食注意点

直肠性、迟缓性便秘

为了增加排便量,补充足量水分,应吃富含膳食纤维的食物。可以喝冷水、果汁或牛奶,也可适度饮酒。辛香料和脂类能刺激肠道,促进肠道蠕动。

痉挛性便秘

尽可能避免刺激肠道,少吃脂类、不可溶性膳食纤维。在膳食纤维中,水溶性膳食纤维可通过水果、蔬菜和海藻等食物适量补充。

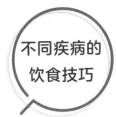

不同疾病的
饮食技巧

贫血

体内组织缺氧

负责搬运血液中的红细胞和氧气的蛋白质——血红蛋白含量不足时，血液无法为人体组织输送足量的氧气，这种状态就是贫血。造成贫血的原因有失血过多、生成红细胞的材料不足、患有造血功能疾病或红细胞破裂的疾病等。饮食造成的贫血主要有缺铁性贫血，以及因叶酸、维生素B_{12}摄入不足引发的巨幼红细胞性贫血。

贫血的症状表现为易疲劳、倦怠、心悸、气短等。缺铁性贫血还会出现指甲容易断裂、嘴唇或舌头发炎等症状。巨幼红细胞性贫血则会伴有手脚麻痹等神经性的症状。

需要补充的不仅是铁

患上缺铁性贫血时，除了注意补铁，还需同时补充能促进铁吸收的维生素C与动物性蛋白。茶叶中的单宁和膳食纤维等成分会阻碍铁的吸收。另外，还需避免与血红蛋白的合成息息相关的铜和维生素B_6摄入不足。巨幼红细胞性贫血可适量补充富含叶酸的蔬菜、富含维生素B_{12}的动物性食品。接受胃切除手术的患者可能会因为维生素B_{12}的吸收受阻而患上巨幼红细胞性贫血。

〈不同食谱下铁、维生素C等营养素含量的差异〉

食谱A

面包2个
草莓果酱
咖啡（加糖）

食谱B

面包2个
煎鸡蛋
多料蔬菜汤（番茄、芹菜、胡萝卜、西蓝花、猪肉等）
橙子3块

	食谱A	食谱B
铁（mg）	0.6	2.2
维生素C（mg）	1	79
动物性蛋白（g）	0	9.1
铜（mg）	0.10	0.26
维生素B_6（mg）	0.03	0.38
维生素B_{12}（μg）	0.0	0.6
叶酸（μg）	34	154

不要只盯着某一种营养素，
请更多地关注整体膳食均衡。

不同疾病的
饮食技巧

癌症

预防癌症的饮食

据统计，在日本男性中每2人就有1人，女性每3人就有1人患有癌症。癌症的发病与生活习惯关系紧密。在日常生活中保持禁烟、节制饮酒、规律饮食、身体活动、维持适当体重这五大良好生活习惯的人，与未能做好上述五方面的人相比，罹患癌症的危险性会减少一半。

在日常饮食中，需要尤其关注减盐、多吃蔬菜、太烫的饮品和菜肴放凉后再吃。另外，为了保持适当的体重，还需调整能量的摄入。

仅凭一种有效成分、一种食物是无法有效预防癌症的。请重点关注整体的膳食均衡性。

食品相关要素与癌症间关系的梳理

关系强弱	↓能降低癌症风险的因素	↑会增加癌症风险的因素
确定相关	• 含膳食纤维的食物【大肠癌】 • 中高强度的身体活动【结肠癌】	• 红肉、加工肉类【大肠癌】 • 饮酒【口腔癌、咽癌、喉癌、食管癌、肝癌、大肠癌（男性）、乳腺癌（绝经后）】 • 黄曲霉素【肝癌】 • 饮用水中的砷【肺癌】 • 肥胖【食管癌、胰腺癌、肝癌、大肠癌、乳腺癌（绝经后）、子宫体癌、肾癌】 • 成年后的体重增加【乳腺癌（绝经后）】 • 身高较高【大肠癌、乳腺癌、卵巢癌】
有较大相关性	• 非淀粉蔬菜【口腔癌、咽癌、喉癌】 • 大蒜【大肠癌】 • 水果【口腔癌、咽癌、喉癌、肺癌】 • 含钙的食物（牛奶、膳食补充剂等）【大肠癌】 • 咖啡【肝癌、子宫内膜癌】 • 中高强度的身体活动【乳腺癌（绝经后）、子宫体癌】 • 高强度的身体活动【乳腺癌（绝经前）】	• 加工肉类【胃癌（除贲门部位）】 • 腌鱼【鼻咽癌】 • 盐腌食物【胃癌】 • 血糖负荷（※）【子宫体癌】 • 饮用水中的砷【膀胱癌、皮肤癌】 • 马黛茶【食管癌】 • 饮酒【胃癌（女性）、乳腺癌（绝经前）】 • 肥胖【胃癌（贲门部位）、胆囊癌、卵巢癌、前列腺癌（进行）】 • 身高较高【胰腺癌、前列腺癌、肾癌】 • 出生时体重较重【乳腺癌（绝经前）】

（※）血糖负荷：同时反映饮食所摄入的碳水化合物的质与量的指标。吃下较多让血糖值快速上升的食物时，或是虽然升糖速度缓慢但吃下大量这类食物时，该指数会上升。

引自：《日本国立癌症研究中心》

预防癌症引发的体重下降

在罹患癌症的人群中，大约半数会出现体重减轻的现象。而这种现象是由多方面的原因引发的。主要有：①癌细胞消耗大量能量；②罹患癌症造成食欲不振；③治疗的副作用造成食量下降，营养吸收率下降；④心神不安，精神压力大，食欲减退。

体重减轻后，体力随之下降，难以扛过整个疗程。同时，免疫力也受到影响，容易遭到感染，造成预后不良。

近年来，癌症已逐渐转变为"可以治愈的疾病"和"可以有效共存的疾病"。良好的饮食习惯变得越发重要。

癌症的治疗与饮食方式

癌症的治疗方式主要有外科治疗（手术）、化学治疗（服用抗癌药物）、放射性治疗等。手术会切除部分胃、肠或食道，具有改变消化道形状的特点。饮食中，可以将食物做得更软烂适口，或减少单次的进食量，增加进食次数（少量多餐），确保足够的能量摄入十分关键。化学治疗通常会引发恶心、呕吐，造成食欲不振。应确保在能下咽时吃一些食物。针对口腔、颈部的放射性疗法会引发口腔溃疡、味觉障碍。较烫、较咸、具有刺激性以及较硬的食物会刺激口腔，因此，要注意避免食用上述食物。

在日本，医院一般都设有营养支持小组（NST），会设计饮食方案，帮助患者开展营养管理。在饮食方面有任何的烦恼，不妨向营养师或医生寻求帮助吧。

〈患有癌症时的饮食〉

食欲不振时

可以冷吃的食物（冷面、蒸水蛋、豆腐）气味较轻，不易造成反胃。这类食物通常口感爽滑，便于吞咽。有一定酸味的寿司饭、醋拌凉菜、酸奶等也是清爽适口的食物。

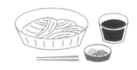

出现口腔溃疡或味觉障碍时

可尝试菜粥、煮得比较软烂的乌冬面、法式吐司、苹果泥、玉米浓汤等食物。如果有味觉障碍的问题，吃不出味道，可以加一些高汤或酱油，让口味更鲜明。出现味觉异常，感觉口中发苦时，需要注意控制盐和酱油的用量。

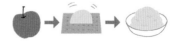

附 录 —— # 食材事典

- 食材的成分值参考《日本食品标准成分表（2020年）》（第8版）（可食部分为每100g的含量），使用常用的部位，无特别标注均为"生鲜"状态的数值。图片为示意图。
- 各食材标注的成分为该食品所含的特征性成分。
- 维生素A使用"视黄醇活性当量"，维生素E使用"α-生育酚"，烟酸使用"烟酸当量"数值。

谷类、薯类

胚芽精米

热量	343kcal
碳水化合物	75.8g
维生素E	0.9mg
维生素B₁	0.23mg
烟酸	4.2mg
膳食纤维	1.3g

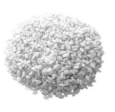

 相比白米，B族维生素等营养素的含量更高。相比糙米更好消化。

 过度淘米会造成胚芽部分的营养流失，稍稍淘洗即可。

糙米

热量	346kcal
碳水化合物	74.3g
维生素E	1.2mg
维生素B₁	0.41mg
烟酸	8.0mg
膳食纤维	3.0g

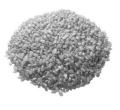

 富含膳食纤维。有嚼劲，饱腹感较好，有助于防止过量进食。

 相比白米不易消化，吃的时候请注意细嚼慢咽。

魔芋（生）

热量	8kcal
碳水化合物	3.3g
钾	44mg
钙	68mg
碘	93μg
膳食纤维	3.0g

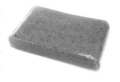

 富含膳食纤维葡甘露聚糖，低热量。可用于减肥。

 有涩味，提前焯烫或用盐搓洗可以去除异味，吃起来更适口。

荞麦面

热量	271kcal
碳水化合物	54.5g
锌	1.0mg
维生素B₁	0.19mg
烟酸	5.4mg
膳食纤维	6.0g

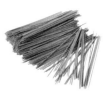

 含有类维生素物质芦丁，具有抗氧化作用。

 芦丁为水溶性，喝荞麦面汤可避免营养物质流失。

谷类、薯类／甜味剂、豆类、种子类

芋头

热量	53kcal
碳水化合物	13.1g
钾	640mg
叶酸	30µg
维生素C	6mg
膳食纤维	2.3g

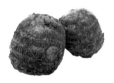

 黏滑成分是半乳聚糖等。富含钾，能促进多余钠离子排出体外。

 黏滑成分具有诸多功效，烹饪时请尽可能保留这些成分。

山药

热量	64kcal
碳水化合物	13.9g
钾	430mg
叶酸	8µg
维生素C	6mg
膳食纤维	1.0g

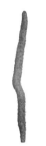

特点 富含有助淀粉消化的淀粉酶。

烹饪诀窍 加热会削弱淀粉酶的作用，烹饪时应注意避免高温长时间烹煮。

红小豆(干)

热量	304kcal
蛋白质	17.8g
钙	70mg
铁	5.5mg
叶酸	130µg
膳食纤维	24.8g

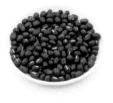

 富含膳食纤维，能缓解便秘。膳食纤维含量较高的日式点心还能帮助减肥。

 与大米一起吃，可以大大提高氨基酸的均衡性。

红薯

热量	127kcal
碳水化合物	33.1g
钾	380mg
叶酸	49µg
维生素C	25mg
膳食纤维	2.8g

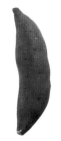

 富含促进多余钠离子排出体外的钾和有助于预防便秘的膳食纤维。

 慢慢加热能增加甜味。其中所含的维生素C加热时间越短流失越少。

土豆

热量	51kcal
碳水化合物	15.9g
钾	420mg
叶酸	20µg
维生素C	28mg
膳食纤维	9.8g

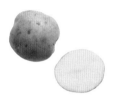

 钾能预防高血压。土豆中的维生素C经过加热也不容易被破坏。

 带皮一起煮不仅能保留浓郁风味，还能防止维生素的流失。

蜂蜜

热量	329kcal
碳水化合物	81.9g
钾	65mg
铁	0.2mg
锌	0.1µg
叶酸	7µg

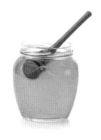

 含有多种营养素。其中的多酚可以抑制活性氧。

 不同的花采到的蜜味道和香气也不同，不妨多尝试几款，找到自己喜欢的风味。

大豆（干）

热量	372kcal
蛋白质	32.9g
钙	180mg
铁	6.8mg
叶酸	260μg
膳食纤维	21.5g

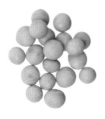

 含有大量优质蛋白质，还含有能预防生活方式病的大豆肽。

 建议每天都适量吃一些大豆和豆制品。

芝麻（熟）

热量	605kcal
脂类	54.2g
钙	1200mg
铁	9.9mg
维生素E	0.1mg
维生素B$_1$	0.49mg

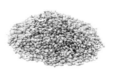

 所含的芝麻素具有抗氧化作用，芝麻肽可能有助于改善高血压。

 芝麻的外皮比较坚固，吃之前磨碎能提高营养的吸收率。

芦笋

热量	21kcal
钾	270mg
维生素A	31μg
叶酸	190μg
维生素C	15mg
膳食纤维	1.8g

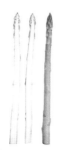

 含有必需氨基酸天冬氨酸和类维生素物质芦丁。

 罐头芦笋为了调整风味加入较多食盐，需要注意。

花生（熟）

热量	613kcal
脂类	50.5g
钙	50mg
铁	1.7mg
维生素E	10.0mg
维生素B$_1$	0.24mg

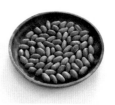

 不仅含具有抗氧化作用的维生素E，还富含矿物质，有助于预防生活方式病。

 虽然矿物质含量较高，但同时也富含脂类，每天吃10粒花生米即可。

毛豆

热量	125kcal
钾	590mg
维生素A	22μg
叶酸	320μg
维生素C	27mg
膳食纤维	5.0g

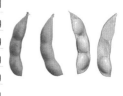

 毛豆是尚未成熟的大豆荚，兼具蔬菜和豆类的特性。富含氨基酸。

 低脂高蛋白，最适合当下酒菜。不过请注意不要加太多盐。

秋葵

热量	26kcal
钾	260mg
维生素A	56μg
叶酸	110μg
维生素C	11mg
膳食纤维	5.0g

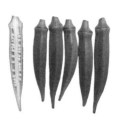

 黏滑成分是果胶等水溶性膳食纤维。有助于改善便秘。

 煮的时间过长会造成维生素C流失。请尽可能缩短加热时间。

花椰菜

热量	28kcal
钾	410mg
维生素A	2μg
叶酸	94μg
维生素C	81mg
膳食纤维	2.9g

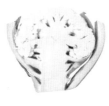

 富含维生素C，推荐精神压力较大的人或想要美肌的人多吃花椰菜。

 煮花椰菜时可在水中加入少量醋或柠檬汁，有助于保持白嫩的色泽。

南瓜（西洋南瓜）

热量	78kcal
钾	450mg
维生素A	330μg
叶酸	42μg
维生素C	43mg
膳食纤维	3.5g

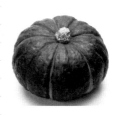

 含抗氧化作用强劲的 β - 胡萝卜素、维生素C和维生素E。预防感冒时推荐吃南瓜。

 切成小块的南瓜容易变质。建议切开去除籽和瓤后直接保存。

苏子叶

热量	32kcal
钾	500mg
维生素A	880μg
叶酸	110μg
维生素C	26mg
膳食纤维	7.3g

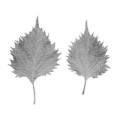

 香味成分是一种多酚紫苏醛。种子含有 α - 亚麻酸。

 和鱼类搭配能去腥。吃烤肉时能轻松吃下大量苏子叶。

蚕豆

热量	102kcal
钾	440mg
维生素A	20μg
叶酸	120μg
维生素C	23mg
膳食纤维	2.6g

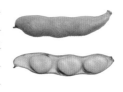

 富含蛋白质。含有B族维生素，最适合作为减肥期间的小点心。

 想要补充膳食纤维，就请带皮一起吃吧。

生姜

热量	28kcal
钾	270mg
锰	5.01mg
维生素A	0μg
维生素C	2mg
膳食纤维	2.1g

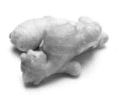

 富含具有抗氧化作用的多酚。有健胃作用，可作为草药服用。

 全球广泛使用的辛香料。能有效去腥增香，为菜肴增加辛辣味。

白萝卜

热量	15kcal
钾	230mg
维生素A	0μg
叶酸	33μg
维生素C	11mg
膳食纤维	1.3g

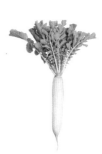

 所含的消化酶——淀粉酶能促进消化。白萝卜缨还富含维生素C。

 淀粉酶不耐热，可以擦成泥生吃。

萝卜苗

热量	21kcal
钾	99mg
维生素A	160μg
叶酸	96μg
维生素C	47mg
膳食纤维	1.9g

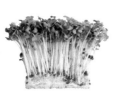

 辣味成分异硫氰酸盐具有抗菌作用。

 相比加热，生食能防止维生素的流失。

洋葱

热量	33kcal
钾	150mg
维生素A	0μg
叶酸	15μg
维生素C	7mg
膳食纤维	1.5g

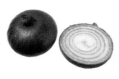

 含有大蒜素，能提高维生素B₁的吸收率。

 直接生吃，硫化物（辛辣成分）的抗氧化作用更强劲。

番茄

热量	20kcal
钾	210mg
维生素A	45μg
叶酸	22μg
维生素C	15mg
膳食纤维	1.0g

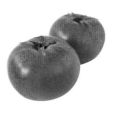

 红色素来自番茄红素。具有很强的抗氧化作用。

 完全成熟的番茄中所含的番茄红素作用更强，与油脂一起摄入可以提高吸收率。

尖椒

热量	72kcal
钾	760mg
维生素A	640μg
叶酸	41μg
维生素C	120mg
膳食纤维	10.3g

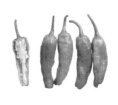

 含辣椒素，会刺激舌头，形成辛辣感。

 温度越高感觉越辣。与乳制品一起吃能缓和辣味。

茄子

热量	18kcal
钾	220mg
维生素A	8μg
叶酸	32μg
维生素C	4mg
膳食纤维	2.2g

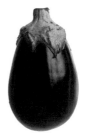

 所含色素花青素是一种多酚物质，具有抗氧化作用。

 茄子皮含有花青素。做成米糠腌菜可以保留更多的维生素。

胡萝卜

热量	30kcal
钾	270mg
维生素A	690μg
叶酸	23μg
维生素C	6mg
膳食纤维	2.4g

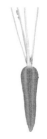

 胡萝卜的颜色来自β-胡萝卜素，具有强大的抗氧化作用，能预防癌症。

 β-胡萝卜素为脂溶性物质，推荐加热后与油脂一起摄入。

蔬菜／菌菇、海藻

韭菜

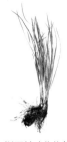

热量	18kcal
钾	510mg
维生素A	290μg
叶酸	100μg
维生素C	19mg
膳食纤维	2.7g

 富含β-胡萝卜素和二烯丙基硫化物等有较强保健功效的抗氧化成分。

 与植物油热炒，能提高β-胡萝卜素的吸收率。

大蒜

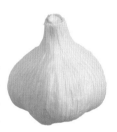

热量	129kcal
钾	510mg
维生素A	0μg
叶酸	93μg
维生素C	12mg
膳食纤维	6.2g

 不仅可以消除疲劳，还有预防高血压的功效。

 特殊的气味来自大蒜素。与富含维生素B₁的猪肉等食材是绝配。

西蓝花

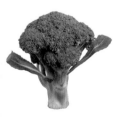

热量	37kcal
钾	460mg
维生素A	75μg
叶酸	220μg
维生素C	140mg
膳食纤维	5.1g

 富含维生素和矿物质，具有改善高胆固醇血症的功效。

 茎的部分营养也十分丰富，请不要丢弃，一起入菜享用吧。

青椒

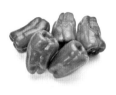

热量	20kcal
钾	190mg
维生素A	33μg
叶酸	26μg
维生素C	76mg
膳食纤维	2.3g

 含有维生素C，能抗氧化。还含有黄酮类化合物木犀草素。

 油脂能削弱青椒的苦味，不喜欢青椒独特味道的人不妨尝试用油热炒。

菠菜

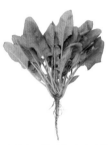

热量	18kcal
钙	49mg
铁	2.0mg
维生素A	350μg
维生素C	35mg
膳食纤维	2.8g

 含有抗氧化物质叶黄素，能降低白内障等疾病的发病风险。

 有涩味，但煮太久又会造成维生素C的流失，要注意控制烹饪时间。

金针菇

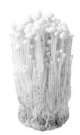

热量	34kcal
钾	340mg
维生素D	0.9μg
烟酸	7.4μg
维生素H	11.0mg
膳食纤维	3.9g

 富含β-葡聚糖、α-亚油酸等具有保健功效的成分。

 水煮时所含的水溶性维生素会溶于汤中，适合烧烤和热炒等烹饪方式。

蟹味菇

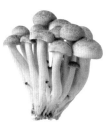

热量	22kcal
钾	370mg
维生素D	0.5μg
烟酸	6.4μg
维生素H	8.7mg
膳食纤维	3.5g

 富含膳食纤维，能预防便秘和生活方式病，还能降低胆固醇。

 做成连汤带菜一起吃的菜肴，可以毫不浪费地吃到溶入汤汁中的营养素。

杏鲍菇

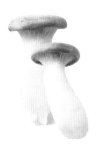

热量	31kcal
钾	340mg
维生素D	1.2μg
烟酸	6.7μg
维生素H	6.9mg
膳食纤维	3.4g

 烟酸含量十分丰富，能有效预防口腔溃疡等皮肤问题。

 不仅口感好，富含膳食纤维，热量还低，适合减肥时吃。

海苔

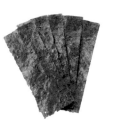

热量	276kcal
钾	3100mg
钙	140mg
铁	11.0mg
碘	1400μg
膳食纤维	31.2g

 含有蛋白质、叶酸、钾、铁等保持健康必不可少的营养素。

 主食米饭的绝配，有助于及时适量地补充维生素和矿物质。

香菇

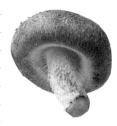

热量	25kcal
钾	290mg
维生素D	0.3μg
烟酸	4.0μg
维生素H	7.6mg
膳食纤维	4.9g

 麦角固醇受到阳光照射会转化为维生素D_2，能促进钙的吸收。

 鲜味成分鸟苷酸在加热后不仅味道更鲜，还能增加香味。

昆布

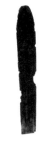

热量	170kcal
钾	6100mg
钙	780mg
铁	3.2mg
碘	200000μg
膳食纤维	32.1g

 含有大量甲状腺激素的原料碘。喝昆布高汤也能充分补碘。

 鲜味成分谷氨酸易溶于水，请不要清洗昆布，只用湿布将表面擦拭干净即可。

裙带菜

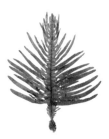

热量	24kcal
钾	730mg
钙	100mg
铁	0.7mg
碘	1600μg
膳食纤维	3.6g

 黏滑成分褐藻酸有助于降低胆固醇。

 使用口感不同的裙带菜梗和裙带菜茎，能做出更多美味佳肴。

草莓

热量	31kcal
碳水化合物	8.5g
钾	170mg
叶酸	90μg
维生素C	62mg
膳食纤维	1.4g

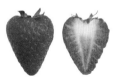

 富含维生素C,能有效预防皮肤问题和感冒。

 请在清洗后再去除果蒂,以减少水溶性成分维生素C的流失。

柑橘

热量	49kcal
碳水化合物	12.0g
钾	150mg
维生素A	84μg
维生素C	32mg
膳食纤维	1.0g

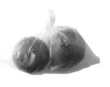

 富含维生素C,能预防感冒。还含有 β-胡萝卜素和 β-隐黄质。

 外皮、内皮、橘络均含有营养物质,吃的时候只剥掉外皮即可。

柿子

热量	63kcal
碳水化合物	15.9g
钾	170mg
维生素A	35μg
维生素C	70mg
膳食纤维	1.6g

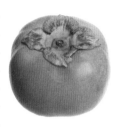

 涩味来自单宁。含有 β-胡萝卜素、β-隐黄质和维生素C。

 做成柿饼味道更香甜,还能延长保存时间。

牛油果

热量	178kcal
脂类	15.8g
钾	590mg
维生素E	3.3mg
维生素B₅	1.55mg
膳食纤维	5.6g

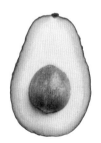

 又名"森林黄油",营养价值高,富含膳食纤维和不饱和脂肪酸。

 长时间与空气接触会影响色泽。淋入少许柠檬汁能防止变色。

猕猴桃

热量	51kcal
碳水化合物	13.4g
钾	300mg
维生素A	4μg
维生素C	71mg
膳食纤维	2.6g

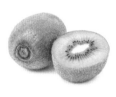

 富含维生素和矿物质。所含的蛋白质分解酶猕猴桃蛋白酶有助消化。

 猕猴桃蛋白酶能分解生肉的蛋白质,让肉质变软。

西梅(干)

热量	211kcal
碳水化合物	62.3g
铁	1.1mg
钙	100μg
维生素A	0mg
膳食纤维	7.1g

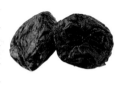

 含铁,适合作为补铁时的小零食。还含有钙。

 生西梅的果皮内侧含有较多花青素,带皮吃更好。

葡萄柚

热量	40kcal
碳水化合物	9.6g
钾	140mg
维生素A	0μg
维生素C	36mg
膳食纤维	0.6g

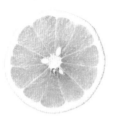

 能补充维生素C和钾。含有清爽的芳香成分。

 甜味较淡，可以加入沙拉等菜肴中，吃起来更美味。

葡萄

热量	58kcal
碳水化合物	15.7g
钾	130mg
维生素A	2μg
维生素C	2mg
膳食纤维	0.5g

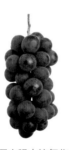

 葡萄皮的色素成分是具有强大抗氧化作用的花青素。

 含有较多糖类，最适合补充能量。不妨在有些饿时吃些葡萄。

苹果

热量	53kcal
碳水化合物	15.5g
钾	120mg
维生素A	1μg
维生素C	4mg
膳食纤维	1.4g

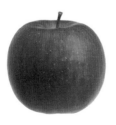

 富含多酚，具有抗氧化作用。所含的膳食纤维能调理肠胃。

 切面接触氧气会变成棕色，可以稍稍在盐水或柠檬水中浸泡，以防变色。

蓝莓

热量	48kcal
碳水化合物	12.9g
钾	70mg
维生素A	5μg
维生素C	9mg
膳食纤维	3.3g

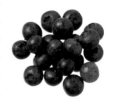

 深紫色来自色素成分花青素。还含有果胶等膳食纤维。

 可加入砂糖和柠檬汁一起煮，做成果酱。

柠檬

热量	43kcal
碳水化合物	12.5g
钾	130mg
维生素A	2μg
维生素C	100mg
膳食纤维	4.9g

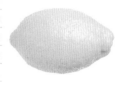

 富含维生素C，有助于美肤和预防感冒。果皮的营养也很丰富。

 为了充分利用柠檬的香味，推荐在吃之前切开或榨汁。

沙丁鱼

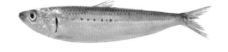

热量	156kcal	铁	2.1mg
蛋白质	16.4g	维生素D	32.0μg
脂类	7.3g	维生素B$_{12}$	16.0μg

 富含DHA和EPA，具有预防心血管疾病的功效。还有助于预防阿尔茨海默病。

 如果在意腥味，可以搭配生姜或日式梅干一起吃，美味升级。

鱼贝类

比目鱼

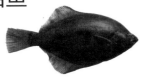

热量	89kcal	铁	0.2mg
蛋白质	17.8g	维生素D	13.0μg
脂类	1.0g	维生素B$_{12}$	3.1μg

 含有牛磺酸,这是用于调节肝功能的药物成分。

 味道清淡,可做成各种菜肴。脂类含量较低,很适合减肥时吃。

银鱼干(微干燥)

热量	113kcal
蛋白质	19.8g
脂类	1.1g
钙	280mg
维生素D	12.0μg
维生素B$_{12}$	3.2μg

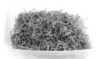

 含有钙与维生素D,最适合预防骨质疏松症。

 含盐量较高,请注意别吃太多。推荐和蔬菜水果一起吃。

鲑鱼子

热量	252kcal
蛋白质	28.8g
脂类	11.7g
铁	2.0mg
维生素D	44.0μg
维生素B$_{12}$	47.0μg

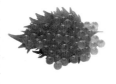

 含有虾青素,这种成分具有抗氧化作用,是多种保健食品和化妆品的成分。

 经过腌制处理,不可大量食用。推荐与富含钾的食物一起吃。

鳗鱼(蒲烧)

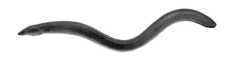

热量	285kcal	维生素A	1500μg
蛋白质	23.0g	维生素D	19.0μg
脂类	19.4g	维生素B$_1$	0.75mg

 富含DHA、EPA、维生素A、B族维生素、矿物质,食材中的膳食补充剂。

膳食纤维和维生素C的含量较低,搭配蔬菜一起吃,营养更均衡。

鲑鱼

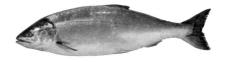

热量	124kcal	铁	0.5mg
蛋白质	18.9g	维生素D	32.0μg
脂类	3.7g	维生素B$_{12}$	5.9μg

 B族维生素和维生素D的优秀摄入来源。

 腥味较轻,可做成各种菜肴。

秋刀鱼

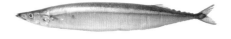

热量	287kcal	铁	1.4mg
蛋白质	16.3g	维生素D	16.0μg
脂类	22.7g	维生素B$_{12}$	16.0μg

 含有不饱和脂肪酸DHA和EPA,能预防生活方式病。

 搭配白萝卜泥或柑橘类,能防止DHA与EPA的氧化。

青花鱼

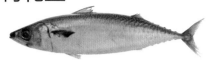

热量.	211kcal	铁	1.2mg
蛋白质	17.8g	维生素D	5.1μg
脂类	12.8g	维生素B₁₂	13.0μg

特点 富含不饱和脂肪酸EPA和DHA，能预防动脉硬化。

烹饪诀窍 有腥味，可搭配味噌和醋一起烹调。容易变质，请尽快享用。

多春鱼（晒干）

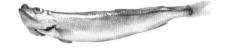

能量	152kcal	钙	330mg
蛋白质	17.4g	铁	1.6mg
脂类	7.1g	维生素D	0.6μg

特点 富含构成骨骼的钙，能预防骨质疏松症。

烹饪诀窍 搭配柠檬汁带骨头整条吃，能提高铁的吸收率。

蛤蜊

能量	27kcal
蛋白质	4.6g
脂类	0.1g
铁	3.8mg
维生素B₁₂	52.0μg
维生素H	23.0mg

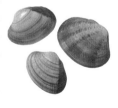

特点 含有铁和维生素B₁₂，能预防贫血。还富含牛磺酸。

烹饪诀窍 营养素会析出至汤汁中，推荐做成连汤带菜一起吃的菜肴。

鳕鱼

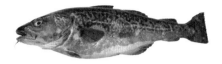

能量	72kcal	铁	0.2mg
蛋白质	14.2g	维生素D	1μg
脂类	0.1g	维生素B₁₂	1.3μg

特点 脂类含量较少，是构成身体的优质蛋白质的摄入来源。

烹饪诀窍 没有特殊味道，可搭配任何菜肴。冬季适合放到砂锅里炖煮。

鲍鱼

能量	76kcal
蛋白质	11.2g
脂类	0.3g
铁	2.2mg
维生素B₁₂	0.4μg
维生素B₅	2.44mg

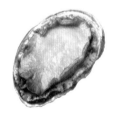

特点 脂类含量较低，是蛋白质的摄入来源。富含矿物质和牛磺酸的健康食材。

烹饪诀窍 如果想生吃，请选择鲜活的鲍鱼。也可用干鲍鱼来做菜。

蚬子

能量	54kcal
蛋白质	5.8g
脂类	0.6g
钙	240mg
铁	8.3mg
维生素B₁₂	68.0μg

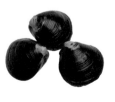

特点 铁和维生素B₁₂能预防贫血。还含有能储存到肝脏中的营养物质糖原。

烹饪诀窍 富含鲜味成分氨基酸，不放高汤也足够鲜美。

牡蛎

能量	58kcal
蛋白质	4.9g
脂类	1.3g
铁	2.1mg
锌	14.0mg
维生素B$_{12}$	23.0μg

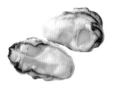

 有"海中牛奶"的美称，富含矿物质，含锌量名列前茅。

 与柠檬汁等含有维生素C的食材组合，能促进铁的吸收。

文蛤

热量	35kcal
蛋白质	4.5g
脂类	0.3g
钙	130mg
铁	2.1mg
维生素B$_{12}$	28.0μg

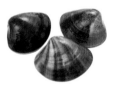

 丰富的矿物质能改善身体状况，还富含蛋白质和维生素B$_{12}$。

 推荐做成连汤带菜一起吃的菜肴。烹饪前注意去沙。

虾（黑虎虾）

热量	77kcal
蛋白质	15.2g
脂类	0.1g
钙	67mg
铁	0.2mg
维生素B$_{12}$	0.9μg

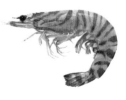

 红色色素几丁质、虾青素都具有抗氧化作用。

 在虾壳的节与节之间插入竹签等工具，挑出黑色的虾线后再下锅。

扇贝

热量	66kcal
蛋白质	10.0g
脂类	0.4g
铁	2.2mg
锌	2.7mg
维生素B$_{12}$	11.0μg

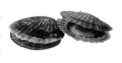

 富含矿物质的蛋白质摄入来源。可以生吃，烧烤、蒸煮、油炸也十分美味。

 晒干的瑶柱鲜味和营养素都浓缩其中，不妨多加食用。

蟹（帝王蟹）

热量	56kcal
蛋白质	10.1g
脂类	0.5g
锌	3.2mg
铁	0.3mg
维生素B$_{12}$	5.8μg

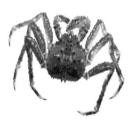

 一边剥壳一边吃可以防止吃得太快，是有助减肥的食材。

 蟹壳也含有营养素和纤维成分，可用蟹壳煮成高汤。

章鱼

热量	70kcal
蛋白质	11.7g
脂类	0.2g
铁	0.6mg
烟酸	4.3mg
维生素B$_{12}$	1.3μg

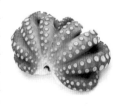

 富含牛磺酸，能降低血液中的胆固醇，有助于保持血压的正常。

 焯水后再做进一步烹调。想要做得口感柔软，请用小火慢炖。

鱿鱼

热量	76kcal
蛋白质	13.4g
脂类	0.3g
铁	0.1mg
烟酸	6.5mg
维生素B_{12}	4.9μg

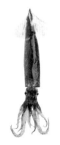

 富含牛磺酸，能降低血液中的胆固醇，具有保持血压正常等功效。

 煮过头口感会偏硬，可焯水后再做进一步烹饪。

牛肉（菲力牛排）

热量	177kcal
蛋白质	17.7g
脂类	10.1g
铁	2.4mg
锌	3.4mg
维生素B_1	0.12mg

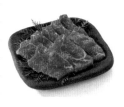

 富含蛋白质。含铁量较高，能预防贫血。

 能量大约是西冷牛排的60%，能控制热量摄入。

鸡腿肉

热量	190kcal
蛋白质	17.0g
脂类	13.5g
铁	0.6mg
维生素A	40μg
维生素B_1	0.10mg

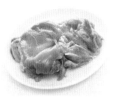

 带皮鸡腿肉的维生素A含量更高，有助于保持黏膜和皮肤的健康。

 做炖菜或炸鸡时，选择不同部位的鸡肉，会有不同的美味。

猪肉（里脊肉）

热量	248kcal
蛋白质	17.2g
脂类	18.5g
铁	0.3mg
锌	1.6mg
维生素B_1	0.69mg

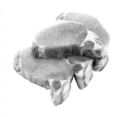

 富含B族维生素，能促进糖类等的能量代谢。

 想要减少脂类摄入，不妨先焯水再入菜。猪肉必须要彻底煮熟才能吃。

鸡肝

热量	100kcal
蛋白质	16.1g
脂类	1.9g
铁	9.0mg
维生素A	14000μg
维生素B_1	0.38mg

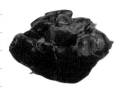

 富含铁和叶酸，预防贫血时不可或缺的食材。富含维生素A，能强健黏膜。

 有腥味，烹饪前需要去除血水并去腥。

牛奶

热量	61kcal
蛋白质	3.0g
脂类	3.5g
钙	110mg
维生素A	38μg
维生素B_2	0.15mg

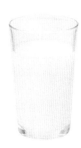

 富含构成骨骼的钙，能预防骨质疏松症。

 如果不喜欢直接喝牛奶，不妨做成奶汁炖菜或牛奶粥，更好入口。

鸡蛋

热量	142kcal
蛋白质	11.3g
脂类	9.3g
铁	1.5mg
维生素A	210μg
维生素B$_2$	0.37mg

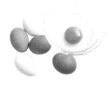

 蛋黄富含能构成细胞膜、大脑和神经的卵磷脂（磷脂酰胆碱）。

 含有除维生素C以外的多种营养素，还能为菜肴增添色彩。

酸奶（全脂无糖）

热量	56kcal
蛋白质	3.3g
脂类	2.8g
钙	120mg
维生素A	33μg
维生素B$_2$	0.14mg

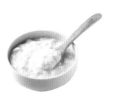

 含有以双歧杆菌为代表的有益菌乳酸菌，能保持肠道健康，提高免疫力。

 喝无糖酸奶能避免过量摄入糖分。可以搭配水果来增添甜味。

奶酪（再制）

热量	313kcal
蛋白质	21.6g
脂类	24.7g
钙	630mg
维生素A	260μg
维生素B$_2$	0.38mg

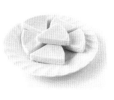

 不仅含有钙，还富含能改善视神经的维生素A和预防口腔溃疡的维生素B$_2$。

 直接吃就很美味，搭配菜肴可突显菜肴的风味与醇厚感。

醋（谷物醋）

热量	37kcal
碳水化合物	2.4g
钾	4mg
钙	2mg
镁	1mg
叶酸	0μg

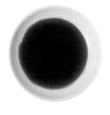

 醋的主要成分是醋酸，具有增加食欲和杀菌的作用。

 直接食用酸味较强，可以调配菜肴，提高适口性。

读者须知：医学是随着科学技术的进步与临床经验的积累不断发展的。本书中所讲述的知识与所给建议均是作者结合自己的专业知识和多年经验谨慎提出的，但图书不能替代医疗咨询。因本书相关内容可能造成的直接或间接不良影响，作者和出版方均不予担责。

SHIN EIYO NO KYOKASHO
Copyright © Kenshi Okubo, Akiko Fukatsu 2022
All rights reserved.
Original Japanese edition published by SHINSEI Publishing Co.. Ltd.
This Simplified Chinese edition published
by arrangement with SHINSEI Publishing Co.. Ltd., Tokyo
in care of FORTUNA Co., Ltd., Tokyo
经授权，北京快读文化传媒有限公司拥有本书的中文简体字版权

著作权合同登记号：图字：01-2024-3638

图书在版编目（CIP）数据

超越百岁的营养计划 /（日）大久保研之，（日）深津章子著 ； 安忆译 . -- 北京 ：中国纺织出版社有限公司，2024. 9. -- ISBN 978-7-5229-2041-2

Ⅰ. R151.4

中国国家版本馆 CIP 数据核字第 20246J0J32 号

责任编辑：范红梅　　责任校对：寇晨晨　　责任印制：王艳丽

中国纺织出版社有限公司出版发行
地址：北京市朝阳区百子湾东里A407号楼　邮政编码：100124
销售电话：010—67004422　传真：010—87155801
http://www.c-textilep.com
中国纺织出版社天猫旗舰店
官方微博 http://weibo.com/2119887771
天津联城印刷有限公司印刷　各地新华书店经销
2024年9月第1版第1次印刷
开本：710×1000　1/16　印张：17
字数：245千字　定价：88.00元

凡购本书，如有缺页、倒页、脱页，由本社图书营销中心调换

快读·慢活®

《吃出免疫力》

你的身体是你吃出来的!

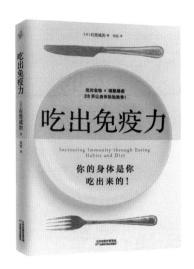

　　现代人生活工作压力大，加上饮食不规律，很容易引发体重增加、瘦不下去的情况，还会伴随倦怠、感冒、过敏等困扰。其实肥胖是体内有慢性炎症、免疫力下降的标志。

　　想要健康瘦，必须先从调理肠道开始。本书内容由作者亲身实证，并经过严谨的医学研究证实有效，从改善饮食习惯着手，通过 28 天养成间歇性断食习惯，搭配 6 种提升免疫力的食材改善肠道环境、解决肠道炎症，轻松瘦身不反弹。更有控糖、微量元素摄入、运动及睡眠等提升免疫力的小技巧，帮你摆脱糖类依赖、减少内脏脂肪，远离慢性炎症，让身体脱胎换骨!

快读·慢活®

《惊人的蔬菜汤》

让身体恢复元气的医疗级蔬菜汤!

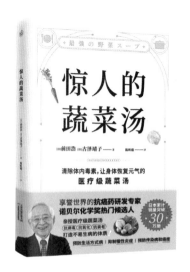

　　享誉世界的抗癌药研发专家、诺贝尔化学奖热门候选人亲授医疗级蔬菜汤,每天1碗蔬菜汤,抗病毒、抗氧化、抗衰老,打造不易生病的健康体质!

　　书中详细讲解了蔬菜汤的种类、功效以及制作和保存方法。除此之外,还普及了癌症形成的原因,从科学角度分析了蔬菜汤的保健及防癌作用。全书研究资料翔实,科学严谨且通俗易懂,让你一看就懂,轻松实践!

快读·慢活®

从出生到少女，到女人，再到成为妈妈，养育下一代，女性在每一个重要时期都需要知识、勇气与独立思考的能力。

"快读·慢活®"致力于陪伴女性终身成长，帮助新一代中国女性成长为更好的自己。从生活到职场，从美容护肤、运动健康到育儿、家庭教育、婚姻等各个维度，为中国女性提供全方位的知识支持，让生活更有趣，让育儿更轻松，让家庭生活更美好。